泌尿外科微创诊疗技术

MINIAO WAIKE WEICHUANG ZHENLIAO JISHU

主　编　刘志宇

副主编　王　梁　刘哥良　于　洋

编　者　（以姓氏笔画为序）

于　涛　王　炜　王小刚　白雅君

刘　亮　刘艳君　吕　龙　吕　航

孙石春　李　东　沈　宸　张家翾

张黎黎　陈志岐　常　成　蒋思雄

温立洁　戴志红

河南科学技术出版社

· 郑州 ·

内容提要

本书共 7 章 25 节，介绍了泌尿外科各种微创诊疗技术，包括膀胱镜技术、经尿道电切技术、输尿管镜技术、经皮肾镜技术、腹腔镜技术、体外冲击波碎石术等，重点介绍了各类泌尿外科腹腔镜手术及各种男科和女性盆底疾病的微创手术治疗。本书内容翔实，侧重临床应用，实用性强，对每种微创手术的解剖要点、理论基础、围术期处理、手术操作步骤、相关并发症及对策，都有详细的讲解和分析，可供泌尿外科医师及医学研究生阅读参考。

图书在版编目（CIP）数据

泌尿外科微创诊疗技术/刘志宇主编. －郑州：河南科学技术出版社，2018.4

ISBN 978-7-5349-8946-9

Ⅰ.①泌… Ⅱ.①刘… Ⅲ.①泌尿系统－显微外科学－诊疗 Ⅳ.①R699

中国版本图书馆 CIP 数据核字（2017）第 312792 号

出版发行：河南科学技术出版社
　　　　　北京名医世纪文化传媒有限公司
　　　　　地址：北京市丰台区丰台北路 18 号院 3 号楼 511 室　　邮编：100073
　　　　　电话：010-53556511　010-53556508
策划编辑：欣　逸
文字编辑：伦踪启
责任审读：杜云祥　周晓洲
责任校对：龚利霞
封面设计：中通世奥
版式设计：王新红
责任印制：陈震财
印　　刷：北京盛通印刷股份有限公司
经　　销：全国新华书店、医学书店、网店
幅面尺寸：170 mm×240 mm　　印张：19.5　字数：370 千字
版　　次：2018 年 4 月第 1 版　　2018 年 4 月第 1 次印刷
定　　价：78.00 元

前　言

　　泌尿外科微创诊疗技术作为微创外科的重要分支,即借助先进的技术手段,以最小的创伤,对患者的泌尿系疾病做到最好的治疗。目前各种微创手术,如腹腔镜手术、输尿管镜手术、经尿道手术,已经成为泌尿外科的主流,尤其在肾上腺疾病、前列腺疾病、尿路结石等方面,已经成为临床上首选的标准手术治疗方法。可以说,泌尿外科已经进入微创手术治疗的新时代。

　　本书主要介绍了泌尿外科各种微创诊疗技术,包括膀胱镜技术、经尿道电切技术、输尿管镜技术、经皮肾镜技术、腹腔镜技术、体外冲击波碎石术等,重点介绍了各类泌尿外科腹腔镜手术及各种男科和女性盆底疾病的微创手术治疗。本书内容翔实,侧重临床应用,实用性强,对每种微创手术的解剖要点、理论基础、围术期处理、手术操作步骤、相关并发症及对策,都有详细的讲解和分析,可供泌尿外科医师及医学研究生阅读参考。

　　作者结合国内外泌尿外科新进展和自己的手术体会编撰本书,注重理论和实践相结合,在系统介绍该领域新进展的同时保持较高的可操作性,兼顾普及和提高,适合多层面医师参考应用,希望能对医学同仁了解国内外泌尿外科微创诊疗技术的现状和进展,推动该技术在国内的普及、规范和提高有所帮助。

　　泌尿外科微创技术发展日新月异,虽然作者尽力收集各种新技术、新方法,但由于作者的能力和水平有限,本书的疏漏和不足之处,恳请前辈和同道指正。

作　者

目 录

第一章

膀胱镜技术

第一节 概 述

一、膀胱镜技术的起源与发展

自 1804 年 Bozzini 首先用蜡烛照明观察膀胱尿道内情况，到 1879 年 Nitze Le-iter 膀胱镜的问世，膀胱镜成为最早用于直接观察人体内器官的器械。膀胱镜检查已成为泌尿外科疾病的重要诊断手段之一。

二、内镜监视摄像系统

(一)光源与光导纤维束

具有清晰、明亮的腔内照明是内镜外科手术的前提条件。由于冷光源具有亮度高而且不发热的特点，因此，现有的照明系统均采用冷光源。冷光源通过光导纤维束(光纤)连接在内镜的光源接口上，经内镜的前端射出，其亮度可以通过冷光发生器控制面板上的轻触式按键进行调节。照明采用的灯泡从早期的卤素灯泡、固体金属卤盐灯泡发展到目前常用的氙灯泡。虽然一般的卤素灯泡亮度即可满足内镜手术的需求，但其亮度不如氙灯泡，而且使用寿命比较短，需有备用灯泡更换；而300W 的全自动氙灯泡，色温达 6000K，亮度强，能根据手术野光线的强弱在 0～100％内自动调节内镜的亮度，既可提供自然逼真的图像，也可作为照相光源，是目前最理想、最可靠的照明灯泡，其使用寿命达 2000h，但缺点是价格昂贵。

目前，临床上常用的光导纤维束是利用石英结晶纤维玻璃丝的光学全反射原理所制成，可以弯曲但是不能折，因为光导纤维束折断后会使光的强度减弱，15％～20％的光导纤维折断后即不能再使用。临床上常用的还有一种液晶光导束，为液态介质，其质地较光导纤维束硬，不容易小半径盘曲，优点是导旋光性能好、色温高。近年来，又有一种软性液晶光导束应用于临床，它具有更大的可曲性。

(二)摄像装置

摄像装置由摄像镜头、摄像数字转换器和数字监视器组成。摄像镜头是由许多小硅片组合成的耦合光电芯片(CCD)。这些小硅片又称像素,经光线刺激后会发射电子信号,并将电子信号输送到摄像机、监视器中而重建图像。CCD 的分辨率取决于单位面积内像素的数量。现在的摄像装置大多采用三芯片摄像技术,由 3 个 CCD 分别接受红、绿、蓝 3 种本色,使色彩更加真实、完美。现在的摄像镜头已较为轻巧,可方便地卡在内镜的目镜上,通过线缆和摄像数字转换器相连。摄像镜头上有固定旋钮、方向调节旋钮和焦距微调 3 个装置。摄像装置应当将图像放大而不失真,不仅可以保留组织的自然色彩,使图像更逼真,还能使操作者手、眼分离,既减轻了操作者的操作疲劳,又增加了操作的灵活性。

近期发展起来的全高清腹腔镜摄像系统,输出图像可达 1080 线,具有视角大、分辨率高、光亮度强、成像清晰等特点。由于该系统采用了逐行扫描技术,故能产生更高的清晰度、更真实的色彩还原和更稳定的动态图像。部分公司的摄像系统还可以同时兼容 1CCD/3CCD 摄像镜头及超过 200 种内镜。

三、膀胱镜技术专用设备及器械

膀胱镜是泌尿外科最常用的设备之一,主要用于下尿路疾病的诊断和治疗,膀胱、尿道病变的观察和活检,膀胱、尿道小肿物的电灼以及下尿路异物和结石的取出等。另外,也可用于上尿路疾病的诊断,放置输尿管支架、双"J"管以预防或治疗输尿管狭窄等。现代膀胱镜的特点是镜鞘管径较细,照明度较好,图像清晰,色彩自然,操作方便,患者痛苦小。广角技术的应用,使观察镜管径缩小、视野扩大,以保证镜鞘有足够的空间可通过各种诊疗部件。另外,内镜种类简化,如膀胱镜可同时用于检查尿道及膀胱,成为真正的多功能镜。经尿道内腔镜诊断和治疗的辅助设备也在不断地开发应用,使得产品推陈出新。目前,临床上使用的膀胱镜从结构上来分有两种类型:硬性膀胱镜和软性膀胱镜,下面分别就其构造和特点进行简单介绍。

(一)硬性膀胱镜

目前,临床上使用的绝大多数都是硬性膀胱镜,硬性膀胱镜有内光源膀胱镜和冷光源膀胱镜两种类型。因内光源膀胱镜存在较多的缺点,基本已被淘汰,以下就冷光源膀胱镜进行介绍。冷光源膀胱镜主要由镜鞘、闭孔器、操作器、观察镜、附属配件等部件组成。

1. 镜鞘 镜鞘为一根金属管,一般长约 20cm,镜鞘的前端为唇状,以利于沿弯曲尿道进行插管。镜杆部有长度标记,前端 2cm 的下侧开放,利于操作器转向杆转动。后端设有 1~2 个灌注接口,由阀门进行控制。镜鞘按镜杆直径和外周径不同可分为 8~25F 等型号,常用的为 21F 和 22.5F。儿童一般使用相对较小的型

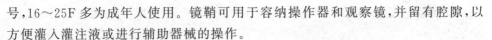

号,16～25F 多为成年人使用。镜鞘可用于容纳操作器和观察镜,并留有腔隙,以方便灌入灌注液或进行辅助器械的操作。

2. 闭孔器 闭孔器主要用来插入镜鞘,使其头端圆滑并闭合,以便于镜鞘能顺利地插入尿道和膀胱,而不损伤尿道。有些闭孔器前端有小孔或小槽,当膀胱镜进入膀胱时,可见有尿液从镜鞘后端流出,从而证实镜鞘进入膀胱。

表面经过磨砂处理的镜鞘和闭孔器可增加液体的停留时间,有利于插入尿道,减轻尿道损伤。

3. 操作器 操作器由镜鞘和导管转向器组成,用于支持或固定观察镜并进行操作。操作器可与镜鞘紧密连接,后端有转向旋钮和操作孔,操作孔上有阀门并配以橡皮塞。转向旋钮可控制操作器前端下侧的转向杆,调节操作器在膀胱镜前端的角度,以利于对准病变部位进行操作。橡皮塞可减少操作中灌注液的外溢。现在临床上最多使用的是有 1～2 个操作孔的操作器,进行相应的操作时可经过操作信道插入输尿管导管、双"J"管、碎石钳、异物钳、活检钳、电凝电极等器械。

4. 观察镜 观察镜是尿道膀胱镜的光学部件,又称窥镜,兼有照明和成像的功能。按视角的不同可分为 0°镜、5°镜、12°镜、30°镜、70°镜和 120°镜等型号。0°镜用于观察镜子的正前方,相当于管状视野;70°镜的视野中心与镜体前端成 70°夹角,相当于"低头看路"。医师可以根据具体需要选用。一般 0°镜和 5°镜多用于尿道检查以及尿道狭窄的治疗等;25°镜和 30°镜主要用于经尿道前列腺切除术(TURP),也可用于前列腺及膀胱的电凝或激光治疗;70°镜则用于观察和治疗膀胱疾病。

5. 附属配件 附属配件包括活检钳、异物钳、输尿管导管、剪刀钳、高频电极等,可以根据需要达到完成检查、诊断或治疗的目的。

(1)活检钳:用金属制成,可弯曲,其前端钳嘴呈勺状,用于钳取组织。

(2)异物钳:与活检钳相似,但前端钳嘴呈齿状,用于钳取异物。

(3)输尿管导管:有不同的型号,分别为 4F,5F,6F,7F 等,一般有黑色和红色两种,导管上有刻度。

(4)剪刀钳:构造也与活检钳相似,但前端钳嘴呈剪刀状,用于剪开输尿管管口。

(5)高频电极:用于止血、小的肿瘤或息肉的烧灼。

6. 一体化膀胱镜 Olympus 生产的一体化膀胱镜不需要镜鞘,因此具有较细的外径(7.9～17F)和较粗的管道(4.2～8.5F),并能保证良好的灌流。可将其直接用于高温高压灭菌,临床上应用更加方便。

7. 小儿膀胱镜 小儿膀胱镜外径为 7.9～13F,多采用模块化组合式系统。

(二)软性膀胱镜

软性膀胱镜没有金属镜鞘,是由镜体、操作手柄和导光束组成的一体化结构。

软性膀胱镜的镜体较细(16F),其尖端可以弯曲的范围约为 300°,要通过推动操作手柄上的转向杆来完成,工作长度为 33~35cm。软性膀胱镜主要用于诊断下尿路疾病,适用于几乎所有需要膀胱镜检查的患者。

因为软性膀胱镜可以弯曲,所以特别适用于尿道狭窄或前列腺增生、不能取截石位以及膀胱颈部或前壁病变的患者。软性膀胱镜是伴随着光导纤维技术成熟之后出现的。软性膀胱镜使用冷光源,具备冲洗功能和操作信道,除了能够全面地对尿道和膀胱进行观察之外,也能够通过操作信道插入激光纤维和丝状电极,以便于对膀胱内的病变(如肿瘤、异物和结石等)进行治疗。

Olympus 的 CYF-5/5A 纤维膀胱镜和 CYF-V2/VA2 纤维膀胱镜外径分别为16.5F,16.2F,它们具有容易插入、损伤小、出血少、痛苦轻的特点,两个分置式照明窗使亮度更加均匀。通过调节其弯曲角度和旋转镜身可以观察到膀胱内的任何区域,尤其是可以观察尿道内口,并对该部位的肿瘤、前列腺内突等情况一目了然。软性膀胱镜有 120°视野范围,比硬性膀胱镜视野更宽广。软性膀胱镜是市场上唯一能兼容高频电治疗的纤维膀胱镜,其最典型的用途是进行电凝止血,并且具备便捷的吸引功能,可以形成和持续灌流一样清晰的视野。因其本身也是软性肾盂镜,故有专门为它开发的插入管鞘 A3340;借助简易测漏接口和简易测漏器,可以发现细微的破损,还可节省维修费用。CYF-5/5A 纤维膀胱镜还自带便携式内镜的可充电式微型光源,最适合于床旁检查和跨科会诊。

四、膀胱镜设备保养及维护

(一)监视器无图像

监视器无图像的常见原因有:摄像机电源插座松脱、摄像镜头与摄像机之间电缆接触不良、摄像机保险丝熔断以及监视器设置不正确等。此外,因监视器通常有多个输入端口,故应检查输入端口连接是否正确以及检查光源是否能正常工作。

(二)手术中图像色彩失真

使用摄像机时须先用纯白色光作为参考值进行校准才能产生精确的彩色光谱白平衡。因此,在使用摄像机前需要先设置白色平衡。如果在手术中触动了摄像机白色平衡按钮,则可导致图像色彩失真。解决方法是取出内镜,将镜头对准一块白色纱布,重新调节白平衡。

(三)图像模糊不清或出现云雾

图像模糊不清或出现云雾常见的原因有:焦距不正确、内镜镜头受到污染、内镜目镜和摄像镜头有水雾等。解决方法是清洁内镜镜头、内镜目镜、摄像镜头以及仔细调节焦距。若仍不能解决问题,可卸下摄像镜头,用眼睛直接观察内镜目镜,以确定内镜本身是否损坏。

(四)冷光源

冷光源突然不能点亮时,应检查光源电源线插头是否接触良好,检查保险丝是

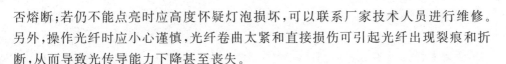

否熔断;若仍不能点亮时应高度怀疑灯泡损坏,可以联系厂家技术人员进行维修。另外,操作光纤时应小心谨慎,光纤卷曲太紧和直接损伤可引起光纤出现裂痕和折断,从而导致光传导能力下降甚至丧失。

(五)软性尿道膀胱镜器械

软性尿道膀胱镜器械不能用高温灭菌。由于镜体和光导线一体化,故使得软性尿道膀胱镜相对较长,使用时应防止污染,使用后要仔细清洗管腔。

(六)其他

摄像镜头十分昂贵,应避免剧烈碰撞和震动,否则容易导致损坏。

第二节 膀胱镜检查术

一、膀胱和尿道的解剖

(一)膀胱

1. **膀胱的形态与结构** 膀胱是一个储存尿液的囊性空腔脏器。新生儿膀胱容量约 50ml,成年人男性 350～750ml,女性 250～550ml。成年人膀胱呈四面锥形体,分为底体、尖及颈部和上面、两个下外侧面。①膀胱底为三角形,朝向后下方。女性膀胱底紧贴阴道前壁,男性膀胱底上部间隔着直肠膀胱凹陷,下部有精囊腺和射精管壶腹与直肠相邻。②膀胱尖朝向耻骨联合上部,由脐正中韧带与脐相连。③膀胱体上面呈三角形,前角为膀胱尖,后方二角为输尿管进入膀胱部,两侧边缘有脐外侧韧带。④位置最低的膀胱颈位于耻骨联合下部后方 3～4cm 处,也是最固定的部位,位于骨盆下口稍上方水平,其间有尿道内口穿过。

膀胱由肌层、黏膜下组织和黏膜构成,外覆以薄层疏松结缔组织。肌层由 3 层平滑肌组成,外层及内层为纵行,中层主要为环行。整个膀胱的肌层称为膀胱逼尿肌,男性在尿道口的平滑肌增厚呈环形,称膀胱括约肌。当膀胱壁收缩时,黏膜聚集成皱襞称膀胱襞。而在膀胱底内面,有一个呈三角形的区域,位于左、右输尿管口和尿道内口之间,此处膀胱黏膜和肌层紧密连接,缺少黏膜下层组织,无论膀胱扩张或收缩,始终保持平滑,称膀胱三角。在男性尿道内口后方的膀胱三角处,受前列腺中叶推挤形成纵脊状隆起,称膀胱垂。膀胱三角是肿瘤、结核和炎症的好发部位,膀胱镜检查时应特别注意。

2. **膀胱的位置** 膀胱的大部分位于腹膜外。膀胱前方为耻骨联合。膀胱空虚时,完全位于盆腔内,充盈则向前上部膨胀至腹腔。膀胱充盈时,膀胱尖即上升至耻骨联合以上,膀胱腹膜折线可上移,使膀胱的前下壁直接与腹前壁相贴。此时在耻骨联合上方进行膀胱穿刺或膀胱手术,可避免损伤腹膜和污染腹膜腔。新生儿膀胱的位置较成年人高,大部分位于腹腔内。随着年龄的增长和骨盆的发育,膀胱的位置逐渐下降,约在青春期达成年人位置。老年人因盆底肌肉松弛,膀胱位置更低。

膀胱前下壁与耻骨联合间的间隙为膀胱前隙,或称耻骨后隙,有结缔组织和静脉丛。膀胱底在男性与精索和输精管壶腹接触,后上部邻直肠,女性与阴道上段和子宫颈接。膀胱颈在男性邻前列腺,在女性邻尿生殖膈。

3. **膀胱的血供** 膀胱的血供主要来自由髂内动脉前干分出的膀胱上动脉和膀胱下动脉,闭孔动脉和臀下动脉也有小支动脉发出至膀胱,在女性有少许动脉来自子宫动脉和阴道动脉。

膀胱静脉不与动脉伴行,其在膀胱下部形成网状结构的膀胱静脉丛。它向下与前列腺周围的前列腺静脉丛相连,形成膀胱前列腺静脉丛,引流输尿管旁外侧静脉丛、阴茎背深静脉及海绵体静脉。此丛向后在膀胱后韧带内形成2~3条膀胱静脉或再汇合成单干注入髂内静脉。

4. **膀胱的淋巴回流** 膀胱壁的淋巴回流由黏膜丛、肌内丛(肌层)及肌外丛(膀胱周)组成,共同构成淋巴网络系统,并有3组输出管道:一组位于膀胱三角区,穿出膀胱底后向上外行,止于髂内淋巴结;一组位于膀胱上面,汇集于后外侧角,然后向上外侧行,沿膀胱外侧韧带到髂外淋巴结,再到髂总淋巴结,其中个别的淋巴管也可先到髂内淋巴结或直接到髂总淋巴结;另一组位于膀胱的下外侧面,向上行与膀胱上面的淋巴管同行。上述3组淋巴管的走行中,有时可见到一些小的淋巴结,如前膀胱旁淋巴结和外侧膀胱旁淋巴结。

5. **膀胱的神经支配** 膀胱的神经支配包括交感神经、副交感神经及内脏感觉神经。

(1)交感神经:交感神经由 T_{12} 至 L_2 发出,为节前神经纤维,穿过交感神经干,经灰交通支进入腹腔神经节并走行到下腹下(盆)处,与 $S_{2~4}$ 发出的盆内脏神经(副交感神经)共同组成下腹下丛。下腹下丛再分出膀胱丛进入膀胱壁。膀胱丛发出抑制纤维支支配膀胱颈,通过前列腺丛支配前列腺前括约肌和前列腺,与副交感神经的突触交换产生调节作用。

(2)副交感神经:副交感神经由 $S_{2~4}$ 发出,由节前纤维组成,进入膀胱神经丛。由膀胱神经内的盆神经节再发出节后神经纤维,其运动纤维支配逼尿肌,抑制纤维支配膀胱括约肌。

(3)内脏感觉神经:膀胱有痛觉及本体感觉(即膨胀感觉)两种感觉神经纤维。痛觉纤维多行于副交感神经内,少部分走行于交感神经内,脊髓内的痛觉纤维经脊髓丘脑束上行。本体感觉纤维经盆腔内脏神经、脊髓后根,位于脊髓薄束后索内。

(二)尿道

1. **男性尿道解剖**

(1)形态与结构:成年人男性尿道长16~20cm,管径平均0.5~0.6cm,具有排尿与排精功能。临床上常将前列腺部与膜部尿道称为后尿道,海绵体部尿道称为前尿道。

尿道前列腺部起自膀胱颈,止于尿道外括约肌,长 3～4cm。尿道后壁中线处有一纵行隆起为尿道嵴。嵴的中部突起成圆丘,即为精阜,其上正中有隐窝,称前列腺囊。囊的两侧分别有一个射精管的开口,在精阜两旁的沟中有前列腺管的开口。

尿道膜部位于尿生殖膈上、下筋膜之间,长 1.2～2cm,由尿道外括约肌围绕,能有意识地控制排尿,是尿道最狭窄的部位。

尿道海绵体部自尿生殖膈下筋膜至尿道外口的一段尿道,长约 15cm,可分为球部、阴茎体部及阴茎头部尿道。球部尿道管腔最大,有尿道球腺的导管在此开口,包绕的尿道海绵体肌具有收缩功能,能将球部尿道内停留的精液排出体外。阴茎头部尿道腔扩大称舟状窝,其两侧有数个囊袋,为尿道腺的开口。

男性尿道在解剖上有 3 个狭窄部,即尿道外口(呈纵行裂隙状)、膜部和尿道内口。尿道膜部最狭小,其次为尿道外口和尿道内口。3 个膨大部,即舟状窝、球部和前列腺部。

尿道壁由黏膜层、黏膜下层及肌肉层组成。前列腺部尿道为移行上皮,其远程尿道为柱状上层和复层鳞状上皮。黏膜与海绵体肌疏松连接。黏膜下层血供丰富,主要为结缔组织。肌肉层为内纵行肌和外环行肌,膜部还有一层环行骨骼肌,即尿道外括约肌。

尿道周围有多种腺体开口于尿道黏膜,但主要的均集中于前尿道。阴茎尿道和尿道球部有尿道旁腺腺管开口。尿道球腺(Cowper 腺)为 1 对,位于膜部尿道两侧,其分泌物为精液的一部分。

(2)血供:男性尿道的动脉供应来自膀胱下动脉、直肠下动脉及阴部内动脉的分支(尿道球动脉和尿道动脉),这些动脉之间存在广泛的交通支。尿道的静脉主要汇入膀胱静脉丛和阴部静脉丛,最后注入髂内静脉。

(3)淋巴回流:男性尿道的淋巴回流注入髂内淋巴结和腹股沟淋巴结。

(4)神经支配:男性尿道主要受阴部神经的支配,其中包括会阴神经、交感神经及副交感神经的分支。尿道膜部括约肌的神经受来自骶神经 2～4 节并经阴部神经的分支支配。

2. **女性尿道解剖**

(1)形态与结构:成年女性尿道长 3～5cm,直径约 1cm,外口最细。女性尿道与膀胱交接处构成了尿道后角,正常为 90°～110°。尿道的轴线与身体垂直轴线构成了倾斜角,约 30°,正常不超过 45°(侧位观)。

女性尿道位于耻骨联合之后,阴道前壁下部之前,周围由筋膜固定,不活动,开口于阴道前庭。

女性尿道口黏膜为复层扁平上皮,其余部分为复层柱状上皮及移行上皮。黏膜也有许多隐窝,女性尿道旁腺(Skene腺)开口于尿道口的黏膜上,分泌黏液。肌层由内纵、外环两层平滑肌组成,在尿道的中段有一层横纹肌包绕,形成尿道横纹肌括约肌。该横纹肌的肌纤维具有环状倾向并形成一个鞘,中部1/3完全包绕,虽然在尿道后壁尿道与阴道之间较薄,尿道远程和近端1/3后壁横纹肌纤维缺如。

(2)血供:女性尿道的动脉供应主要来自膀胱下动脉、子宫动脉和阴部内动脉(阴道前庭球动脉和尿道动脉)的分支。这些动脉之间存在广泛的交通支。尿道的静脉主要汇入膀胱静脉丛和阴部静脉丛,最后注入髂内静脉。

(3)淋巴回流:尿道的淋巴回流注入髂内淋巴结和腹股沟淋巴结。

(4)神经支配:女性尿道主要受会阴神经、交感神经及副交感神经的支配。

二、膀胱镜检查准备

(一)膀胱镜检查术的适应证和禁忌证

1. 适应证

(1)明确外科血尿的出血部位及原因。

(2)诊断膀胱尿道肿瘤,包括肿瘤的部位、数目、大小、外观,并取活检。

(3)膀胱尿道移行上皮肿瘤保留膀胱后的定期复查。

(4)诊断膀胱尿道的结石、异物、畸形及尿道狭窄、膀胱瘘等。

(5)泌尿系统外疾病对膀胱的影响。

(6)上尿路病变逆行造影。

(7)膀胱镜下进行某些治疗。

2. 禁忌证

(1)泌尿男性生殖系的急性炎症:如急性膀胱炎、尿道炎、前列腺炎、附睾炎等是绝对禁忌证。

(2)膀胱容量过小:如<50ml则观察不满意,存在膀胱穿孔的危险;结核性膀胱挛缩更容易穿孔,是绝对禁忌证。

(3)尿道狭窄:是造成膀胱镜检查失败的主要原因,可行尿道镜检查。

(4)1周内尽量避免重复膀胱镜检。

(5)未控制的全身出血性疾病。

(二)检查前准备

1. 了解病史和检查目的　除尿道膀胱镜检查的禁忌证外,还应详细了解既往尿道狭窄和前列腺、尿道手术史;同时,还须了解B超或静脉肾盂造影结果,以避免患者在尿道膀胱镜检查后才发现存在上尿路病变,须再次检查而造成重复操作。

2. 器械准备　器械灭菌方法有如下几种。

(1)高压蒸汽法:使用高压蒸汽锅(STAT IM5000)于135℃时灭菌6min或于

121℃时灭菌 30min。

(2)2%戊二醛浸泡超过 10h。

(3)环氧乙烷熏蒸 3h(加上消毒需要超过 10h)。灭菌时,器械各接口的阀门须置于开通位置。浸泡的器械在使用前应先用无菌灌注液清洗,以减少刺激性,并将各接口关闭。摄像镜头和光导线缆应套以无菌塑料套,或以消毒液擦净消毒。

3. 灌注液　常用的灌注液是灭菌生理盐水。如果进行电凝(等离子除外),则需使用不含电解质的液体,如灭菌蒸馏水或 5%甘露醇溶液、5%葡萄糖溶液、1.1%~1.5%甘氨酸溶液以及 3%~5%山梨醇溶液等。

4. 患者准备　检查前医师应与患者积极沟通,让患者认识到检查的必要性,促使患者主动配合检查。检查时可用布帘等挡住患者的视线,以利于消除其恐惧心理。检查前患者应排空膀胱,插管后可同时测定残余尿量。此外,医师应向患者讲明检查的过程,避免在检查中患者移动身体、做抵抗性动作。最重要的是设法让患者放松盆底肌肉、尿道括约肌(如嘱患者做开始排尿的动作)。医师在检查时操作动作应轻柔,以减少刺激和损伤。

5. 术者准备　术者准备包括洗手、穿消毒衣、戴灭菌手套等。应严格遵守无菌操作原则,以免引起医源性泌尿系统感染等并发症。

(三)体位、麻醉、消毒及器械准备

1. 体位　患者采取截石位,托起患者双腿并加以固定,若高低适合可使会阴部放松。通过监视器观察时,操作者站立检查,膀胱镜应与操作者手齐平。

2. 麻醉　向尿道注入 2%利多卡因凝胶 10~20ml,男性患者用阴茎夹或橡皮筋夹住阴茎头 5min;凝胶性麻醉药同时可起润滑作用。

3. 消毒　在操作过程中应严格遵循无菌原则。消毒时使用刺激性较小的药液,如 0.5%的聚维酮碘。若消毒会阴部及周围皮肤,应铺无菌巾,铺巾时应露出外生殖器,以便于冲洗及尿液引流。另外,应准备无菌台放置器械。

4. 器械准备　取出消毒好的内镜及各种器械,用无菌生理盐水洗净内镜上的消毒溶液。检查内镜目镜和物镜是否清晰,在镜鞘外面涂凝胶以起润滑作用。

三、膀胱镜检查的操作方法

(一)膀胱镜插入方法

1. 男性患者　男性患者通常不必在直视下插入尿道膀胱镜,可先用上好闭孔器的镜鞘盲插。先用左手向上提起阴茎,以解除悬垂尿道部的耻骨前弯曲,右手以示指和中指间夹持镜鞘后端,将镜鞘插入舟状窝后继续轻柔插入,放镜动作要轻巧;到达尿道球部时可能有阻力,此时左手适当牵拉阴茎头,同时右手将镜鞘后端向下放置水平,以使镜鞘前端克服尿道的耻骨下弯曲,自行滑入后尿道和膀胱。镜鞘一旦进入膀胱,前后移动和左右转动都应该没有阻力。为了避免损伤尿道,目前不少术者不主张采用盲目进镜,而是直接在镜鞘内装入观察镜,插入尿道口即开始观察,边冲水、边观察、边进镜,在直视下插入膀胱。

2. **女性患者** 女性患者较容易进镜,左手分开小阴唇显露尿道外口,右手同时持镜鞘和光源(拇指、示指、中指间握持镜鞘后端,中指和环指之间夹持光源起照明作用)。镜鞘进入尿道外口后,前端略向下压,绕过耻骨联合,很容易进入膀胱。镜鞘进入膀胱后,后端向下放。

(二)观察方法

1. 进镜后,撤出闭孔器,测量残余尿量,并观察尿液性状,进行留尿样培养等。如果是直视下进镜,不要忘记将 0°镜更换成 70°镜,再接好光源、灌注液、摄像镜头。左手握持摄像镜头,将摄像镜头的图像方向固定,调清焦距;右手持镜,两手配合,根据观察镜的视角,通过镜子的进退、摆动、旋转等进行观察。

2. 观察膀胱一般使用 70°的观察镜。首先,找到膀胱三角区和其远侧的输尿管间嵴,在输尿管间嵴两侧 1～2cm 处分别找出两侧输尿管开口。输尿管管口收缩时,可观察到清亮尿液喷出。其次,将尿道膀胱镜后退至近膀胱颈处,整体观察膀胱一遍。观察顺序为:膀胱三角区、膀胱右侧壁、膀胱前壁和气泡、膀胱左侧壁、膀胱后壁,然后重点观察病变部位及输尿管管口喷尿的性质。最后再观察膀胱颈一周,膀胱颈病变的部位按照截石位膀胱颈对应的时钟刻度进行描述。

正常膀胱黏膜可快速扫过,重点观察病变部位的特点,如肿瘤的部位、数目、形态、大小、有蒂、无蒂、蒂的粗细以及周围黏膜的情况。不要满足于已发现的一个肿瘤,要注意寻找是否有多发肿瘤存在。尤其对膀胱前壁的观察不要草率,膀胱前壁的肿瘤容易被遗漏。输尿管管口附近的肿瘤要观察肿瘤的蒂或基底与输尿管管口的关系,明确是膀胱肿瘤还是输尿管肿瘤通过输尿管管口进入膀胱。输尿管管口或肿瘤基底被瘤体遮挡时,可以用镜体将瘤体边缘顶起,边冲水边观察,或用输尿管导管挑拨肿瘤,探查肿瘤基底的粗细及与输尿管管口的关系。另外,还应观察膀胱憩室的内壁,因憩室内的肿瘤不易见到,可边放水边观察,等待肿瘤从憩室内逸出。

判定膀胱内病变大小的一般规律,如果是直接通过目镜观察时,物镜距目标 2.5cm 时看到的像与实物相同;如果物镜紧贴目标,则放大 4 倍。镜鞘上的刻度有助于估计物镜与肿瘤之间的距离。通过监视器观察图像时,35.6cm(14in)监视器可将物像放大 10 余倍,判定病变的大小需要根据经验,可与输尿管导管上刻度的对比或与活检钳钳头的对比,或在体外用已知尺寸的物品进行观察等。

(三)软性膀胱镜检查

1. 适应证

(1)需要经常行尿道膀胱镜检查的患者,如膀胱肿瘤术后需定期进行复查的患者,往往对镜检存在一定程度的恐惧感。若经常使用硬性尿道膀胱镜进行检查,则

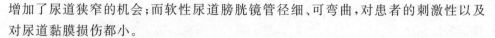

增加了尿道狭窄的机会;而软性尿道膀胱镜管径细、可弯曲,对患者的刺激性以及对尿道黏膜损伤都小。

(2)尿道狭窄的患者。

(3)不能采取截石位的患者。

(4)膀胱颈部或前壁病变患者,膀胱颈部或前壁的病变由于观察角度的原因,使用硬性尿道膀胱镜检查时容易漏诊,而使用软性尿道膀胱镜检查的范围大,不容易漏诊。

(5)前列腺增生患者,前列腺增生造成管腔狭小变形,后唇抬高,有时硬性尿道膀胱镜不易插入并易引起出血;如果增生的前列腺中叶突入膀胱,则可遮挡膀胱三角区的观察,这时应使用软性尿道膀胱镜检查。

2.检查方法

(1)软性尿道膀胱镜器械不能用高温灭菌。由于镜体和光导线一体化,故使得镜体较长,使用时要防止污染,用后要仔细清洗管腔。

(2)用表面麻醉方式进行麻醉;不能采取截石位者可取平卧位。

(3)插入方法:①女性患者多不必使用软性尿道膀胱镜;②男性患者用右手把持镜子的操作柄,左手提起阴茎,在左手拇指和示指辅助下将镜子的前端插入尿道外口,进入 4~5cm 后,右手向下放镜,并控制前端转向,使之通过尿道的弯曲,双手配合,在直视观察镜下缓慢进入尿道和膀胱。

(4)观察顺序:在直视插入时首先观察尿道。由于尿道膀胱镜为直视角,插入膀胱后,最先观察到的部位为膀胱后壁或膀胱顶部附近,这时轻轻送入或回拉尿道膀胱镜,寻找气泡。看到气泡后,将尿道膀胱镜前端轻轻向上弯曲,当弯曲角度达到 180°~210° 时,可观察到膀胱颈部和尿道内口。将尿道膀胱镜伸直,仍以气泡为标志,将镜子前端轻轻向上弯曲,同时慢慢拉回尿道膀胱镜,观察膀胱前壁。同样方法,将尿道膀胱镜轻轻向下弯曲,观察膀胱后壁及膀胱三角区。在观察膀胱三角区时,注意观察输尿管间嵴,在其两侧寻找输尿管管口。需要进行输尿管插管时,使尿道膀胱镜前端对准输尿管管口,直视下插入输尿管导管。同样将尿道膀胱镜前端轻轻向两侧弯曲可观察膀胱两侧壁。

(四)活检

发现膀胱或尿道的异常病变都应取活检。取活检时,通过移动尿道膀胱镜和转动尿道膀胱镜操作器上的转向旋钮调整活检钳的方向,使其指向病变部位,夹取标本,将转向旋钮复位,再将活检钳撤出。膀胱前壁和膀胱颈部病变取活检时,需要将镜子后端尽量压低。进行尿道活检时,使用 12°观察镜。

取活检时要分别钳取肿瘤的瘤体和基底,不要取肿瘤表面的坏死组织。肿瘤外观提示肿瘤组织浸润较深或分化较差时应取肿瘤周围组织送检。膀胱癌术后短时间内易广泛复发,若有明显的膀胱刺激症状、膀胱多处黏膜异常则怀疑为原位癌,肿瘤较大、分化较差时应考虑行膀胱全切,并应取随机活检。随机活检的部位包括膀胱两侧壁、膀胱后壁、膀胱前壁、膀胱顶部和膀胱三角区,要重点取异常黏膜,以提高检出率,必要时还可取尿道前列腺部尿道黏膜活检。取活检后,要将活检钳和尿道膀胱镜冲洗干净,尤其应仔细冲洗活检钳的夹勺内部,以防残留肿瘤组织对后来取活检患者的误诊。

(五)输尿管插管和逆行造影

1. 适应证

(1)诊断目的

①可收集肾盂尿液,行细胞学检查、尿常规、尿培养、乳糜尿试验及细菌学、抗酸杆菌等检查。

②进行双肾的肾功能试验,常用的有以下两种方法:一种为静脉注入靛胭脂或酚红,以了解两肾排泄功能;另一种为收集两侧肾盂尿液,检测尿量、尿钠、尿肌酐等项目,有助于肾血管性高血压的定位和定性诊断。

③插入不透光的导管摄取腹部平片,以鉴别输尿管结石与输尿管外阴影。对肾盂充盈缺损性质不明者,可做空气和显影剂对比造影。

④确定输尿管梗阻及其部位。

⑤测定肾盂容积,观察尿液速度,判断有无肾盂积水。

⑥逆行肾盂造影能更好地显示上尿路的形态,如果静脉肾盂造影能将病变显示清晰,则不必行逆行造影;肾功能不全无法行静脉肾盂造影且怀疑上尿路病变时,也可以行逆行造影;当上尿路严重积水时,逆行造影存在感染的危险,可以先行磁共振成像等无创检查。

(2)治疗目的

①保留输尿管导管行肾盂引流。肾盂或输尿管因结石或其他原因突然受阻而出现急性肾盂积水,输尿管插管可解除梗阻,挽救肾功能,特别是在放置双"J"管失败时,插入和保留输尿管导管也可暂时起到引流的作用。

②在输尿管手术或误伤修补后,插入双"J"管导管作为支架,既可以防止形成尿漏及输尿管狭窄,又可引流肾盂尿液。

③输尿管狭窄的扩张治疗。

④可用2%碘化钠灌洗肾盂,以治疗乳糜尿。

(3)预防目的:某些盆腔或后腹膜手术,术前应先行输尿管插管,以防手术中误伤输尿管。凡疑有输尿管损伤者,通过输尿管导管插入或造影可明确损伤部位。

2. 器械准备 输尿管插管和逆行造影常用器械主要为 3～7F 的不透 X 线的输尿管导管,长 70cm,顶端有开口或前端 1cm 有侧孔。也可使用 4～5F 的输尿管导管以及带有橄榄头和锥形头的输尿管导管。

3. 操作方法 输尿管插管前应确保导管内的气体已被排净,否则注入药物时输尿管导管内气泡可进入上尿路,所造成的充盈缺损会被误认为是肿瘤或阴性结石。输尿管插管操作要求有熟练的双手插管技术,即用左手做右侧输尿管插管,右手做左侧输尿管插管。输尿管逆行导管插入的详细步骤如下。

(1)寻找输尿管管口,这是输尿管插管的前提。输尿管管口的形状变化较大,不仅因人而异,而且每个人的左、右两侧输尿管也可不同。常见的形状有卵圆形、椭圆形、圆点形、新月形、裂隙形、沟穴形、三角形或不规则形等。膀胱内有病变时,输尿管管口常有充血、水肿,不易寻找,从而增加插管难度。

(2)找到输尿管管口后,将接物镜移近输尿管管口,并保持输尿管管口在视野中心。

(3)推进输尿管导管,输尿管导管前端在视野内出现后再推进 1.5cm,可到达输尿管管口。

(4)调整尿道膀胱镜的角度和方向,利用操作器上的转向调节旋钮,使输尿管导管的走向成切线位,对准输尿管管口后再进行插管。

(5)将输尿管导管插入输尿管管口,待输尿管导管已进入数厘米以后,将转向器放平,一般插入 27～30cm 即可到达肾盂。

(6)需要留导管者,可将双侧输尿管导管尽可能都送入膀胱内,然后将尿道膀胱镜退出少许,用手捏住输尿管导管,将其远程自橡皮塞中拖出,退出尿道膀胱镜。然后慢慢转动尿道膀胱镜镜鞘,使其前端完全向上按照尿道膀胱镜镜鞘的弧形和尿道弯曲,再将尿道膀胱镜镜鞘拔出。当尿道膀胱镜镜鞘头端缺口拔至尿道外口时,应一只手将左、右两侧输尿管导管分别固定,以防误将输尿管导管随镜鞘拔出。在两侧输尿管导管上各做好标记,以免混淆,一般为左红右黑(导管上刻度标志的颜色)。

4. 逆行造影方法 注入造影剂前,应当摄取平片记录输尿管导管的位置和致密影与输尿管导管的关系,再注入泛影葡胺 2～8ml。如果上尿路扩张,还需注入更多的造影剂。肾盂显影后摄片,然后边撤管边注造影剂,使输尿管显影,最后摄输尿管片。注药过程中应注意询问患者的腰部症状,避免注入过多造影剂,造成患者肾绞痛及造影剂反流。

(六)放置输尿管双J管

1. 适应证

(1)急性肾后性无尿。

(2)输尿管受压迫或狭窄而不适宜进行手术时,如腹膜后纤维化、肿瘤晚期压迫输尿管,以及结核治疗中的输尿管狭窄等。

(3)预防输尿管结石形成。

(4)进行输尿管镜操作后可预防狭窄。

2. 器械准备 放置输尿管双J管所需要的器械包括:双J管、导丝、固定夹和

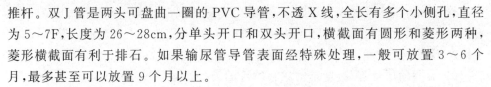

推杆。双J管是两头可盘曲一圈的 PVC 导管,不透 X 线,全长有多个小侧孔,直径为 5～7F,长度为 26～28cm,分单头开口和双头开口,横截面有圆形和菱形两种,菱形横截面有利于排石。如果输尿管导管表面经特殊处理,一般可放置 3～6 个月,最多甚至可以放置 9 个月以上。

3. 插管方法

(1)直接法:使用单头开口的双J管时,将导丝的硬头插入双J管全长,用固定夹夹住双J管的末端,将两者一同从尿道膀胱镜的操作孔中插入。如同插输尿管导管一样,将双J管插入输尿管管口,当双J管末端将要全都进入尿道膀胱镜操作孔时,将推杆插在导丝上置于双J管末端,并将固定夹移到推杆末端固定。观察双J管进入的刻度,待最后一个刻度进入输尿管管口时(连同前端的弯曲一般为30cm),此时将导丝撤出约5cm,以使其前端在肾盂里盘曲,推杆再继续向上推,最后一个刻度进入输尿管管口约 1cm。撤出导丝,前推推杆,则双J管末端在输尿管管口外盘曲。

(2)先插导丝法:使用双头开口的双J管时,先将导丝软头插入输尿管内,进入约 30cm 时,再将双J管套在导丝上,助手将导丝伸直并固定,将双J管在导丝引导下插入输尿管,当双J管末端即将全部进入操作孔时,将推杆套在导丝上,继续前推,直至最后一个刻度进入输尿管管口,后面的操作与直接法相同。

(3)更换双J管:撤管后采用上述方法即可。如果存在上次插管较困难、输尿管管口再置、输尿管管口水肿明显等情况,撤管后再次插管也会存在困难,在拔管之前,可先将导丝贴着旧导管插入输尿管再拔管,然后在导丝引导下放双J管。

四、膀胱镜检查并发症及防范处理

(一)尿道膀胱损伤

1. 男性患者插入尿道膀胱镜的注意事项

(1)有时镜鞘前端刚入舟状窝即受阻,可能是舟状窝瓣的影响,可先将镜鞘旋转 180°,使唇状缘尖端朝向腹侧,适当旋动即可以通过,通过后再将镜鞘的方向复原。如果用暴力通过,容易损伤舟状窝瓣,造成后期尿道外口狭窄。

(2)如果存在尿道外口狭窄或尿道狭窄,需用金属探子进行扩张,扩张不成功则应停止尿道膀胱镜检查。扩张后尿道不足以使 21F 的镜鞘通过时,可使用 19F 的镜鞘。

(3)插管到达尿道球部要克服尿道第二狭窄进入尿道膜部时,技巧是左手稍稍牵拉阴茎头,并将镜鞘后端向下压,若符合尿道的走向则自然滑入后尿道。左手不可过度牵拉阴茎,否则镜鞘前端可顶在球部,甚至将球部顶出一块凹陷,难以进入膜部,或是带着力量冲进膜部,则会有剧烈疼痛感。右手应向下放镜鞘后端,稍稍带着一丝向前的力量,而非向前过度用力。经过膜部时,对患者的刺激比较明显,

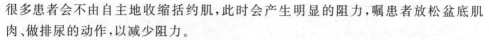

很多患者会不由自主地收缩括约肌,此时会产生明显的阻力,嘱患者放松盆底肌肉、做排尿的动作,以减少阻力。

(4)有时膀胱颈后唇抬高(如前列腺增生时),插管通过尿道膜部后仍然存在阻力,如果尚未进入膀胱,常常需要将镜鞘的后端下压得很低,才可使镜鞘前端绕过膀胱颈进入膀胱。

(5)如果患者有尿道狭窄或既往有前列腺、尿道疾病治疗史,或没有上述病史而盲目插入受阻时,则用0°观察镜或12°观察镜在直视下插镜。在进镜过程中,要将管腔放在视野的中央,初学者不容易做到这点,这多是由于双手用力不协调所致。技巧是左手将阴茎拉直,左手不移动,右手持镜放松,不侧向用力,顺尿道走行进镜即可。

(6)总之,操作中要严格按照尿道的自然走行插镜,动作要轻柔。插镜过程中基本不用力,也不应感到阻力的存在,严禁用暴力插镜。如果方法不当,容易造成尿道前列腺部和膀胱颈的出血或膀胱痉挛,影响膀胱内的观察效果。严重者可造成后尿道假道,甚至损伤直肠。

2. 女性患者插入尿道膀胱镜的注意事项

(1)避免将镜鞘插入阴道。特别是老年患者,其尿道口常较紧且靠近阴道口,甚至有些患者尿道口缩至阴道边缘或阴道内,检查时稍有疏忽镜鞘即可滑入阴道。因此,检查时必须仔细辨别尿道口位置。一旦将镜鞘误插入阴道,应将镜鞘重新消毒灭菌。

(2)因子宫对膀胱后壁的挤压,镜鞘在进入膀胱后很容易划伤膀胱后壁。镜鞘进入膀胱不应过深,并将镜鞘后端放低,使其前端向上,指向膀胱顶部,可避免损伤膀胱后壁。

(3)由于女性尿道短而直,故在撤出闭孔器换操作器观察镜时,应固定好镜鞘,否则镜鞘可能会滑出尿道。

3. 观察方法注意事项

(1)不同操作者可有不同的操作习惯,但关键是应按一定的顺序观察,不能遗漏某些区域。

(2)有时膀胱颈和前壁为70°镜的观察盲区,克服观察盲区可采用以下方法:①减少膀胱容量;②镜子后端尽量下压;③左手在患者耻骨上方下压。气泡后方的黏膜,也容易在观察时被遗漏,下压耻骨上方的左右部位有助于观察。

(3)灌注100～150ml液体时,膀胱黏膜恰好展平,视野亮度好,观察效果较好。膀胱充盈过大时,光线较暗,观察的面积大,而且容易诱发膀胱痉挛。

(4)在操作过程中操作者动作要轻柔,动作粗暴、过度灌注或反复灌注可导致膀胱痉挛、膀胱黏膜出血或膀胱颈出血,从而造成视野不清等现象,不但达不到满意的观察效果,而且还会给患者带来痛苦。

(5)如需要对尿道膀胱镜图像进行照相或录像时,应注意以下几点:①擦净镜头,冲洗膀胱内浑浊尿液,保持视野清亮;②持镜稳定,移动时缓慢平稳,保持画面不抖动;③观察病变的全景和局部特点,观察远景时在视野中最好出现气泡或输尿管管口、输尿管间嵴等解剖标志,从而表明病变位置和特点。

(二)输尿管插管的并发症及处理

1. **出血** 即使在正常插管中,输尿管及肾盂黏膜也有轻度损伤,而在显微镜下出现血尿。如果输尿管导管太粗、太硬或插入肾盂过深,加之逆行肾盂造影的刺激,可能出血较多。一般在镇静、镇痛治疗及饮水、休息之后,出血即可迅速停止。

2. **感染** 在膀胱有炎症或结核感染时,插管能将细菌带入肾盂内导致肾盂感染,故应从严掌握输尿管插管的指征。患有急性炎症时,禁做尿道膀胱镜检查。

3. **穿孔或破裂** 在病理情况下,如输尿管管内的肿物、结石或狭窄,用力猛插有可能引起穿孔或破裂的危险,尤其是用放置钢丝芯的导管试插强行通过。若输尿管导管插入过高,可能穿破肾盂、肾实质、肾被膜进入脂肪囊而发生严重的并发症。

4. **异物残留** 输尿管导管折断或在肾盂内扭结,可成为异物残留。这虽不常见,但发生后处理很麻烦,故术前应仔细检查,发现已损坏或折断的导管不可继续使用。

5. **输尿管逆行插管注意事项**

(1)输尿管导管太粗、太硬、太软或太细都可致插管困难,应注意选用韧性和粗细适当的输尿管导管。

(2)膀胱充盈不够,膀胱黏膜未能展平;或膀胱充盈过度,使输尿管位置改变,均可导致插管困难,应注意调节膀胱内适当容量。

(3)因膀胱的病变或输尿管开口形态异常而不易辨认,常发生插管困难。调节杆在插放有困难的时候可以变换输尿管导管的方向,以协助插管。调节杆完成调节后应立即复位,以免划破黏膜。

(4)输尿管管口被病变掩盖时,可用水反复、快速冲洗,暴露输尿管管口后再行插管。

(5)由于输尿管黏膜皱襞、子宫或盆腔肿瘤压迫或推移输尿管及输尿管痉挛等原因,使插管过程受阻,可采用捻转导管、改变患者体位(取头低足高位)或注入普鲁卡因和液状石蜡等方法使插管能继续进行。

(6)部分输尿管插管困难的原因确实不易克服,应及早放弃。如需了解上尿路情况可通过排泄性尿路造影、顺行性尿路造影、核素肾图或 B 超、CT 及 MRI 检查加以解决。

(7)插入输尿管管口不足 2cm 者,注入的造影剂容易流入膀胱。为使上尿路显影,可改用橄榄头导管,不撤尿道膀胱镜,顶住输尿管管口,推注造影剂,在透视下拍片。

(8)输尿管插管操作应当轻柔,注意体会插管中的阻力。遇阻力时可转动输尿管导管,或等待片刻,通过输尿管的蠕动,可以使输尿管导管通过扭曲的输尿管。插管中避免过度用力,否则会造成输尿管黏膜下产生隧道或穿孔。

(9)输尿管导管上有刻度标志,需记清输尿管导管进入的长度,插入长度一般为 27～30cm。

(10)输尿管插管成功后,保留输尿管导管,撤出尿道膀胱镜,以减轻患者的不适。

(11)结合临床具体情况决定是否需要留存肾盂尿液做常规检查、培养、药敏试验、尿液细胞学检查等。标本留取应当在造影剂注入之前进行,因为高渗造影剂可破坏细胞学标本,从而影响诊断结果。

6. 输尿管逆行造影注意事项

(1)输尿管逆行造影是有创检查,因此应当严格掌握适应证。在其他无创检查仍不能明确诊断时,再选择该方法。

(2)输尿管逆行造影可导致败血症,主要是由于肾盂压力增高,细菌渗透入静脉或淋巴系统所致。因此,输尿管逆行造影前要保证尿路的无菌状态,患者尿常规检查结果应在正常范围内,可于检查前 1d 预防性服用抗生素。输尿管逆行造影检查后,如果患者出现高热、寒战等表现,应及时行肾穿刺造瘘。

(3)双侧输尿管逆行插管:一般尿道膀胱镜都有两个操作孔。插好一侧后,不必撤镜,将该侧输尿管导管多插入 3cm,使尿道膀胱镜转向对侧,通过另一操作孔插入对侧输尿管。

(4)留取肾盂尿液的方法:应当将输尿管导管体外部分向上弯一弧度,使输尿管导管体外部分高于尿道外口,保证接到的尿液都来自输尿管导管内。

(5)注入造影剂时要适量,应缓慢、低压推注。肾盂充盈不足者,再追加造影剂。

(6)造影剂的浓度:一般选择 10%～15% 的泛影葡胺。为显示小的充盈缺损,可选择较低浓度的造影剂(7%～10%),以避免病变被造影剂遮掩。

(7)逆行注入造影剂并不能完全杜绝造影剂的吸收所导致的过敏反应,怀疑泛影葡胺过敏者,可使用结合型造影剂,如优维显和碘海醇(欧乃派克)等。有明确造影剂过敏史者禁用。

(8)治疗乳糜尿通常用 2% 碘化钠。可用力加压注射,人为造成造影剂反流,导致淋巴管炎而闭塞。操作中,患者可出现明显的肾绞痛,应向患者解释清楚。

(三)经膀胱镜放置双 J 管的注意事项

1. 选择双 J 管。预防狭窄可选用较粗的 7F 型号;狭窄明显或插管较困难者,可选用直径为 5～6F 的较细型号;治疗结石,可选用菱形导管。

2. 避免剧烈活动,以免输尿管导管脱落后上移;嘱患者多饮水,以减少导管周围结石的形成和管腔堵塞;避免膀胱过度憋尿,以减轻反流和肾区疼痛。

3. 需长期放置双 J 管时,选择可放置 6 个月以上的导管,到期应及时更换。

4. 拔管时,如双 J 管表面有结石形成,不可用暴力拔管,先以异物钳夹碎导管末端的结石,再尝试拔管。如果结石较多,可行体外冲击波碎石法,即可解决问题。还可收住院进一步行输尿管镜手术取管。

第二章

经尿道电切技术

第一节 概 述

一、经尿道电切技术的起源与发展

经尿道电切术(transurethral resection,TUR)是近代泌尿外科领域中最重大的进展,16世纪Ambrose Pare施行首例经尿道手术以解除膀胱出口梗阻,1932年McCarthy创造了新型电切镜,其备有Bakelite鞘作绝缘,它的纤维光源系统提供了一个较好的手术视野,使用68A照明系统使观察物放大并具有显微镜一样的准确性。McCarthy的电切镜初始是双手操作,后经弹簧反弹改良成为今天的单手操作电切镜。这样术者可用一只手经直肠或经腹壁引导,使手术变得更为安全。

我国腔道泌尿外科起步始于20世纪80年代初,同国外差距达到30~50年。但近20年来,尤其是1998年后,国内腔道泌尿外科的发展十分迅速,经尿道前列腺电切术(transurethral resection prostate,TURP)和经尿道膀胱肿瘤电切术(transurethral resection of bladder tumor,TURBT)已经普及到县市级医院。

在学习西方先进技术和观念的同时,国内同行也提出了许多独特的观点和技术革新。例如刘春晓教授利用等离子电切镜完成了2000多例经尿道前列腺剜除术。目前,在经尿道手术方面,国内大型医疗中心已达到国际一流水平。然而,不同地区、不同等级医院的普及程度差距巨大。在大力发展前沿技术的同时,普及和推广腔道泌尿外科的观念和技术也是刻不容缓的。不久的将来,一些微创新技术将在腔道泌尿外科领域开辟新战场。

二、经尿道电切术专用设备及器械

(一)手术台

在任何泌尿外科检查床或有架腿装置的手术台上,都可使患者保持截石位进行治疗。手术台应具有升降功能,以使医师能保持舒适的姿势进行手术。

(二)电切镜

经尿道电切的器械主要由带冷光源光导纤维的观察镜、镜鞘、闭孔器、操作把手、电切电极等组成。

1. 观察镜 经尿道电切术多用12°~30°的前斜窥镜。0°~5°窥镜更适合尿道内检查与手术,70°~120°窥镜主要用于膀胱内检查。

2. 镜鞘 据管径粗细分为10.5~28F等不同型号,10.5F及13.5F适用于小儿,24F及26F为成年人常用的型号。根据灌注方式不同,镜鞘可分为连续和间断灌注式。前者有同步回流通道,可以保护膀胱在低压状态下连续进行手术,从而节约手术时间,减少术中失血量;后者则需不时地排空膀胱。

3. 闭孔器 闭孔器插入到切除镜鞘内,可使镜鞘远程变得平滑,便于将镜鞘放入膀胱内。有直型、远程可弯曲型及用于观察的安全型3种。直型闭孔器最为常用;远程可弯型闭孔器,前端可弯曲,适用于前列腺增生的患者;安全型闭孔器可直视下安全插入。

4. 操作把手 操作把手常用有以下3种方式。

(1)被动式:在非工作状态时,靠弹簧力量将电切环缩回镜鞘内。切割时要用手挤压弹簧,使电切环伸出镜鞘外,然后松开弹簧,切割环自行缩回即可切割组织。

(2)主动式:在非工作状态时,靠弹簧力量保持电切环缩回镜鞘内进行切割。

上述两种操作把手目前最常用。对技术熟练者,此两种操作把手均可使用。对初学者选用被动式电切镜较为安全,因主动式电切镜电切环位于镜鞘外,放入时易造成尿道或膀胱意外损伤。

(3)齿条和齿轮式:依靠操作把手上齿条与齿轮来回移动,调节电切环伸出与回缩,完成切割操作,国内很少用。

5. 电切电极 用直径0.25~0.35mm的细钨丝制成。根据原理及治疗目的不同,有不同类型及角度的电极,如环形、球形、环片形、针形等。环形电极最为常用,可用于前列腺和膀胱肿瘤的切除。其中,切除前列腺时用较粗电极;切除膀胱肿瘤用较细的电切环,操作比较精细。环形电极用于电汽化;针形及刀形电极用于膀胱颈切开,球形电极可用于较大面积出血的凝血。

(三)冷光源

各厂家多生产与自己电切镜相配套的冷光源与纤维导光囊。光源亮度强弱直接关系到手术视野清晰度与器械操作的准确性,必须调到合适的亮度。术中若使用监视摄像系统,应选择专用的高性能光源的氙灯光。卤素光源亮度相对较弱,如无氙灯光源时,也可以使用。

(四)内镜监视摄像系统

近年来由于设备的不断发展,TURP手术已基本使用摄像监视系统和录像系统技术。在监视摄像系统下TURP有两大优点:一是术者采取坐位,在腔镜摄像

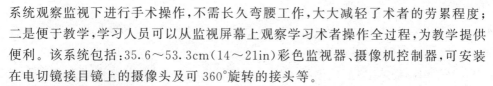

系统观察监视下进行手术操作,不需长久弯腰工作,大大减轻了术者的劳累程度;二是便于教学,学习人员可以从监视屏幕上观察学习术者操作全过程,为教学提供便利。该系统包括:35.6～53.3cm(14～21in)彩色监视器、摄像机控制器,可安装在电切镜接目镜上的摄像头及可360°旋转的接头等。

(五)高频电流发生器

高频电流发生器主要产生两种不同波形的高频电流,分别用于切割组织及电凝出血使用。术前或术中应将切割和电凝电流功率调整合适,一般切割电流功率120～150W即可,电凝电流功率50～70W。高频电流发生器的附属装置包括:可选择电切或电凝的脚踏开关,连接电切镜的电缆线及与患者身体相接触的负极板。

(六)排空器

切割下来的前列腺组织碎块被冲洗液冲入膀胱,待切割完毕后,用排空器反复将冲入膀胱内的组织碎块及血凝块排净,避免术后堵塞导尿管引流。排空器一般有两种:一种为Ellik式排空器;另一种为玻璃抽吸式排空器。

(七)电切辅助器材

1. **组织取出器**　组织取出器又称冲洗器,用于将膀胱内切除组织碎块取出。它主要包括玻璃制Ellik冲洗器、筒状抽吸式冲洗器和塑料制冲洗器等。

2. **膀胱造口套管穿刺针**　膀胱造口套管穿刺针用于耻骨上膀胱穿刺造口之后,低压冲洗时进行TURP。常用的四件套为针芯、套管、半环套管和引流管。引流管用于术中引流,其前端为多孔状,需要保持通畅;半环套管用于术后留置尿管。

3. **尿管**　尿管用于术后压迫止血和冲洗膀胱。常用20～22F三腔大气囊Foley尿管,球囊容量为50～100ml。

(八)冲洗液

经尿道电切术需要大量冲洗液以保持视野清晰,冲洗速度需保持在每分钟600ml以上。冲洗液的要求是等渗、不导电、对人体无害。常用5％甘露醇溶液,因5％甘露醇溶液具有不溶血的优点,并可保持视野清晰,另外还具有一定利尿作用。此外,还可使用5％山梨醇溶液、5％葡萄糖溶液、1.5％甘氨酸溶液等。5％山梨醇溶液的优点与5％甘露醇溶液的相似,缺点是经肝代谢,故肝病患者慎用。5％葡萄糖溶液的缺点是透明度较差、黏性大、吸收后易导致高血糖。1.5％甘氨酸溶液的缺点是可以透过血-脑脊液屏障,易引起高氨血症、高草酸尿等。等离子电切术可采用生理盐水作为冲洗液。

1. **间歇冲洗**　早期电切镜多采用间歇冲洗方式。将冲洗液放置在高于手术台上方80cm的位置。电切过程中没有冲洗液流出道,冲洗液将膀胱充满后冲洗速度减慢,导致视野模糊,此时膀胱内压力可以达到5.9kPa(60cmH$_2$O)以上,需要反复撤出操作手柄和观察镜,放出冲洗液。每次放水间隔的切除时间只有1min。由于反复放水,故使得操作时间长,且膀胱高压容易造成水吸收过多。

2. 连续冲洗

(1)目前,临床上应用的电切镜均为连续冲洗式电切镜,冲洗信道和流出道各自独立,虽不必反复放冲洗液,但由于流出道口径有限,流出速度较慢,而且手术中血块和组织碎块阻塞,造成实际的进水速度比出水速度快,膀胱内处于相对高压状态。

(2)行耻骨上膀胱穿刺造口以引流冲洗液。冲洗液快速排出流出道,出入平衡,使膀胱处于相对空虚状态,膀胱内压为 0.98kPa(10cmH$_2$O)左右。耻骨上造口也存在堵塞的问题,手术中要注意冲洗速度、膀胱是否过度充盈,应经常检查造口管,及时清理血块。在低压状态下,可以连续进行手术。

三、经尿道尿道狭窄切开术专用设备及器械

经尿道尿道狭窄切开术基本设备包括 22F 带管鞘及闭孔器、工作手柄、不同类型手术刀、4mm12°光学视管、导光束。其中,内镜冷刀以 Olympus 尿道切开镜最为常用,因其主轴杆中空,故便于在安全导丝的引导下进行操作,安全性高。其次是经尿道电切镜。另外,还有 25F 外管鞘(持续灌流装置)和 25F 插入管鞘(C 袖套式)两种型号可供选择,使用这两种管鞘可方便安置尿管。

四、经尿道钬激光切除术专用设备及器械

钬激光的研制成功是医用激光技术研究进步的标志之一,除将其应用于碎石外,钬激光尚具有良好的切割和止血功能,故能广泛地应用于临床各科。

钬激光波长为 2100nm,与其他染料激光不同的是,这种波长可被各种成分的结石非选择性地吸收,临床实践证明钬激光可有效地粉碎各种类型尿路结石,包括水草酸钙结石、胱氨酸结石等硬性结石,且产生的结石碎片很小。钬激光对组织的切割深度不超过 0.5mm,因而钬激光具有较高的安全性。目前,市面上钬激光碎石机的功率在 30～120W,钬激光光纤有直径 200μm、350μm、550μm 和 1000μm 等规格,其中,直径为 200μm 的光纤可与输尿管软镜较好地配合使用。在将钬激光运用于碎石的初期多采用能量(0.8～1.2J)和频率(5～15Hz)较低的设备;随着经验的不断积累,较大功率(如 50W 以上)的钬激光碎石也渐应用于临床,这显著提高了碎石的效率,而并发症却无明显增加。因为钬激光可损坏镜体,所以临床操作时光纤的远程应超出镜体至少 0.5mm。

钬激光的能量易被人体组织吸收,能产生切割和消融作用。钬激光对组织的作用不随组织成分的改变而改变,手术效果可靠。钬激光进入组织后在浅层即被吸收,穿透深度仅为 0.4mm,热损伤深度为 0.5～1.0mm,组织的凝固与坏死局限于 3～4mm,同时具有理想的切割、汽化组织和凝固止血效果。

钬激光外科手术系统中配备了一个显示面板或控制面板,它可显示进行钬激

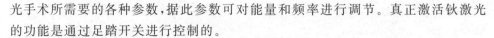

光手术所需要的各种参数,据此参数可对能量和频率进行调节。真正激活钬激光的功能是通过足踏开关进行控制的。

激光的功能与其输出的功率相关。粉碎结石通常要求较低的能量水平,肿瘤的消融或切割要求较高的能量水平,前列腺切除术则要求更高的能量水平。

钬激光的能量是通过石英光纤进行传输的。每个裸光纤的外部都有保护包膜,该包膜只增加微小的外部尺寸。因这种包膜呈光亮的蓝色,故在内镜下清楚可见。光纤既有一次性使用的,也有重复使用的,不同直径的光纤适用于不同的内镜手术。

钬激光外科手术系统配备有一个显示面板或控制面板,该面板能呈现出进行激光手术所需要的各种参数,能量水平和频率可以通过触摸敏感的屏幕进行调节,并可在随时可用状态/准备行动状态模式间选择,控制方式类似。真正激活钬激光的功能是通过足踏开关进行控制的。

激光的功能与其输出的功率相关。前列腺切除术要求更高的能量水平,切除前列腺时激光使用功率为 $80\sim100W$(功率=输出能量×频率)。对前列腺增生症的钬激光腔内治疗使用 $550\mu m$ 的端发射光纤和侧发射光纤。

五、2μm 激光前列腺术专用设备及器械

$2\mu m$ 激光前列腺术专用设备及器械由激光发生器、激光传导纤维和激光专用膀胱镜组成。

1. 激光发生器　市场上目前泌尿外科用 $2\mu m$ 激光主要应用德国 Katlenburg LISA 激光公司生产的 RevoLix™ Thulium/YAG $2\mu m$ 70W 连续波激光系统。RevoLix™ Thulium/YAG $2\mu m$ 70W 连续波激光系统由激光发生器和传导激光的光纤组成。

2. 激光传导纤维　激光传导纤维有多种规格,经常使用的是芯径为 $550\mu m$ 的直射激光光纤。该光纤可多次使用,每次只需要将损耗的光纤头部用特殊的工具修平即可再次使用。因此,每位患者使用的光纤费用较低。

3. 激光专用膀胱镜　激光专用膀胱镜在操作过程中应使用"激光专用操作膀胱镜"(Storz 26F,Wolf 24.5F,Olympus 均可),激光专用操作膀胱镜包括内鞘、外鞘、激光光纤信道、12°镜、可视闭孔器、组织冲洗器。

4. 常见故障排除

(1)激光发生器报误。如果激光发生器开机后系统报误,可能是机器系统内部出现了问题,可以尝试在关机后 10min 再开机。如果依然不能通过机器的自检,就需要请供货商派专业工程师协助检查并进行处理。

(2)随着手术的进行,术者有时会感觉到切割或汽化的效率降低了,这时需要检查光纤前端出光口是否需要修剪(在镜下是否非常红,且光的发散角是否比较

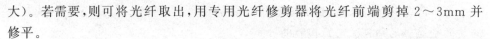

大）。若需要,则可将光纤取出,用专用光纤修剪器将光纤前端剪掉 2～3mm 并修平。

(3)操作镜上光纤信道前端被激光烧毁。这是因为术者在收回光纤至光纤信道口时还在发射激光(足踏还在踩下状态),导致激光发出的能量都作用在光纤信道前端的金属上,使得光纤信道前端被烧毁。如果发生光纤信道前端被烧毁的情况,建议请专业工程师协助修理,或更换新的操作镜。为避免出现此类问题,应确保激光出光时光纤信道前端始终保持在视野内,即留在光纤信道外面。一旦光纤被拉进光纤信道内,必须停止发射激光。

(4)激光不发射。如果激光发生器无系统报误,可能是光纤连接有问题。注意将光纤插头插入激光输出口底部,并将固定螺丝帽拧紧,以保证光纤与激光光源有良好的接触。

六、绿激光前列腺汽化术专用设备及器械

(一)激光发生器和光纤

1. 激光发生器　绿激光的学名是 KTP 激光或倍频激光,是氪氩激光穿过磷化钠钛晶体(KTP 晶体)后产生的,这一过程使激光的频率加倍,波长缩短 50%,约为 532nm。由于在可见光谱中是绿色,故称为绿激光。绿激光的特点是几乎不被水吸收,但易被氧化血红蛋白吸收。目前,主要用于前列腺汽化术。

2. 光纤　光纤是绿激光设备在进行良性前列腺增生症治疗时的传输装置,是消毒过的一次性器材。光纤直径为 $600\mu m$,顶端用一个直径为 1.8mm 的石英帽予以保护。绿激光的光纤为 Lasercope 公司所专有的连接器。该连接器允许激光能够识别传输装置,并激活软件。激光束以 70°的角度从光纤手柄的顶端侧向输出,左右偏斜角度为 15°。侧向输出的激光束作用于液体环境,使得组织凝固或蒸发。光纤可以选择"接触"或"非接触"两种模式,并可旋转 360°,从多个平面进入组织。包装时,每一根光纤都会附带一张光纤卡,为了激活该激光设备,需要将光纤卡插入位于控制面板右方的读卡器内,并且在整个治疗过程中必须保证光纤卡在读卡器内。对于每一根光纤来说,光纤卡都是必备的。

绿激光的光纤是一种精密的外科设备器材,如果使用不当,将会导致严重的后果。

使用光纤时的注意事项如下。

(1)开启指示光时,请仔细检查光纤是否有裂隙或缺损。

(2)在整个治疗过程中都要确保光纤两端同时提起,不可将光纤置于地上或者一端落在地上。保证光纤的连接端清洁干净,不能沾有任何碎屑或液体。

(3)如果光纤顶端没有超过膀胱镜,则不能发射激光。

(4)当发出激光能量时,必须时刻注意激光束的方向。

（5）不要将光纤顶端插入组织内，因为光纤在"接触"模式下的工作时间非常短。

（6）切勿直接用光纤在组织中探测或抽回。

（7）在使用光纤上的控制旋钮调整光纤位置和方向时，不要成锐角弯曲光纤，否则会使光纤折断。

（8）因光纤是由玻璃构成的，并不是普通的机械配件，故不能将光纤置于强大的机械压力下。

（9）一旦通过适当的观察镜看到光纤顶端有断裂，应该用镊子将其夹出，然后再用冲洗液将该区域残留的光纤碎屑及其他物质冲洗干净。

（10）有很小一部分激光从光纤的另一端发出，即背离主光束的方向。这部分反方向光束足以使得组织凝固或汽化。光纤的背面不能靠近敏感的组织，如精阜等。膀胱镜的喙状突能够阻止背面发出的光束损伤到这些敏感的组织。

（二）膀胱镜

在进行绿激光前列腺汽化术时，需要使用直径为 22～23F 的连续冲洗膀胱镜。直径过小的膀胱镜不能为手术提供有效的冲洗和抽吸。绿激光前列腺汽化术所用到的膀胱镜需要具备以下几个特征。

1. 大型的冲洗信道　为了保证能适当冲洗尿道，建议使用足够大的连续冲洗膀胱镜。但是，这个信道也不能过大，否则会影响到光纤在镜鞘中的移动。当使用"接触"模式时，光纤背离组织的那一面不易被观察到，需要特别保护光纤。为了使冲洗液从膀胱中顺利地排出，在膀胱镜的另一端连接一个抽水泵是非常有必要的。

2. 较长的喙状突　膀胱镜上的长鞘喙状突会阻挡对侧的前列腺组织，有助于进行无障碍的膀胱冲洗。

3. 膀胱镜末梢顶端无反射　膀胱镜末梢顶端的内表面应该是无反射表面，能够阻挡激光束的反射。

当膀胱镜连接好光纤后，应确保光纤超过膀胱镜顶端一段距离，以至于可以避免组织表面反射过来的激光束和从膀胱镜表面漫反射过来的激光束损伤膀胱镜的顶端镜片。建议光纤顶端超过膀胱镜末端 1～2cm。这个距离可以通过观察光纤帽上的蓝色线条（在镜片和光纤顶端之间）来判断。发射激光前，必须确保通过膀胱镜可以清楚地看到红色指示光和光纤顶端，并且将指示光准确地指向靶组织。光纤顶端应该超过膀胱镜末端，以至于在手术过程中始终能够通过膀胱镜看到光纤帽上蓝色的标记线。

（三）膀胱镜视角

在进行绿激光手术时，需要使用 30° 的膀胱镜。这是因为在这个视角下便于观察和操作一些脆弱的组织区域，比如膀胱三角区、膀胱底、输尿管管口等。为了更安全地进行绿激光手术，保持膀胱颈区域良好的可视性是十分重要的。30° 的膀胱镜充分暴露了膀胱颈,这是绿激光汽化的最佳路径。需要注意的是,不要将光纤插得过深,以免无意中损伤膀胱三角区或膀胱底,从而导致一些不必要的不良反应。当汽化膀胱颈时,必须牢记激光束是轻微前倾发射的(成 70°)。30°的膀胱镜视角便于医生控制绿激光,能将绿激光刚好照射在膀胱颈上。<30°的膀胱镜视角就不能有效地进行膀胱颈的激光汽化。

(四)眼镜

为了阻挡绿激光对眼球的刺激,专门设计了供手术室医护人员和患者配戴的防护眼镜。在进行绿激光操作时,必须使用专用的、光学密度(OD)为 5,过滤波长为 532nm 的眼镜或眼罩。对于每个激光系统,Lasercope 公司都会提供合适的防护眼镜。

(五)摄像头的滤光片

当摄像头与膀胱镜连接在一起时,专用滤光片的作用是保护可视摄像头,避免激光照射。滤光片位于膀胱镜目镜与摄像头之间,以过滤高强度的激光。在对手术区域进行汽化时,滤光片会选择性地吸收特定波长的激光。每台绿激光都会配备一套滤光片。

(六)绿激光临床治疗物品清单

1. 无菌用品 无菌用品包括激光专用膀胱镜(外鞘、内鞘、可视的闭孔器、30°观察镜、橡皮头)、监视器、光纤、生理盐水冲洗液、"Y"形冲洗管、吸引管、膀胱镜检包、无菌纱布、无菌手术衣、无菌手套、无菌弯盘、备选项(如滴定管、导尿管、尿袋、润滑油等)。

2. 其他用品 其他用品包括 GreenLight PVTM 外科激光系统、GreenLight ADDStat™ 光纤卡(光纤包裹里提供)、6 副激光防护眼镜(OD＝5.532nm,80W)、治疗室门上粘贴的激光警告标志、所有窗户覆盖不透明的激光安全防护物、光源、视频记录装置(VCR,CD-RW,DVD-RW)、冲洗回收瓶、光学冲洗/抽吸泵。

七、经尿道电切治疗设备保养及维护

经尿道电切治疗设备是现代电子、光学、机械融为一体的高科技精密设备,在设备的养护上不同于常规手术设备,尤其是进口设备,价格昂贵、维护难度大、修理费用高。所以加强日常保护,减少故障及损坏的发生显得非常重要。

(一)经尿道电切设备的日常保养

电切镜设备为贵重精密仪器,需指派专人使用和保养。操作人员要有较强的责任心,严格按照操作规程操作,并经专门的技术培训,要熟练掌握仪器的常规操作,了解基本性能,还要学会日常维护及保养。

1. 电切镜设备在投入临床使用前要请有关专家或仪器专业人员进行专题讲座,了解基本性能,熟悉其特点、原理、操作步骤、使用方法及保养要求。

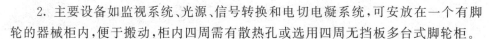

2. 主要设备如监视系统、光源、信号转换和电切电凝系统,可安放在一个有脚轮的器械柜内,便于搬动,柜内四周需有散热孔或选用四周无挡板多台式脚轮柜。

3. 保持仪器的清洁,仪器不用时应用防尘罩遮起来。

4. 监视器、录像设备、信号转换器、电切电凝发生器等均应手术完成后擦净仪器的尘垢,妥善保存,防止损坏。

5. 在使用过程中,如果仪器发生故障,不能任意拆开仪器,应请专业人员维护并调试。

(二)器械的清洗、消毒和保养

1. 器械的清洗 腔镜手术器械属于光学高科技精密器械,在清洗上不同于一般手术器械。最理想的做法是专人负责器械的清洗、维护与保管。

(1)每例手术完毕,经中性肥皂水及流动水冲洗,再用软布擦干,如多例连台手术,可将器械放入消毒液盒内浸泡,为下一台手术做准备。

(2)注意保护腔镜内镜及目镜,可用脱脂棉球顺时针方向擦拭,不要用粗糙的布巾擦拭,以免损伤镜面。

(3)手术后拆卸镜鞘、操作把手,拧下阀门上的螺旋帽,在流水下反复冲洗,用通条刷反复通刷,防止血痂阻塞。冲洗干净后,用绵针将内腔擦干,关节阀门处上油。

(4)摄像头、冷光源、电极及电切电凝足踏板电线、电源线擦干晾干,电线避免折叠。

2. 器械的消毒

(1)溶液浸泡灭菌:电切器械以溶液浸泡灭菌为主。此种消毒方法时间短、效果好,对器械的损害比其他消毒方法小,目前对精密仪器消毒最为理想。常浸泡消毒的手术器械有:镜鞘、闭孔器、操作把手、电切电极、排空器等。对观察镜的消毒一般不宜浸泡,常用化学消毒剂有:聚维酮碘或戊二醛、甲醛等。

(2)气体熏蒸灭菌:它是利用一种化学制剂在气体或蒸发状态下杀死细菌的方法,适用于不能耐高热和浸泡的器械。它对包括镜子在内的所有器械损害最小,为最佳的消毒方法。消毒24h,一般不低于6~12h。

(3)等离子低温消毒:是目前腔镜最常用的消毒方式。快捷,对器械无损伤,价格贵。

(三)器械的保养

设立专人保养经尿道电切器械,制定器械的保养制度。

1. 任何器械在任何情况下不得互相碰撞,更加不能投掷,保持轴节灵活,尖端合拢良好。

2. 术中要爱护器械,使用得当。用后认真冲刷洗,擦干净后上油,以防受潮生锈,用后放回器械柜内。

3. 要经常检查器械锁卡、螺帽、关节的活动情况,并涂上硅油,不经常使用的器械每周至少保养 1 次,以防生锈。

4. 转换器上的橡皮帽及密封圈在清洗器械时应注意不要遗失,以免造成手术中漏水而影响手术操作。

5. 浸泡消毒时,必须了解消毒剂性能,禁止使用对器械腐蚀性强的溶液作为消毒灭菌剂。

6. 除常规开放器械外,一般不做高压蒸汽消毒。

7. 所有器械在使用、清洁、保养过程中,关节不要硬扳,尖端不能碰及硬物。

8. 摄像头、冷光源光缆、电凝线术后需用柔软的布巾擦干。有时不可折叠及过度弯曲,应无角度盘旋。镜子、镜面避免摩擦、碰撞,清洗干净并擦干后套上保护帽。

9. 每次清洁、保养时,随时旋紧松动的螺丝,检查有无缺失及操作零配件,并检查机器的性能,发现问题及时登记、报修。

10. 建立精密仪器卡,一式两份,一份存留器械科,一份附于仪器上,每次使用完毕后,由责任人及时登记使用情况。

(四)经尿道电切设备对工作环境的要求

1. 通风条件要好,温度、湿度要控制在规定范围内,仪器环境温度应控制在 20～30℃,相对湿度控制在 70％左右,尽量避免灰尘、各种震动及酸、碱、蒸汽对仪器的影响。

2. 供电电压要稳定。

3. 避免强光直射。

4. 避免强电和强磁场的干扰,因此,仪器之间必须有一定的距离,避免相互干扰,各种仪器应专用插座,以防短路损坏。

第二节 前列腺手术

一、前列腺的解剖

(一)前列腺的形态、毗邻与结构

前列腺是外形似倒锥体形的实质性器官,正常大小为左右径(宽)约 3.5cm,上下径(长)和前后径(高)约 2.5cm,内有尿道穿行。

前列腺上端宽大,称前列腺底,向上邻接膀胱颈,并与精囊腺及输精管壶腹相接,向下逐渐变窄形成下端的前列腺尖部,其下方与尿生殖膈上筋膜相接,并与尿道相移行。尖部与底部之间为前列腺体部。射精管从前列腺底部后方邻近膀胱处穿入后斜行开口于精阜中央的前列腺两侧。

　　前列腺的表面包绕由疏松结缔组织和平滑肌构成的被膜,称为固有囊,在前列腺固有囊的外面还包着盆内筋膜脏层,称前列腺囊或通常所指的前列腺包膜。前列腺囊和固有囊之间有丰富的前列腺静脉丛。肛提肌的前部肌束由耻骨向后附于前列腺囊的两侧,称前列腺提肌。它与耻骨前列腺韧带、直肠膀胱筋膜、尿生殖膈上筋膜等对前列腺起着重要的固定作用。

(二)前列腺的血供

　　1. 前列腺的动脉供应主要来自膀胱下动脉,形成前列腺两大血管组,即前列腺尿道组和前列腺包膜组。

　　(1)尿道组血管:于膀胱前列腺结合部后外侧(常在 5 点钟和 7 点钟位置)进入前列腺,主要供应膀胱颈和前列腺的尿道周围腺体。

　　(2)包膜组血管:于盆侧筋膜内沿盆壁下行,经过前列腺的后侧壁并发出分支至前列腺的腹侧和背侧,主要供应前列腺的外周部分。前列腺包膜组血管被神经网广泛包裹,称为神经血管束,可作为识别由盆腔神经丛发出的至阴茎海绵体分支的标志。

　　2. 前列腺静脉汇入前列腺静脉丛,与盆腔内其他静脉有广泛的交通。

(三)前列腺的淋巴回流

　　前列腺淋巴管起自前列腺实质和囊内的毛细淋巴管网,相互吻合成淋巴管丛,主要注入髂内淋巴结,有时也汇入髂外淋巴结、骶岬淋巴结或骶淋巴结。位于闭孔神经周围有一淋巴链,即所谓的闭孔神经淋巴结,一般认为此组淋巴结为前列腺癌淋巴转移的第一站。

(四)前列腺的神经支配

　　支配前列腺的神经主要来自经前列腺神经丛的自主神经即副交感神经(胆碱能)和交感神经(去甲肾上腺素能),以及盆腔神经丛。

二、经尿道前列腺切除术

　　经尿道前列腺切除术(TURP)是治疗前列腺增生症的最主要方法。近年来,随着技术的进步,在 TURP 的基础上发明了很多新的微创治疗方式,如等离子切除术、前列腺电汽化术以及激光切除手术等。但是综合来看,目前 TURP 仍然是前列腺手术治疗的"金标准"。

(一)适应证与禁忌证

　　1. 手术适应证

　　(1)由于良性前列腺增生膀胱出口梗阻引起的反复发作的泌尿系感染。

　　(2)反复发生尿潴留。

　　(3)膀胱结石。

　　(4)由于膀胱出口梗阻引起的反复发作的血尿。

(5)由前列腺增生引起的肾积水,肾功能不全。

(6)虽然没有上述情况,但膀胱出口梗阻症状严重,前列腺增生药物治疗效果不好,患者有手术要求,也可以考虑手术治疗。

2. **手术禁忌证** TURP 属于择期手术,禁忌证往往是相对的。经过充分准备,在合适的条件下仍然可以进行手术。有以下情况者不宜进行 TURP 手术。

(1)严重的心脏疾病:近期内有急性心肌梗死,未经控制的心力衰竭,严重的心律失常患者。

(2)严重的脑血管病变:近期内有脑血栓或脑出血史的患者。

(3)严重的肺部疾病:严重的支气管哮喘、肺气肿,近期内有肺部感染未治愈,肺功能明显减退不宜手术的患者。

(4)严重的肝肾功能异常。

(5)全身出血性疾病或凝血功能异常:平时服用抗凝药物患者,术前应至少停用 1 周。

(6)有精神疾病,不能配合治疗患者。

(7)泌尿生殖系感染,未经治疗患者。

(8)严重的尿道狭窄,经尿道扩张电切镜鞘仍不能通过狭窄的患者。

(9)髋关节病变,不能采取截石位患者。

(二)术前准备

1. 有尿路感染、膀胱结石及留置尿管患者,应常规行尿培养,并给予抗感染治疗。

2. 术前行下腹部、耻骨上及会阴部备皮。

3. 术前备血 200～400ml。如前列腺较大,估计可能出血较多,可酌情增加备血量。

4. 一般术前不需灌肠,术前 1 日服缓泻药即可。

5. 术前谈话。TURP 手术的患者一般年龄偏大,有发生心脑肺血管意外的风险,而 TURP 为择期手术,又属于微创手术,患者及家属通常会认为是"小手术",因此一旦发生意外,患者及家属常不能理解,所以术前谈话极为重要。术前要向患者及家属详细交代围术期的各种可能发生的并发症,有些还可能很严重。另外,TURP 手术主要解除患者的梗阻症状,有些症状特别是尿路刺激症状,术后可能不能完全缓解。这些都要向患者及家属交代,以免术后症状缓解达不到患者的预期,患者不能理解。

6. 如患者有高血压病史,平时常规服用降压药,手术当日晨应嘱患者按平日剂量正常服用降压药,以免手术时由于情绪紧张等因素,造成血压骤然升高。

7. 如患者为接台手术,应于等待手术时给予输液,补充水分及葡萄糖,以免由于禁食、禁水造成患者脱水或虚脱。

(三)手术步骤

1. 麻醉与体位

(1)麻醉:一般采用蛛网膜下隙麻醉(腰麻)或连续硬膜外麻醉。目前临床多采用这两种方式联合麻醉。优点是起效快、维持时间长、控制血压效果好,还可以留置术后镇痛泵。如果患者腰椎有病变,不适合以上两种麻醉,也可以采用全身麻醉方式。

(2)体位:采用截石位。

2. 手术方法

(1)消毒铺单:用 2.5% 聚维酮碘消毒,消毒范围为上至脐部,下至双侧大腿近侧 1/3,包括阴茎、阴囊及会阴部,最后消毒肛门周围。铺无菌单。为减少术后尿道感染,可用注射器将 0.1%～0.2% 聚维酮碘 20～40ml 注入尿道。

(2)置入电切镜:将带有闭孔器的电切镜鞘涂满足够的润滑剂,经尿道外口插入,缓缓推进。如前列腺中叶增生明显,膀胱颈后唇抬高,进入膀胱前需下压镜鞘尾部,使电切镜鞘自然滑入膀胱。切不可粗暴用力,以免造成尿道假道,穿孔,甚至穿破直肠。少数患者尿道外口略窄,可将尿道外口腹侧剪开少许,即可进入。也有患者尿道狭窄,用金属尿道扩张器扩张至 F26,一般可置入电切镜。如电切镜鞘确实不好进入,可连接好电切镜,直视下沿尿道缓慢进入。

(3)检查膀胱与后尿道:首先检查膀胱。注意膀胱有无小梁、憩室、有无结石、双侧输尿管口位置、前列腺突入膀胱情况。要特别注意有无膀胱肿瘤。将电切镜慢慢后撤,观察前列腺增生情况,如中叶及两侧叶增生形态及增生程度等。观察精阜、前列腺尖部超过精阜的距离。继续后撤电切镜至尿道球部,可以观察外括约肌。此时将电切镜向前轻轻推一下,刺激尿道,可见到外括约肌收缩。

(4)耻骨上膀胱造口:如前列腺较大,考虑做低压冲洗,则需要耻骨上膀胱造口。使膀胱过度充盈后,于耻骨联合上缘一横指处切开一约 0.8cm 的小切口,将穿刺套管针穿刺入膀胱,将针芯拔出,如尿液喷出,将金属引流管置入套管内,连接吸引器管,膀胱持续引流。

(5)手术具体步骤:一般从膀胱颈部腺体开始切割。至于最先切割的位置,每个术者经验不同,但多数从膀胱颈 6 点钟处或 12 点钟处开始切割。

①切除中叶,做出标志沟:如前列腺中叶增生明显,一般主张先切除中叶,因为增生的中叶可阻碍冲洗液及切除的组织块进入膀胱。切除时,将电切环伸出,置于中叶顶端后缘,注意避开输尿管口。先将中叶突入膀胱部分切除,使尿道与膀胱颈齐平即可。逐渐向远程切除,直至精阜。要注意保留精阜,如过早将精阜切除,则失去前列腺尖部的解剖标志,容易损伤外括约肌。如中叶增生不明显,则从膀胱颈 5～7 点钟处开始切割,一直切至精阜,并略向两侧叶扩展,做出一较宽的标志沟。切割标志沟时,为避免切除过深,损伤直肠,可不必要求切至包膜。剩余的腺体,可

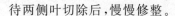

待两侧叶切除后,慢慢修整。

②切除两侧叶及腹侧组织:做出标志沟后,即可切除两侧叶组织。一般先从一侧叶开始切割。沿做出的标志沟,从膀胱颈开始,向远程切割,切至精阜水平。如前列腺较小,可每次都切至包膜,顺序向上延伸,直至腹侧。如前列腺较大,腺体组织较厚,往往会有邻近组织的下垂,遮挡视野。此时不要求每次都切至包膜,可先将下垂的组织切除,逐层深入,直至切至包膜。切除完一侧叶后,应仔细止血后再切除另一侧叶,以免创面一直渗血,致失血过多。切除腹侧组织时,注意不要切除过深。因为腹侧组织通常并不太厚,11~1点钟部深层有丰富的静脉窦,切穿后可发生难以电凝的出血。切除两侧叶及腹侧组织时,电切镜要经常退至精阜,可以观察到哪些部位组织仍有残留。由于前列腺被膜为椭圆形,因此切除时要略带弧度,做到膀胱颈和尖部少切除,中间多切除。

③切除前列腺尖部:前列腺尖部残余腺体的切除非常重要,如尖部残留组织过多,可能会影响 TURP 手术后的效果。切除尖部时,要薄层切割,并做入刀略深、出刀很浅的楔形切割。切忌行大块切除,这样极易致包膜穿孔或外括约肌损伤。将前列腺尖部完整切除一圈,直至膜部尿道呈圆形或椭圆形张开,通常即可获得满意的疗效。

3. 注意事项

(1)用生理盐水持续对膀胱进行冲洗,一般冲洗不超过 24h。耻骨上膀胱造口管可于术后 1d 拔出,导尿管于术后 3d 左右拔出。

(2)保持冲洗通畅,及时清理堵塞导尿管的血块。

(3)监测生命体征,时刻注意失血过多与电切综合征的发生,若发生应及时处理。

(4)防止膀胱痉挛。在处理前一定要与导尿管堵塞或出血相鉴别。用硬膜外镇痛泵治疗有效,也可以给予托特罗定口服或吲哚美辛栓塞肛门。

(5)防止下肢深静脉血栓的形成和肺栓塞。预防方法为鼓励患者穿弹力袜、早期活动下肢、按摩下肢及早期下地活动。

(6)保持大便通畅。

(四)并发症及处理

1. 术中并发症及处理

(1)出血及处理:在有术前感染或尿潴留患者,由于前列腺腺体充血,因此,在 TURP 中动脉出血更常见。有文献报道术前应用抗雄激素治疗(非那雄胺或氟他胺)能够减少出血。静脉出血通常发生于包膜穿孔,静脉窦开放。通常情况下,术中总的出血量与前列腺体积和切除重量成正相关。

在切除过程中,动脉出血点通常有以下几种情况:动脉出血点在电切镜下直视可见;出血点被血凝块覆盖或被未切除组织遮挡;出血接近前列腺尖部(12 点钟位

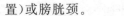

置)或膀胱颈。

　　发生后处理:对于较大的动脉喷血,先以电切镜压迫出血点,随后后撤电切镜,找到既能观察到出血血管残端,又能避开动脉血流遮挡视野的最佳角度。随后伸出电切环,以出血动脉残端为中心,电切环轻微伸缩,来回电凝,出血很快就能止住。对于被血凝块覆盖或被未切除组织遮挡的动脉出血,将血凝块清除或将遮挡组织切除后,在直视下止血。在临近手术结束时,减小冲洗水流,以观察微小动脉出血。在此时期,一定不要忽视膀胱颈和前列腺尖部的出血点,特别是膀胱颈位于膀胱一面的出血,有时从尿道方向不易观察到。

　　静脉出血在切除时不能直接观察到,但可以观察到冲洗液呈暗红色。静脉窦也可以电凝,但一定要小心周围的包膜穿孔,避免使穿孔扩大。

　　(2)TUR综合征:TUR综合征一般表现为意识模糊,恶心、呕吐、高血压、心率减慢和视觉障碍。在脊柱麻醉下,早期表现为躁动,意识障碍或颤抖。主要是由于TURP术中早期包膜穿孔,静脉和静脉窦开放,低张的冲洗液过多地进入血循环,引起的稀释性低钠血症(血清钠$<125mmol/L$)所致。另外,冲洗液压力过高(超过$60cmH_2O$),手术时间过长(超过90min)或低渗冲洗液也可能导致不同程度的TUR综合征。如果不予处理,TUR综合征可引起严重的后果,如脑水肿和肺水肿。术中怀疑TUR综合征,应急查血清钠。国外有报道,采用在冲洗液中添加乙醇,从患者呼出气中检测乙醇含量来早期确诊有无冲洗液吸收,但应用较少。近年来,由于手术技术的进步,TUR综合征发生率明显降低,从早期的3%下降为不到1%。

　　发生后处理:静脉给予利尿药如呋塞米,加速水分排出,恢复正常血容量。给予高张钠,如3%~5%的氯化钠250~500ml,静脉缓慢滴注,同时监测电解质,调整剂量。如出现充血性心力衰竭,可给予强心药物。脑水肿可行脱水治疗,并静脉给予地塞米松。

　　(3)尿道损伤

　　①发生原因:a.客观原因。尿道轻度狭窄导致在插入镜鞘过程中有阻力,前列腺增大导致后尿道变形、膀胱颈后唇抬高。b.主观原因。初学者操作不熟练,对尿道生理弯曲不了解,插管遇到阻力时强行使用暴力。

　　②预防方法:插入镜鞘时,应顺着尿道的生理弯曲轻柔进镜,遇到阻力时,可插入观察镜,在直视观察镜下观察:如果存在轻度尿道狭窄,可以尝试用镜鞘轻柔转动进行扩张;如果不能利用镜鞘进行扩张,则换用尿道探子扩张至24F以上,在直视观察镜下进镜。

　　③处理方法:a.当尿道球部发生穿孔时,如果能及时发现,可继续行TURP,术后应留置导尿管至少1周;b.当发现前列腺假道时,在直视膀胱镜下找到正常尿道后插入膀胱,可以继续进行TURP;c.当前列腺包膜被穿破时,如果出血明显,应

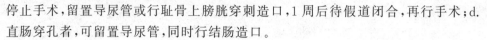

停止手术,留置导尿管或行耻骨上膀胱穿刺造口,1周后待假道闭合,再行手术;d.直肠穿孔者,可留置导尿管,同时行结肠造口。

(4)尿外渗

①TURP术中发生尿外渗常发生于前列腺包膜损伤或膀胱颈切开过深,冲洗液大量渗出,积聚于膀胱及前列腺周围,严重者可沿腹膜后向上蔓延。主要症状为腹胀(麻醉下患者自我感觉可不明显),严重者可有呼吸困难。查体可发现腹部膨隆,质硬,即使排空尿液也无明显改善。

②预防方法:切除前列腺组织近包膜时,小心谨慎,尽量减少包膜穿孔机会。一旦发生包膜穿孔,应尽快结束手术。

③处理方法:静脉给予利尿药,如呋塞米20～40mg。轻度外渗可不予处理,一般能自行吸收。如外渗严重,应于耻骨上放置引流管。

2. 术后并发症及处理

(1)术后出血

①术后出血主要表现为手术刚结束时,冲洗液比较清亮,随后出现冲洗液发红,有明显出血迹象,往往发生于术后数小时之内。出血可分为动脉性和静脉性。动脉性出血往往呈现为冲洗液颜色有节律性间断改变,从清亮到鲜红;而静脉性出血往往呈现为冲洗液持续暗红色。术后出血的原因通常为止血不彻底,在手术结束前没有仔细止血。也有可能为手术后较大的动脉或静脉表面的电凝焦痂脱落,造成再次出血。

②预防:手术结束前一定要仔细止血,尽量找到每一个出血点予以电凝。尤其是膀胱颈部,是出血的主要来源,应将整个膀胱颈仔细电凝一圈。膀胱内冲洗液达到完全或近乎完全清亮才可结束手术。留置尿管应采用大气囊尿管,万一出血后可牵张气囊,压迫膀胱颈止血。

③处理:监测血压、脉搏等生命体征。急查血常规,了解血红蛋白情况,必要时反复急查。给予胶体液静脉输注,输液速度加快。急配血,如血红蛋白明显下降,可输血。先不急于进手术室再次止血。加快冲洗速度,防止血块形成。将气囊打大(根据切除前列腺克数,气囊充水至40～60ml),轻轻牵拉气囊,使气囊压迫膀胱颈,观察数分钟。如出血明显减轻或停止,可将尿管末端维持一定张力用胶布固定于患者大腿处。继续密切观察。如经以上处理,出血仍持续,或血红蛋白进行性下降,甚至出现脉搏增快、血压下降等情况,则尽快再次回到手术室止血。

(2)术后膀胱血块

①术后膀胱血块均继发于术后出血。膀胱内血块较少时,主要表现为冲洗液清亮或微红,但尿管间断堵塞。经注射器抽吸后,可吸出小血块,尿管恢复通畅。膀胱内血块较多时,堵塞尿管,冲洗液只进不出,患者明显感觉膀胱区胀痛难忍,如有膀胱造口可能会合并尿外渗。查体可明显发现下腹部膀胱膨隆,压迫时患者有

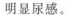

明显尿感。

②预防:应根据冲洗液的颜色适当加快冲洗速度,防止血块形成。

③处理:膀胱内小血块,间断堵塞尿管,通常用注射器抽吸,能将小血块抽出,尿管恢复通畅。如抽吸不顺畅,尤其是血块堵塞口径较细的尿管时,更换尿管也是处理方法之一。当膀胱内存在较多血块,用注射器从尿管抽吸则不起作用。这时,可采用膀胱拔血器。拔血器类似于较粗的尿道探子,中空,近头端有一方形开口。有一类似于膀胱镜闭孔器的活塞,插入拔血器内。将拔血器从尿道置入膀胱,操作者一手握持拔血器尾端,固定,另一手将活塞猛然抽出,利用负压吸引原理将膀胱内血块抽出。如膀胱内血块较多时,应反复抽取。当膀胱内剩余血块较少时,可通过拔血器尾端向膀胱内注入数十毫升生理盐水,继续抽取直至膀胱内血块完全抽净。再重新留置尿管,持续冲洗。此时往往已无活动性出血,继续观察即可。

(3)术后感染

①术后感染的风险因素包括术前菌尿、手术操作时间长(超过70min)、术前住院超过2d(院内感染)、术前反复留置尿管。

②预防:对于术前尿常规异常,合并膀胱结石或留置尿管患者,应行尿细菌培养,常规应用抗生素3~5d。TURP术前30min静脉输注青霉素类或一代头孢菌素,或二代头孢菌素,或氟喹诺酮类抗菌药物,当对以上药物过敏时可换用氨基糖苷类药物,术后继续应用,总用药时间不超过72h。

③发生后处理:根据尿培养结果,换用敏感抗生素。要注意有无急性附睾炎的发生,如有,应尽快拔除尿管。

(4)术后尿潴留

①TURP术后尿潴留的发生率为3%~9%,主要表现为拔除尿管后患者不能排尿或仅能排出少量尿,膀胱内大量尿液积存。原因主要为逼尿肌功能障碍,也有可能为后尿道炎症、水肿导致,由于前列腺切除不够而造成尿潴留的可能性很低。

②发生术后尿潴留,可再次留置尿管,患者可带尿管出院。一般情况下,2周后拔除尿管,患者基本可以自行排尿。如仍不能排尿,应考虑行尿动力学检查,除外逼尿肌功能障碍。如逼尿肌功能良好,则尿道镜检查。如发现切除腺体不够,或残余腺体形成活瓣堵塞尿道,就需要择期再次TURP手术。

(5)尿失禁

①拔除尿管后早期尿失禁发生率较高,超过30%~40%,主要为急迫性尿失禁,原因为创面未愈合和手术相关的泌尿系感染所造成的刺激症状,也可能由于长期膀胱出口梗阻导致的逼尿肌不稳定。如果尿失禁症状超过6个月,则需要比较全面地评估,包括尿道造影,膀胱尿道镜检查和尿动力学检查。导致长期尿失禁的原因包括外括约肌肌力弱(30%)、逼尿肌不稳定(20%)、混合性尿失禁(30%)、腺体残留(5%)、膀胱颈挛缩(5%)和尿道狭窄(5%)。

②发生后处理:对于早期急迫性尿失禁,可给予选择性抗胆碱能药物如托特罗定等,也可应用非甾体抗炎药物。大部分患者症状在 2～4 周内明显缓解。对于尿失禁症状超过 6 个月的患者,根据内镜和尿动力学检查结果,可采用盆底肌肉训练、生物反馈等保守治疗,大部分患者能够缓解症状。

(6)尿道狭窄

①TURP 术后尿道狭窄主要发生在尿道外口和球部。尿道外口狭窄的发生主要因为电切镜鞘外径与尿道外口口径相差太大,导致尿道外口损伤。球部尿道狭窄主要因为起绝缘作用的润滑剂不够,导致电切时电流泄漏所致。

②预防:采用与患者尿道相适合的电切镜。润滑剂应注入尿道和涂抹整个电切镜外鞘。如切除时间长,应再次应用润滑剂。

③发生后处理:对于国人来说,应用外鞘为 F24 的电切镜是比较合适的。F26 外鞘的电切镜对某些患者来说过粗,可能损伤尿道,增加尿道狭窄的发生率。TURP 术后尿道狭窄的一般表现为,刚拔除尿管时排尿良好,在数周或数月内发生进行性排尿困难。通过尿道镜检查可以明确诊断尿道狭窄。如狭窄不严重,可试行尿道扩张治疗。对于较严重的尿道狭窄,可采用尿道内切开手术治疗。

(7)膀胱颈狭窄

①TURP 术后膀胱颈狭窄通常继发于小前列腺(<30g)患者。

②对于小前列腺患者,手术要谨慎,手术指征要严格,最好有尿动力学检查明确膀胱出口梗阻再行手术治疗。术中最后行膀胱颈切开可减少膀胱颈狭窄的发生。另外,对于非小前列腺患者,手术当中膀胱颈尽量不要切除过多,否则易造成膀胱和前列腺分离,增加膀胱颈狭窄的机会。对于膀胱颈狭窄的处理,采用膀胱颈内切开或激光切开,手术效果良好,但有出血和再次狭窄的可能。

(8)性功能障碍:性功能障碍包括逆向射精、不射精或性欲减退等。

由于 TURP 术后内括约肌功能丧失,大部分患者出现逆向射精。术后性欲低下的原因可能与手术造成的精神创伤有关,也可能与术中电流损伤了前列腺尖部两侧的血管神经束有关。故术前应向患者交代清楚。

(9)附睾炎:附睾炎是术后发热的原因之一,发现附睾炎后应积极进行抗感染治疗。

(10)下肢深静脉血栓形成与肺栓塞

①发生原因:老年人血液黏稠度高、腰麻后下肢血管扩张、截石位下肢受压、术后卧床等均可引起下肢深静脉血栓形成与肺栓塞。

②临床表现:下肢深静脉血栓常无临床表现,部分患者可有下肢痛、不对称水肿,且在站立及行走时症状加重。血栓脱落可造成肺栓塞,可在患者术后大便中或刚下地活动时发生,表现为突发呼吸急促、端坐呼吸、胸痛、咳粉红色泡沫痰、血氧饱和度下降等,严重者来不及抢救。彩色多普勒超声可以明确有无下肢深静脉血

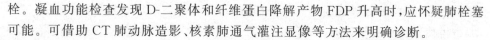

栓。凝血功能检查发现 D-二聚体和纤维蛋白降解产物 FDP 升高时,应怀疑肺栓塞可能。可借助 CT 肺动脉造影、核素肺通气灌注显像等方法来明确诊断。

③预防:术中、术后穿弹力袜;取截石位时托架不卡于腘窝,而将小腿托平即可;术后可采取下肢按摩护理措施,以鼓励患者能早期进行下肢活动、早期下地进行锻炼。避免使用止血药物。

④处理:如果发生肺动脉栓塞,应给予面罩吸氧、强心、利尿、扩张血管等治疗,如果保守治疗,使血氧饱和度能维持在 0.90 以上,则不必要进行溶栓治疗,但应给予抗凝药物,早期应用低分子量肝素,后期应用华法林,抗凝治疗维持在 3～6 个月。如果生命体征不稳定,应进行静脉溶栓治疗。

三、经尿道等离子体前列腺切除术

经尿道等离子体前列腺切除术与 TURR 的操作方法相似,具有切割精确、周围组织热穿透较浅、凝固层均匀、不产生炭化和止血效果好等特点。经尿道等离子体前列腺切除术可采用英国 Gyrus 公司等离子体电汽化仪。等离子体电汽化仪包括 27F 镜鞘、常规电视监控设施、光源、灌洗设备、双极等离子电刀、近半圆形切割祥。行腰麻或硬膜外麻醉,患者取结石位。用生理盐水连续灌洗,压力为 5.9～7.8kPa($60～80cmH_2O$),双极电切电压功率为 160W,电凝参数为 80W。

(一)适应证与禁忌证

1. 适应证 同 TURP 手术适应证,但手术适应范围远大于 TURP,后者一般适用于<60g 的腺体。由于前列腺等离子电切术(plasmakenitic vaporize of prostate,PKVP)独特的双极设计,无需负极板,可避免电流通过人体对心电活动的影响,因此,对安装有心脏起搏器的患者比较安全。

2. 禁忌证 严重的心肺疾病无法耐受手术麻醉,尿道狭窄,急性泌尿系感染,全身出血性疾病,严重未控制的糖尿病,精神不正常不能配合治疗等。

(二)术前准备

良性前列腺增生患者一般年龄较大,经尿道前列腺切除后的死亡原因最多见于心血管方面的并发症。肾功能不全的患者,手术风险也较高。手术前应详细检查了解心、肺和肾的状况,包括血尿常规检查、血生化检查、出凝血时间、胸片和心电图、泌尿系 B 超。测定膀胱残余尿,必要时做尿流动力学检查、了解膀胱逼尿肌功能和膀胱出口梗阻程度。血 PSA 水平结合直肠指诊和 B 超检查,初步排除前列腺癌。B 超结合直肠指检估计前列腺体积。若血肌酐水平高提示肾功能有一定程度损害,则需留置导尿管持续引流膀胱,等待肾功能改善并稳定之后再择期手术。

(三)手术步骤

1. 麻醉与体位 一般采用腰麻或硬膜外麻醉,也可采用骶麻,个别因麻醉失败或特殊原因可施行气管内全麻。采用截石位,有时为防止双腿阻碍窥镜左右摆动,也可使双腿略高于普通截石位。

2. 手术方法

(1)常规三分区法(膀胱颈区、前列腺中区和尖部)

①先于6点钟处切取纵行标志沟,可采用先定起点或先定止点切除法。

②于12点钟处顺时针沿膀胱颈部切取前列腺增生组织,显露内括约肌。对于主要以中叶增生者可先切取中叶增生组织,再从12点钟处开始上述切除。

③切除前列腺包膜内中部组织。一般从1点处顺时针,再从11点钟处逆时针切除,再切除12点钟处腹侧组织。

④修整前列腺尖部组织,可采用推切的方法。这一步很重要,应小心操作,切除不够影响手术效果,切除过多则有损伤外括约肌引起真性尿失禁的危险。

(2)分隔切除法

①先于6点钟处切出纵行标志沟,定止点切除,达到足够深度作为标志。

②于12点钟处再切出另一条纵行标志沟,达包膜将腺体分隔两叶(中叶增生者除外)。

③分别从1钟点和11点钟处沿包膜在腺体间切一纵沟达到接近6点钟处,前方达精阜,后方达膀胱颈,将两侧叶分隔孤立。

④中叶增生者先于中叶与两侧叶之间切出纵沟隔离中叶,完全切除中叶,再于12点钟处切除成一纵沟,余下步骤同前述。

⑤用襻或鞘从精阜上缘沿包膜将分隔的腺体分别剥离,向膀胱翻卷,剜除至膀胱颈时保留腺体,再将腺体切碎。在几乎是无血情况和不顾及包膜的情况下,分别将隔离的两侧叶切除。

⑥最后于前列腺尖部进行修整性切除。有人认为分隔切除法最大的优点是阻断了腺体的血供,最大限度地避免了 TUVP 和经尿道前列腺电汽化术(transurethral vaporize of prostate,TURP)最常见的出血、视野不清等关键问题,加快了手术进程,减少了手术误伤和并发症。

(3)前列腺腔内剜除

①增生腺体逆行剥离:以精阜为标志,于该处以点切结合电切逆推方式找到增生腺体与外科包膜的间隙,用襻将中叶及两侧叶腺体组织向膀胱颈方向逆行剥离。若遇阻力较大,可用电切镜镜鞘将腺体上推、剥离,此时可见腺体向膀胱方向上翻,剥离面可清晰见到血管走行,有炎症者亦可见腺液、纤维粘连带、前列腺结石等,用切割襻电凝剥离面血管,点切纤维粘连带。将腺体剥离至近膀胱颈环形纤维处停止剥离,以免腺体完全脱入膀胱内。若腺体较小,将增生腺体完全剥离;若腺体较大,先剥离一侧叶。切除一叶腺体后再剥离剜除另一叶,最终将整个腺体除5点钟、7点钟两处与膀胱颈连接外的其他部分完全与外科包膜分离(游离),类似带蒂

肿物状态。

②腺体组织的切除:已被逆行剥离的腺体,仅有少许组织和膀胱颈部相连,血供已断,周围标志清晰,可快速、由浅入深地切除。对于较大的腺体,切除一侧叶后再剥离另一侧叶,分步切除之。

③修整创面、彻底止血:本方法增生腺体与外括约肌分界清楚,不需要再修整尖部,主要是彻底将包膜面止血,清除碎块。在关闭冲洗的情况下,彻底电凝出血点。术毕冲洗组织碎块,再次检查创面并止血,留置三腔导尿管引流。

(4)手术结尾

①用 Ellik 冲洗器反复冲洗膀胱内前列腺组织碎块,直至无碎块吸出。

②再次仔细检查手术创面,对动脉性出血应做可靠止血。

③检查控尿机制。将汽化切除镜从膜部尿道渐渐退入球部尿道时,可观察到外括约肌的环状缩小,再从球部尿道渐渐进入膜部尿道,可见到环状张开。退出汽化切除镜,膀胱内注入 200ml 冲洗液,在耻骨上手压膀胱可见尿流喷出,提示外括约肌功能良好。

④留置三腔导尿管持续引流膀胱,要求口径足够大,气囊充盈后不压迫尿管不影响引流。以 F22 为适宜,也可选择 F24 或 F20。

3. 注意事项

(1)每小时测血压、脉搏和呼吸 1 次,直至平稳。

(2)保持留置的气囊导尿管引流通畅,注意引流液的血色变化。如果尿色清亮则可不需要持续冲洗膀胱,大部分在术后 24h 后可停止冲洗。

(3)常规术后予以抗生素预防感染。

(4)一般术后 3d 可拔除导尿管。

(四)并发症及处理

1. 术中并发症及处理

(1)尿道损伤:一般多见于初学者,操作不熟练或者暴力置镜损伤尿道,表现为假道形成或者穿孔,常见损伤部位有尿道外括约肌的远程或近端。

①外括约肌远程损伤:多因操作不当造成,在置镜通过球部尿道进入膜部尿道前,遇阻后使用暴力或电切镜方向不正确,电切镜镜鞘可穿破尿道球部,形成一进入会阴部的假道,此时应退出镜鞘,改由熟练医师操作,镜鞘沿着尿道走行缓慢推进,遇有阻力时,切勿使用暴力,可试着调整推进方向,或插入带有直视闭孔器的电切镜鞘在直视下导入电切镜。或者停止电切,延期手术。

②外括约肌近端损伤:带有闭孔器的镜鞘通过膜部尿道后,镜鞘尖端可能会穿入前列腺侧叶或穿透向上隆起之中叶,形成一假道,如未穿破前列腺被膜一般并无严重后果。这种损伤多由于前列腺两侧叶不对称增生或者中叶增生过大,使尿道中线弯曲变形或狭窄所致。一旦发生后,可将切除镜鞘退出至假道远程,然后在直

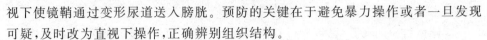

视下使镜鞘通过变形尿道送入膀胱。预防的关键在于避免暴力操作或者一旦发现可疑,及时改为直视下操作,正确辨别组织结构。

(2)膀胱三角区下方穿孔:置镜时遇到前列腺中叶增生或膀胱颈后唇显著抬高,镜鞘穿入中叶后未能及时发现,如继续过度使用暴力,镜鞘尖端穿透前列腺中叶及被膜,进入膀胱三角区下方,此时镜下看不到正常的膀胱黏膜与膀胱腔,可见蛛网状细纤维及黄色海绵泡沫样脂肪组织,此种穿孔后果严重,可导致膀胱三角区解剖结构受到破坏,如出血严重,最好是放弃手术并留置导尿,或做耻骨上膀胱穿刺造口,1周后待假道闭合,再择期手术。

(3)包膜穿孔和冲洗液外渗:等离子电切因其对包膜的特殊"识别"功能,包膜穿孔事件的发生率大大降低,但对于初学者如果前列腺被膜形态辨认不清,还是会引起切割过深,造成被膜穿孔。根据穿孔的程度可分为先兆穿孔、部分穿孔、完全穿孔和三角区下穿孔四大类。当前列腺被膜部分被切,在前列腺周围脂肪表面仅覆盖一层蜘蛛足状分叉之纤细纤维网,此即为先兆穿孔。当前列腺被膜切除,"蜘蛛足"状纤维网消失,可见破口及其周围脂肪组织。此时周围脂肪尚能紧密遮盖破口,并无灌洗液外渗,此即部分穿孔。一旦发现先兆穿孔或部分穿孔,应尽量减少灌洗液压力保持在5.9kPa(60cmH$_2$O)以下,保持通畅,膀胱不宜过度充盈,一般不会发生尿外渗等其他后果,但应尽量缩短手术时间,尽早终止手术,前列腺组织块冲洗应轻柔。包膜完全穿孔一般容易辨别,此时可见灌洗液经此口外溢或回流。全层被膜及膀胱壁清晰可辨,创口边缘几无脂肪可见。包膜完全穿孔时冲洗液大量外渗,进多出少,严重者体检可发现下腹部胀满。此时应尽快结束手术,下腹胀满严重者可考虑做经腹壁切口膀胱周围引流,引流管放置1~2d。如有耻骨上膀胱造口管,持续灌注中膀胱前列腺窝内压力一般较低[<0.98kPa(10cmH$_2$O)],即使被膜完全穿孔也不会造成过多量的冲洗液外渗,手术可以继续进行,但必须保持造口管通畅,手术结束时,应检查穿孔侧冲洗液外渗情况,渗出不明显,则不用处理,严重者也应做耻骨上膀胱周围引流。三角区下穿孔可在置镜或者电切过程中发生,置镜导致三角区下穿孔已有前述,因前列腺被膜和膀胱颈连接处在解剖上较为薄弱,因此,该处切除过深可造成该处断裂,内镜下显示在前列腺被膜和膀胱颈连接处有分叉之纤维束,其间可见脂肪和疏松结缔组织。我们通常也称之为膀胱颈部分离断,一旦发现穿孔,要仔细检查破口并妥善止血,低压灌注冲洗液,迅速止手术和留置导尿。值得注意的是,此时操作要轻柔,镜鞘的活动可使得破口扩大,在留置导尿前,可先用输尿管导管通过镜鞘插入膀胱,推镜后将剪去尖端的导尿管套入输尿管导管之上,以其为导引,插入导尿管,防止导尿管误入三角区后。

(4)出血:术中出血是影响PKVP手术进程的主要问题,准确而迅速地止血是保证PKVP顺利进行的关键。止血是一项基本操作,PKVP止血技术同TURP,对TURP初学者来说,可能比掌握切割技术更为困难,但必须逐渐熟练掌握。总体说来 PKVP 电极的止血性能较 TURP 电极大为提高,对于小的纤维化的前列腺,术中出血可能不会太多,对于大的前列腺,组织血供丰富加之炎性充血,也可能会出现刀刀出血的现象,有时操作不熟练切除过深导致前列腺静脉窦开放,如果术中流出道不畅,出血凶猛,会导致视野不清,出血凶险者可导致失血性休克,甚至需改开放手术或填塞止血。无论 PKVP 还是 TURP 手术既要求切割速度,但又不能让患者失血过多,故操作过程中快速、准确止血是关键,必须对每个出血点进行认真的止血,尤其对动脉出血,应及时凝固止血。

预防术中大出血的关键在于:①完善的术前检查,特别是凝血功能的充分评估;②术前尿培养要阴性,对于可疑尿路感染者,必要时术前预防性抗感染治疗一段时间后再考虑手术;③养成术前仔细检查器械性能的习惯,比如看环状电极与镜鞘末端是否结合紧密,出入水是否通畅,摄像镜头焦距是否调准、对白等;④保证术中冲洗液通畅并有足够的冲洗速度,保持术野清晰,以便及时发现出血点并止血;⑤养成分阶段顺序切割的良好习惯,每切割完一个部位,待止血完善后,再切割下一部位,避免东切西割,否则会造成创面广泛出血,易致手术视野模糊,影响操作。

PKVP 止血措施:①保持冲洗通畅和清晰的视野是止血的关键,冲洗要有一定的速度,必要时膀胱造口以达到低压快速冲洗的效果。②对于隐蔽在隆起的前列腺组织后方或者组织间无法找到的出血点,盲目电凝止血往往效果不好,可将隆起组织切除,使切面尽量光滑平整,可迅速发现出血点予以凝固止血。③对怀疑有血凝块下方出血时,需用电切环刮掉组织表面的血凝块,可迅速找到出血点以便止血,如无明显出血,必要时可部分关闭进水降低压力往往可发现出血点。④当动脉出血直接喷向电切镜鞘开口甚至进入鞘内,往往手术视野一片红,止血困难,此时需变换电切镜的朝向,避开血柱的直射,如果一时看不清出血点,可用切除镜鞘或电切环试压迫创面出血点,再仔细寻找止血,或后退电切镜鞘使之远离出血点,尽量伸展电极,电凝止血。⑤对于膀胱前列腺连接处腹侧出血,由于膀胱扩张,有时电切环不易够到造成止血困难,此时可排空膀胱并使患者取头低位,同时用手压迫耻骨联合上膀胱处协助止血。⑥术中切割过深切破包膜使得静脉窦(丛)被切开引起的出血,电凝止血常较困难,静脉窦出血可成为大出血的来源,此外静脉窦的开放可引起大量冲洗液被吸收入循环系统,尽管 PKVP 运用生理盐水冲洗使得经尿道电切综合征(transurethral resection syndrome,TURS)的发生率大大降低,但大量生理盐水的吸收势必加重循环负担,诱发心肺功能障碍。由于静脉窦壁极薄,且缺乏弹力层,电凝常不易奏效,反而使窦壁变宽,加重出血,术中一经发现静脉窦开放出血,应迅速降低灌注液的高度,或做膀胱造口并应用呋塞米,静脉滴注勿给无张力液体,如止血失败,应尽快结束手术,放置 F24/22Foley 三腔双气囊导尿管,先插入导尿管,膀胱内气囊冲入 20～25ml 注射用水,然后轻轻牵拉导尿管,再向前列腺气囊内注入注射用水,注入量根据切除前列腺后前列腺窝大小估计,一般每切除

1g 组织注水 1ml。然后反复冲洗膀胱,如冲洗液变清,说明压迫有效。导尿管可用胶布将其固定于患者大腿,术后 8h,可放出一半气囊内液体、稍松牵引,观察出血情况。若重新出血,要再次注水,恢复牵引。

2. 术后并发症及处理

(1)出血:术后出血可分为早期出血和晚期出血。术后数小时或当日的早期出血是 PKVP 手术常遇到的并发症之一,主要原因是术中止血不彻底,遗漏个别小动脉,或者焦痂脱落小动脉重新开放,或者电切过深切开静脉窦(丛)。如果小动脉出血,冲洗液颜色常较鲜红、血色较深,流入引流瓶(袋)中的冲洗液可很快凝固成血块。有时出血十分凶猛,血块阻塞导尿管或膀胱血块填塞,下腹胀满,膀胱和前列腺窝的充盈可造成更为严重的出血。患者可出现脉搏细速、面色苍白、出冷汗、血压下降的失血性休克的表现,血红蛋白进行性下降,此时膀胱冲洗往往无效,应迅速输血,补充血容量,同时当机立断,迅速将患者送到手术室手术止血。麻醉后重新放置电切镜,用 Ellik 冲洗膀胱前列腺窝内血块,用电切环拨去覆盖在前列腺窝创面上的血凝块,直视下仔细寻找出血点并电凝止血,动脉出血电凝止血后,冲洗液马上变清亮,重新留置导尿管持续冲洗,如果出血凶猛,视野模糊无法进一步止血,应紧急行开放手术止血。有时电凝痂皮脱落也导致术后 1~2d 出现大出血,一旦出现失血性休克,导尿管堵塞或者膀胱填塞,血红蛋白进行性下降等大出血征象应立刻决定手术止血。对于术后 4~5d 的持续性出血,是否手术止血应慎重判断,如果导尿管不通畅,膀胱内大量血块,血红蛋白进行性下降,等待观察往往浪费时间和导致大量失血,此时麻醉下电切镜探查仍不失为好的选择,尽管术中不一定找到出血点,但清除膀胱前列腺窝内血块后大部分出血可自行停止,术后留置导尿持续冲洗。术后拔除导尿管后 3~5d 患者排尿出现的中度血尿,如果没有明显血块,不影响排尿,可嘱其多饮水血尿一般可自行停止。术后 2~4 周突发的大出血有时可引起膀胱填塞,排尿困难,这种出血常常与术后前列腺窝感染、大面积焦痂脱落,或者不适当的活动如骑自行车;或饮酒,进食刺激性食物;或大便秘结,排便用力过度有关。血块一旦形成排出困难,最终导致前列腺窝及膀胱不能很好收缩引起严重出血。急诊处理原则是留置 F22/24 导尿管,膀胱冲洗血块,如有大血块无法冲洗出,可等待其溶解后慢慢分次冲出,期间可膀胱持续冲洗保持引流通畅,同时抗感染治疗。一般 2~4d 后拔除导尿管。

(2)膀胱痉挛:膀胱痉挛是前列腺术后常见的早期并发症之一,发生率为 40%~100%,发作时患者有强烈的便意及急迫排尿感,下腹部阵发性痉挛疼痛,膀胱持续冲洗滴数减慢、停止、发生逆流或冲洗液不自主从尿道口溢出,严重者出现屏气、出冷汗,呈阵发性出现,十分痛苦,持续数分钟,程度不一,反复膀胱痉挛易导致继发性出血和冲洗管堵塞,且延长膀胱冲洗时间和拔管时间,严重影响患者术后恢复。对合并心脏病急性发作者可导致心脏意外,危及患者生命,膀胱痉挛的发生可能与以下因素有关,膀胱颈部组织切除过深过多;膀胱的交感神经主要分布在膀胱三角区、颈部、后尿道、前列腺及精囊腺位置,膀胱造口管放置过低触及三角区或导尿管气囊内注水过多对膀胱颈部及三角区造成压迫刺激或因过度牵引尿管,造成膀胱颈部压力过大而引起膀胱频繁收缩,发生痉挛;术后出血形成的血凝块,堵塞引流管,冲洗不畅,造成膀胱充盈和刺激膀胱收缩导致痉挛,膀胱痉挛可加重出血,二者相互促进;冲洗液温度过低刺激膀胱平滑肌也可引起膀胱痉挛。患者的精神焦虑、紧张也是诱发或加重膀胱痉挛的重要因素。部分膀胱痉挛与便秘有关,此外咳嗽致腹压增高也可诱发膀胱痉挛。

预防措施:术中对膀胱颈部组织电切时勿过深、电凝勿过多;术后 25～30℃ 冲洗液可使痉挛发生率明显降低,术后运用硬膜外镇痛泵或静脉镇痛泵是预防膀胱痉挛最有效的手段;膀胱痉挛一旦发生,首先应检查导尿管持续冲洗是否通畅,膀胱内残留血块往往是膀胱痉挛的重要诱发因素,因此冲洗膀胱,确保导尿管通畅,尽量冲洗出残留血块,如果血块过大无法冲出,可先保持尿管通畅,待血块溶解后再行冲洗,如果导尿管堵塞必要时更换导尿管。此外消除患者紧张情绪,积极配合治疗,指导患者掌握自我缓解的方法,即做深呼吸、全身放松、分散注意力等。在冲洗液颜色不深的情况下尽量减少导尿管牵引的力量有时也可缓解膀胱痉挛的发生。在采取上述措施后膀胱痉挛大部分可缓解,如仍然顽固发生,可酌情使用盐酸托特罗定、双氯芬酸钠、盐酸利多卡因等药物常可取得满意疗效。

(3)尿失禁:经尿道前列腺术后尿失禁通常是由于膀胱逼尿肌和(或)尿道括约肌功能障碍引起,其类型可分为为短暂性或急迫性尿失禁及完全性尿失禁。急迫性尿失禁与逼尿肌反射亢进,或膀胱因长期尿潴留,致膀胱壁肥厚及肌小梁形成,使膀胱壁僵硬顺应性降低有关;部分患者术后前列腺窝局部炎性水肿,刺激外括约肌关闭机制暂时性失灵。此类尿失禁一般无需特殊治疗,除抗感染治疗外,加强盆底肌训练、直肠电刺激疗法。尿频、尿急症状显著者,可口服黄酮哌酯类或托特罗定等以减轻膀胱刺激症状,一般可在数天至数周内症状逐渐缓解,恢复正常排尿。PKVP 术后永久性尿失禁发生率低,主要原因为切割过深损伤了外括约肌。表现为术后不能控制排尿,尤其站立位时,尿液不自主流出。预防的关键在于电切精阜周围的尖部腺体时应用先定终点切割法,保护好精阜与外括约肌。永久性尿失禁一旦发生,无论在生活上或精神上,均给患者造成极大痛苦,治疗比较困难,目前尚无明确可靠的治疗方法。

(4)排尿不畅或尿潴留:常见原因有尿道狭窄和神经源性膀胱。尿道狭窄是前列腺增生术后常见的并发症,常发生于术后 1 个月,表现为仍排尿困难、尿线细或尿潴留。可发生于尿道各个部位,最常见于尿道外口及膀胱出口处狭窄。尿道外口狭窄原因包括尿道外口较小,镜鞘过粗而长时间压迫缺血;捆扎牵引 Foley 导尿管的纱条长时间压迫尿道外口致局部缺血、坏死、溃烂、瘢痕愈合形成狭窄,诊断容易,外观可见尿道外口狭小,排尿困难,可针对病因进行预防,如术中发现尿道外口狭小,可选用较细的镜鞘或做尿道外口腹侧切开。初学者暴力进镜插破前尿道或膜部尿道形成假道也可导致尿道狭窄,因此术中进镜,动作一定要轻柔,切忌使用暴力,如进镜困难,可先行尿道扩张或直视下放入电切镜。尿道外口或前尿道狭窄的治疗主要采用尿道扩张,疗效满意,但需定期扩张,依据狭窄程度,1~2周定期扩张至F20~F22,1个月后可延长隔时间。膀胱出口处狭窄常见于术后膀胱颈挛缩,多由于颈部切割过深,内括约肌环状纤维组织切除过多,症状一般出现在术后2~3个月,渐进加重,表现为排尿困难,尿线细而无力,排尿时间延长,治疗采用尿道镜下冷刀切开挛缩的膀胱颈,如瘢痕组织较多,可再次等离子切除;对于前列腺术后尿道狭窄,重点在于术中术后预防,一旦发生,积极采取有效措施及早治疗,以免造成患者更大痛苦。对于拔导尿管后当日或次日患者出现排尿不畅或尿潴留,要排除是否电切不够,前列腺尖部有组织残留。但必须与糖尿病、卒中引起的神经源性膀胱相鉴别,必要时再次留置导尿管数天,尿流动力学检查或尿道测压试验有助于鉴别,如确实有前列腺组织残留可再次经尿道切除之,神经源性膀胱需要行膀胱造口。

(5)附睾炎:围术期抗生素的应用使得附睾炎的发生率大大降低,但仍有少数发生,一般出现在术后1~4周,表现为阴囊肿胀、疼痛,严重者高热。原因在于尿道内细菌,经射精管及输精管逆行感染附睾引起。治疗主要是急性期抗炎治疗,抬高阴囊,局部热敷或理疗。

(6)性功能障碍:主要有逆向射精、不射精或性欲低下等改变。逆向射精是由于尿道内括约肌关闭不全,射精时精液不排出体外而进入膀胱;精阜射精管损伤可引起不射精;预防的关键在于术中膀胱颈不宜切除过多,勿损伤精阜。术前对有性生活的患者应交代清楚发生这些并发症的可能性,以解除患者术后思想上的顾虑。治疗上无生育问题者不必治疗,有生育要求者,可试用麻黄碱治疗,有时有效。由于等离子电切时靶组织表面温度大大降低,前列腺尖部两侧神经血管束受到热损伤机会很小,术后阳痿可能与手术所造成的精神创伤有关,治疗除心理疏导外,辅之以口服磷酸二酯酶抑制药,阴茎海绵体内注射罂粟碱类药物或阴茎假体等方法。

(7)深静脉血栓形成与肺栓塞:PKVP患者术中取截石位,双下肢在支架上卡压时间过长,下肢及盆腔易发生深静脉血栓,冲洗液外渗也可导致盆腔深静脉梗阻血栓形成,老年人血黏度高,术后长时间卧床,活动少也是深静脉血栓形成的主要原因,深静脉血栓形成好发于小腿或腘静脉等处,一旦发生表现为患肢肿胀疼痛,站立与行走时加重,小腿后方、腘窝、腹股沟韧带下方有压痛等。下肢彩色多普勒可以明确诊断。栓子脱落引起肺栓塞是深静脉血栓最严重的并发症,可引起患者猝死,往往来不及抢救。深静脉血栓形成重在预防和及时发现,包括术后多活动腿部、使用弹力袜子、腿部按摩、术后早日下地活动、避免常规使用止血药物等。

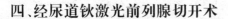

四、经尿道钬激光前列腺切开术

(一)适应证与禁忌证

1. 适应证 经尿道钬激光前列腺切开术适用于对体积<30ml 的前列腺进行手术。

2. 禁忌证 前列腺中叶增生明显突入膀胱者为相对禁忌证。术前需排除前列腺癌及神经源性膀胱功能障碍。

(二)手术步骤

1. 麻醉后,患者取截石位,扩张尿道至直径为 27F。

2. 置入 27F 可连续灌洗前列腺切除镜镜鞘,内镜为 12°,插入 $550\mu m$ 激光光纤(外套 6F 输尿管导管),钬激光功率设定为 60～80W(1.5～2.0J/40Hz),冲洗液为生理盐水。

3. 设距右输尿管开口约 10mm 处为右侧始切点,经膀胱颈口 7 点钟处,至精阜近端,切开膀胱颈口及前列腺,深至切开前列腺包膜见到脂肪组织;同样,设距左输尿管开口约 10mm 处为左侧始切点,经膀胱颈口 5 点钟处,至精阜近端,深至切开前列腺包膜见到脂肪组织。

4. 对于相对年轻、性生活仍较活跃的患者,则采用"浅"和"短"的方法。于膀胱颈口 7 点钟处下方数毫米开始纵行切开前列腺,至精阜近端,深至切开前列腺包膜;同样,于膀胱颈口 5 点钟处下方数毫米开始纵行切开前列腺,至精阜近端,深至切开前列腺包膜。

5. 术后留置 20F 三腔导尿管,一般不须持续进行膀胱冲洗。1～2d 后可拔除导尿管。

(三)注意事项

术前应进行更详尽的检查,包括直肠指检、血 PSA 及经直肠前列腺 B 超检查,必要时行前列腺穿刺活检。

(四)并发症及处理

1. 一般无严重的手术并发症,不会发生 TURS。常见的术后并发症为短暂的急迫性尿失禁,远期并发症主要是再次手术发生率高。

2. 对急迫性尿失禁的防治,术中尽量减少切开前列腺创面,术后使用 α 受体阻滞药及 M 受体阻滞药。

五、经尿道钬激光前列腺剜除术

虽然 TURP 被公认为是手术治疗良性前列腺增生症(benign prostatic hyperplasia,BPH)的金标准,但 TURP 尚有许多不足之处,其中最重要的是术中出现TURS,严重的 TURS 甚至可能导致患者死亡;其次,TURP 尚有术中、术后出血较多的缺点。由于钬激光波长为 2100nm,恰好位于水的吸收范围,不但可以切割、汽化软组织及凝固止血,还可用于碎石。20 世纪 90 年代初,经尿道钬激光前列腺剜除术(HoLEP)开始用于治疗 BPH。1992 年,Johnson 报道应用钬激光功率(在60W 以下)仅能施行经尿道钬激光前列腺切除术(HoLRP),且手术时间较长。近年来,由于大功率钬激光的开发及 Morcellator 的使用,使得经尿道钬激光前列腺剜除术(HoLEP)成为可能,手术时间也大大缩短。由于钬激光止血可靠,术中使用生理盐水,使得切除前列腺组织更加彻底,因而,HoLEP 较 TURP 具有更高的安全性和更好的疗效。

(一)适应证与禁忌证

1. 适应证　HoLEP 术适用于各种大小体积的 BPH,尤其适合大体积的前列腺。

2. 禁忌证　绝对禁忌证:无法采取截石位,或由于非常严重的心肺疾病而无法耐受的各种麻醉者。出血性疾病者不是 HoLEP 术的绝对禁忌证。

(二)术前准备

尽管手术的危险性不大,其术前准备与开放性前列腺手术类同。要充分了解患者的心、脑、肾、肺、肝、神经内分泌等方面的情况。如尿素氮超过 8mmol/L 应查明原因,是否由前列腺梗阻引起的。应先引流尿液,待肾功能恢复之后再择期手术,如果血清前列腺特异抗原(prostate-specific antigen,PSA)异常,应进一步检查,常规做直肠指检和 B 超检查,初步排除前列腺癌。还应了解是否合并膀胱结石。

术前应充分估计前列腺体积的大小,除进行直肠指检外,经直肠超声前列腺体积测定很有帮助。还应了解患者有无尿道狭窄、长期留置导尿引起的膀胱以及尿道炎和膀胱容量过小等情况。

(三)手术步骤

1. 麻醉与体位

(1)麻醉:一般多采用连续硬膜外或脑脊髓腔麻醉。

(2)体位:取截石位,两腿分开架起,适当固定。

2. 手术方法

(1)置入切除镜,观察膀胱、后尿道及相关解剖标志:可视闭孔器直视下置入27F 连续灌洗切除镜,观察尿道、前列腺中叶及两侧叶增生情况,前列腺与膀胱颈及双侧输尿管口的关系、精阜的位置、膀胱内有无肿瘤及结石。若合并结石或浅表膀胱肿瘤则先行处理结石和肿瘤,再行前列腺手术。等离子功率:电切 160W,电凝80W。

(2)切除步骤

①寻找外科包膜平面:以精阜为标志,在 6 点钟处以点切法切开精阜上缘及前

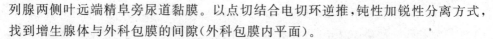

列腺两侧叶远端精阜旁尿道黏膜。以点切结合电切环逆推,钝性加锐性分离方式,找到增生腺体与外科包膜的间隙(外科包膜内平面)。

②增生中叶剥离:用镜鞘将腺体组织沿外科包膜向膀胱颈方向逆推剥离(注意:用镜鞘逆推腺体时,好似杠杆原理,杠杆的支点应在左手手指上,而不是在外括约肌上。若支点在外括约肌上,有损伤外括约肌的可能,有可能造成术后尿失禁)。此时可见腺体向膀胱方向上翻,外科包膜光滑,有光泽,有纤维束带与增生腺体连接,并可见包膜内平行走行的血管及垂直走行的腺体供应血管断端,部分可见前列腺液溢出、前列腺结石等,用切割襻电凝剥离后的血管断端出血点,切断纤维粘连带。继续以该手法于5~7点钟处范围内沿外科包膜向膀胱颈方向剥离中叶,直至与膀胱相通。中叶增生不明显者可将中叶与侧叶一起剥离。对于中叶增生明显者,由于中叶的尿道和侧叶的牵拉,剥离所受阻力明显,可在5~7点钟处打V字形沟,分隔中叶,再继续沿中叶与外科包膜平面沟逆行剥离达膀胱颈,切除中叶。

③两侧叶的剥离:于前列腺尖部精阜旁分别逆时针和顺时针方向沿外科包膜平面剥离左、右侧叶达前列腺前叶汇总处。将两侧叶在12点钟处的前联合切断,注意不要切除过深。前列腺12点钟处上半部剥离可以贯通到膀胱,仅留下5~7点钟处部分腺体与膀胱颈有部分相连,防止腺体完全脱入膀胱,造成后继切除困难。

④被剜除腺体的切除:已被逆行剥离的腺体,仅有少许组织和膀胱颈部相连,血供基本已断,周围标志清晰,可连续、快速、由浅入深地切除,基本为“无血切割”。对于较大腺体,切除一侧叶后再剥离另一侧叶。在接近腺体蒂部时可采用推切手法,防止腺体晃动。

⑤仔细检查外科包膜:如发现有残留的独立增生小结节,可继续以电切环将其剥离切除。

⑥吸出切除组织碎块常用 Ellik 冲洗器反复冲洗,将组织碎块清除干净。

⑦修整创面、彻底止血:创面修整主要是处理前列腺窝及腺体与膀胱颈相连处。在膀胱空虚时,部分关闭冲洗液的前提下,膀胱低压状态下,仔细电凝止血。

⑧排尿试验:膀胱内灌入 300ml 左右液体,直视下退出电切镜,压迫膀胱有尿流喷出,停止按压时尿流中断,提示外括约肌功能良好,如果尿液不断地从尿道口流出,提示有外括约肌损伤的可能。

⑨导尿:留置 F20 三腔气囊尿管,气囊内注水 30ml 左右后持续膀胱冲洗。

3. 注意事项

(1)HoLEP 术对组织标本的影响:前列腺组织经 Morcellator 粉碎后,成为直径在 1~2mm 之间的小立方体,对送检的标本应做更细致的病理学检查。HoLEP术的汽化及凝固对前列腺组织可造成一定的破坏,但不影响前列腺偶发癌及前列腺内皮样瘤的检出。

(2)HoLEP 术对性功能的影响：HoLEP 术与 TURP 术均可引起逆向射精，但两种手术之间并无显著差异；两种手术方式均能使术后的勃起功能有所提高，但并无统计学意义。

(四)并发症及处理

1. 术中并发症及处理

(1)出血：HoLEP 出血很少，HoLEP 造成的大出血多由于前列腺体积过大或技术不熟练造成切除平面过浅，形成类似 TURP 的片状切割，造成了"切除-止血"的循环，视野模糊增加了手术的难度。遇到出血量较大时，可以加大冲洗压力，沿包膜快速切除或改在其他部位继续切除，随着组织块与包膜的脱离，出血将逐渐停止。初学者开始应选前列腺体积较小的病例，逐步过渡到大体积的前列腺，开始应用钬激光切除前列腺时应准备 TURP 器械。注意改 TURP 时不要忘记及时换膀胱冲洗液。钬激光止血技巧：①激光能量不变，远离出血点 2～3mm 发射；②降低功率，即 0.5～1J,5～15Hz,2.5～15W，这种功率可达到腔内"缝合"效应；③激光远离出血点＞3mm 发射，目的组织不被汽化或很少被汽化，照射时间长，目的是使其出血点处组织塌陷，达止血目的。

(2)冲洗液外渗：HoLEP 术中使用生理盐水作为冲洗液。术中冲洗液外渗主要是由于操作不当切穿包膜引起，特别是对于初学者如果前列腺包膜形态辨认不清，切割层次不对或"迷路"造成切割过深，包膜穿孔，特别是膀胱颈部更易穿透。一旦发现先兆穿孔或部分穿孔，应尽量减少灌洗液压力保持在 5.9kPa(60cmH$_2$O)以下，保持通畅，膀胱不宜过度充盈，一般不会发生尿外渗等其他后果，但应尽量缩短手术时间，尽早终止手术。包膜完全穿孔时冲洗液大量外渗，进多出少，患者出现腹胀、腹痛、烦躁不安等临床表现，严重者可诱发心脑血管意外。预防的关键在于正确辨认包膜，把握好切除深度，特别是切除膀胱颈部腺体时宁浅勿深，避免盲目追求切割平面导致包膜穿透。如有包膜穿孔，在留置导尿前，可先用输尿管导管通过镜鞘插入膀胱，推镜后将剪去尖端的导尿管套入输尿管导管之上，以其为导引，插入导尿管，防止导尿管误入三角区后。

(3)膀胱穿孔：组织粉碎器的使用易损伤膀胱，甚至膀胱穿孔，引起冲洗液大量外渗，特别是在视野不清的情况下更易发生，要特别注意操作方法。在粉碎时，应尽量保持膀胱的充盈，吸住组织后拉至膀胱颈口，或将粉碎器头置于膀胱中央再进行粉碎切割。同时注意辨认前列腺组织块和膀胱壁组织，避免将膀胱壁吸入粉碎器造成穿孔。粉碎操作时误吸入膀胱黏膜组织，应立即放开足踏开关，解除吸引粉碎，拔除吸管，解除静态吸引力，或再拔除内置导管，即可解开被吸入的膀胱黏膜组织。如粉碎有困难可暂时将组织块留在膀胱内，后期情况许可时再行粉碎。一旦发生膀胱黏膜损伤或膀胱穿孔，术后只要保证导尿管引流通畅 1～2 周，一般不会有明显并发症。

（4）尿道损伤：一般多见于初学者，操作不熟练或者暴力置镜损伤尿道，表现为假道形成或者穿孔，常见损伤部位有尿道外括约肌的远端或近端。外括约肌远端损伤：多因操作不当造成，在置镜通过球部尿道进入膜部尿道前，遇阻后使用暴力或镜鞘方向不正确，镜鞘可穿破尿道球部，形成一进入会阴部的假道，此时应退出镜鞘，改由熟练医师操作，镜鞘沿着尿道走行缓慢推进，遇有阻力时，切勿使用暴力，可试着调整推进方向，或插入带有直视闭孔器的镜鞘在直视下导入内镜。外括约肌近端损伤：带有闭孔器的镜鞘通过膜部尿道后，镜鞘尖端可能会穿入前列腺侧叶或穿透向上隆起之中叶，形成一假道，如未穿破前列腺被膜一般并无严重后果。这种损伤多由于前列腺两侧叶不对称增生或者中叶增生过大，使尿道中线弯曲变形或狭窄所致。一旦发生后，可将切除镜鞘退出至假道远端，然后在直视下使镜鞘通过变形尿道送入膀胱。预防的关键在于避免暴力操作或者一旦发现可疑，及时改为直视下操作，正确辨别组织结构。膀胱三角区下方穿孔：置镜时遇到前列腺中叶增生或膀胱颈后唇显著抬高，镜鞘穿入中叶后未能及时发现，如继续过度使用暴力，镜鞘尖端穿透前列腺中叶及被膜，进入膀胱三角区下方，此时镜下看不到正常的膀胱黏膜与膀胱腔，可见蛛网状细纤维及黄色海绵泡沫样脂肪组织，此种穿孔后果严重，可导致膀胱三角区解剖结构受到破坏，如出血严重，最好是放弃手术并留置导尿，或做耻骨上膀胱穿刺造口，一周后待假道闭合，再择期手术。

2. 术后并发症及处理

（1）出血：术后出血可分为早期出血和晚期出血。术后数小时或当日的早期出血多由于术中切除不完全，残留组织块以及术中止血不彻底引起，特别是隐藏在组织块远端深面的出血点往往不易发现。或者焦痂脱落小动脉重新开放，或者包膜切破后损伤静脉窦（丛）。静脉窦出血术后保持冲洗液速度一般可以自止，膀胱颈出血可增加气囊液量由 10～30ml 牵拉压迫止血即可。如果小动脉出血，冲洗液颜色常较鲜红、血色较深，流入引流瓶（袋）中的冲洗液可很快凝固成血块。有时出血十分凶猛，血块阻塞导尿管或膀胱血块填塞，下腹胀满，膀胱和前列腺窝的充盈可造成更为严重的出血。患者可出现脉搏细速、面色苍白、出冷汗、血压下降的失血性休克的表现，血红蛋白进行性下降，此时膀胱冲洗往往无效，应迅速输血，补充血容量，同时当机立断，迅速将患者送到手术室手术止血。因此术中正确辨认包膜并沿包膜切除，可以有效降低术后出血的发生率，甚至术后当时尿色即可变清，缩短导尿管留置时间。对于术后 4～5d 的持续性出血，是否手术止血应慎重判断，如果导尿管不通畅，膀胱内大量血块，血红蛋白进行性下降，等待观察往往浪费时间和导致大量失血，此时麻醉手术探查仍不失为好的选择，尽管术中不一定找到出血点，但清除膀胱前列腺窝内血块后大部分出血可自行停止，术后留置导尿持续冲洗。术后拔除导尿管后 3～5d 患者排尿出现的中度血尿，如果没有明显血块，不影响排尿,可嘱其多饮水血尿一般可自行停止。术后 2～4 周突发的大出血有时可引起膀胱填塞,排尿困难,这种出血常常与术后前列腺窝感染,大面积焦痂脱落,或者不适当的活动如骑自行车;或饮酒,进食刺激性食物;或大便秘结,排便用力过度有关,血块一旦形成排出困难,最终导致前列腺窝及膀胱不能很好收缩引起严重出血。急诊处理原则是留置 F22 或 F24 导尿管,膀胱冲洗血块,如有大血块无法冲洗出,可等待其溶解后慢慢分次冲出,期间可膀胱持续冲洗保持引流通畅,同时抗感染治疗。一般 2～4d 后拔除导尿管。

(2)发热:发热是 HoLEP 术后常见症状之一,对症处理后大部分患者体温可在术后 1～2d 恢复正常。术后 1～2 周发生高热要高度怀疑是否有肺部感染、附睾炎或者泌尿系感染,一旦发生,需要抗感染处理。术后导尿管留置也是发热的因素之一。HoLEP 出现的发热大多与感染因素有关,因此,术前要充分评价肺功能,术中严格遵守无菌操作原则。术后要尽早拔除导尿管。

(3)性功能障碍:主要有逆向射精、不射精或性欲低下等改变。但同时钬激光剜除对部分患者性功能的恢复是有好处的,术前有 46% 的患者存在性功能障碍,术后 12 个月随访时有 8% 发生性功能障碍,同时有 20% 术后性功能得到了明显改善,但在性功能活跃患者中,逆行射精的比例较高(96%)。预防的关键在于术中膀胱颈不宜切除过多,勿损伤精阜。术前对有性生活的患者应交代清楚发生这些并发症的可能性,以解除患者术后思想上的顾虑。治疗上无生育问题者不必治疗,有生育要求者,可试用麻黄碱治疗,有时有效。治疗除心理疏导外,辅之以口服磷酸二酯酶抑制药,阴茎海绵体内注射罂粟碱类药物或阴茎假体等方法。

(4)尿失禁:尿失禁是该类手术后较严重的并发症之一,尿失禁发生率报道在 1%～10%,其类型可分为短暂性或急迫性尿失禁及完全性尿失禁。HoLEP 钬激光的热作用可使前列腺外科包膜汽化凝固呈蛋壳状,术后未能及时收缩,短时间内影响膀胱颈口收缩功能出现暂时性尿失禁;急迫性尿失禁与逼尿肌反射亢进,或膀胱因长期尿潴留,致膀胱壁肥厚及肌小梁形成,使膀胱壁僵硬顺应性降低有关;部分患者术后前列腺窝局部炎性水肿或感染,刺激外括约肌关闭机制暂时性失灵。此类尿失禁一般无需特殊治疗,除抗感染治疗外,加强盆底肌训练、直肠电刺激疗法,尿频、尿急症状显著者,可口服黄酮哌酯类或托特罗定等以减轻膀胱刺激症状,一般可在数天至数周内症状逐渐缓解,恢复正常排尿。少数患者残余腺体过多或形成活瓣,膀胱颈挛缩,尿道狭窄导致排尿障碍,继发充盈性尿失禁,可给予尿道扩张或者二次手术切除瘢痕或者参与腺体可获得较好疗效。永久性尿失禁主要原因为切割过深损伤了外括约肌,表现为术后不能控制排尿,尤其站立位时,尿液不自主流出,钬激光的穿透深度为 0.4mm,可以对泌尿系软组织做精确切割,因此,损伤外括约肌的永久性尿失禁较少,预防关键在于仔细操作,保护精阜,即可有效避免尿道外括约肌的损伤,在切除尖部时应尽量缩短操作时间,避免在同一部位反复切割或切割过深。HoLEP术后有8.3%患者出现压力性尿失禁,估计与手术时间较长、术中切割镜摆动幅度过大、术后长时间留置导尿管引起外括约肌功能障碍及膀胱过度活动有关,治疗上可给予托特罗定(舍尼亭)等药物配合盆底肌肉锻炼,症状一般在1个月内改善。

(5)排尿困难:HoLEP后排尿困难常由以下因素引起:①前列腺残余组织过多或者部分组织块游离残留于膀胱内;②膀胱颈部瘢痕形成引起膀胱出口梗阻;③尿道损伤引起尿道狭窄。手术后出现排尿困难应及时施行膀胱镜检查,明确原因。根据不同的病因选用尿道扩张、冷刀切开等。如发现局部瘢痕组织较多或组织残留时可以择期电切。

(6)深静脉血栓形成与肺栓塞:术中患者保持截石位,双下肢在支架上卡压时间过长,下肢及盆腔易发生深静脉血栓,冲洗液外渗也可导致盆腔深静脉梗阻血栓形成,老年人血黏度高,术后长时间卧床,活动少也是深静脉血栓形成的主要原因,深静脉血栓形成好发于小腿或腘静脉等处,一旦发生表现为患肢肿胀疼痛,站立与行走时加重,小腿后方、腘窝、腹股沟韧带下方有压痛等。下肢彩色多普勒可以明确诊断。栓子脱落引起肺栓塞是深静脉血栓最严重的并发症,可引起患者猝死,往往来不及抢救。深静脉血栓形成重在预防和及时发现,包括术后多活动腿部,使用弹力袜子,腿部按摩,术后早日下地活动,避免常规使用止血药物等。

六、经尿道钬激光前列腺汽化术

(一)适应证及禁忌证

1. 适应证　钬激光治疗BPH的适应证与常规外科手术[如经尿道前列腺切除术(TURP)、经尿道前列腺切开术(TUIP)]以及开放性前列腺摘除术的基本相同。钬激光治疗BPH适用于以下情况。

(1)BPH导致反复尿潴留(至少在1次拔管后不能排尿或出现2次以上尿潴留)。

(2)BPH导致反复血尿,5α还原酶抑制药治疗无效。

(3)BPH导致反复泌尿系统感染。

(4)BPH导致膀胱结石。

(5)BPH导致继发性上尿路积水(伴或不伴肾功能损害)。

(6)其他需要行BPH外科治疗的情况。

(7)对于BPH合并膀胱结石及前列腺体积>80ml的患者,经尿道钬激光治疗可以替代传统开放手术。

2. 禁忌证　钬激光治疗BPH与TURP的手术禁忌证基本相同,主要包括以下几方面。

(1)全身出血性疾病。

(2)合并严重的心、肺、肝、肾功能不全或电解质紊乱。

(3)未行控制的严重高血压、糖尿病。

(4)急性泌尿系统感染。

(5)尿道狭窄不能放置内镜。

(二)手术步骤

1. 检查侧射光纤的功能状态,确认激光束发射出口的位置、标志和激光发射角度。

2. 将光纤锁定在激光操作手柄上,这使得激光发射方向能与冷光源保持在同一个垂直平面上。

3. 右手握住目镜,通过移动镜鞘始终使光纤紧贴前列腺组织表面,左手握住冷光源接口,控制激光操作手柄始终保持激光束与前列腺组织表面垂直,以便能量发挥最大效率。

4. 借助左、右手配合使光纤在组织表面如"刷油漆"样画弧移动,先汽化中叶,后汽化侧叶,直至汽化前列腺包膜。光纤在前列腺组织表面快速移动以光滑汽化面。

5. 保留导尿管 1~3d,术后一般不需要进行膀胱冲洗。

(三)注意事项

虽然钬激光汽化切除前列腺安全有效,但是应从小体积前列腺开始进行操作训练。注意用激光操作手柄锁住光纤,术者应操控手柄和镜鞘而不是操作光纤。操作时应避免手持光纤左右摆动汽化,因为这样会造成能量浪费和损坏内镜。

(四)并发症及处理

1. 出血 因钬激光具有理想的切割、汽化组织和凝固止血效果,所以即使是在前列腺剜除术中据报道称围手术期输血率也仅为 0~1.9%。经尿道钬激光前列腺汽化术一般很少发生大出血。出血情况最常见的是发生于术后 4~8h,常为动脉出血,其原因多数是术中动脉止血不可靠,或由小动脉焦痂脱落造成。多数经适当牵引导尿管及使用止血药物能痊愈。

2. 腹膜外穿孔 主要是前列腺包膜的游离穿孔或膀胱三角区下的穿孔,其危险性在于可导致大量的灌洗液外渗或者大静脉损伤出血。一旦发现有大量液体外渗应尽早结束手术,必要时行下腹部切开引流术。导尿管应确保留置于膀胱内,以保证术后尿液的正确引流。

3. 尿道狭窄和膀胱颈颈口挛缩 发生率与 TURP 的无明显差别。可经尿道扩张或狭窄内切开术治疗。

4. 泌尿系统感染 泌尿系统感染的发生率与 TURP 的无明显差别。可根据中段尿培养和药物敏感试验合理使用抗生素进行治疗。

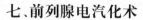

七、前列腺电汽化术

(一)术前准备

经尿道前列腺电汽化术(transurethral vaporize of prostate,TUVP)的术前检查与 TURP 术基本相同,包括一般检查如血尿常规、心肺、肝肾功能、直肠指检、血清 PSA 及一些特殊检查如尿流率测定、尿动力学检查、前列腺 B 超、膀胱镜检等。TUVP 相对 TURP 手术安全性较高,前列腺体积较大者也多能安全度过手术。因此,有人认为前列腺体积过大不是 TUVP 的禁忌证。严重心肺疾病无法耐受麻醉、急性泌尿系感染、出血性疾病,严重糖尿病等患者属于手术禁忌人群,应予积极纠正后方可酌情实施手术。尿路感染者可用敏感抗生素控制感染后再行 TUVP。术前已保留导尿患者可以给予定期交替夹闭开放尿管使膀胱保持良好舒缩功能。

(二)手术步骤

1. 进操作镜 麻醉起效后患者取膀胱截石位,常规消毒铺巾。尿道及电切镜外鞘充分润滑后连接闭孔器或者直视下缓慢将外鞘自尿道外口插入膀胱。进镜时感到困难或尿道稍感紧窄时宜先行尿道扩张术。

2. 观察评估 检查膀胱,识别输尿管口、输尿管间嵴、膀胱颈、精阜、外括约肌等解剖标志。了解前列腺增生形式(两侧叶或者三叶增生)以及膀胱内有无炎症、结石、憩室或者肿瘤等。

3. 主体手术 开始前列腺汽化,可采取区域节段性切除和逆行剜除两种操作策略。

(1)区域节段性切除:这是最常用的汽化电切方法,过程大体分为如下几步:①膀胱颈汽化一周;②汽化切除隆起的增生腺体直至包膜;③汽化修切精阜两侧组织。术者在操作过程中应将整个腺体按中叶、侧叶、联合部等区域,以及前列腺中部、尖部等节段进行顺序切除。

具体方法有经典 Nesbit 法、Silber 法以及一些改良的方法。这些方法过程虽然稍有不同,但是基本原则相同:①膀胱颈部、前列腺中部及尖部增生组织都必须汽化平坦并深达包膜;②必须有顺序并分段切除增生各叶;③严密止血,严防切穿外科包膜;④汽化临近结束前,整个创面会有高低不平的残留或者焦化组织,可利用普通电切环进行细致的修切;⑤前列腺三叶汽化完毕后有时会有增生超过精阜近端的少许残留腺体,可给予点状汽化或者修切。修切时注意电切环应当沿尖部腔道自然弧度行走,切勿伤及外括约肌,也可以利用逆行推切的方法切除残留腺体,要注意电切襻推行方向避免推穿包膜。

(2)逆行剜除法:同前面不同,该法分为两个步骤:①先自精阜近端 6 点钟处开始以汽化切割环向前向下点切小心寻找出增生腺体同外科包膜之间的间隙,再用电切环沿该间隙继续向前及向两侧机械结合汽化方式将增生中叶及侧叶组织向膀

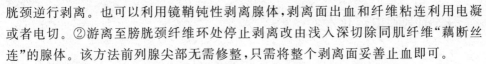

胱颈逆行剥离。也可以利用镜鞘钝性剥离腺体,剥离面出血和纤维粘连利用电凝或者电切。②游离至膀胱颈纤维环处停止剥离改由浅入深切除同肌纤维"藕断丝连"的腺体。该方法前列腺尖部无需修整,只需将整个剥离面妥善止血即可。

4. 最后修整　汽化和修切后的组织碎块积聚在膀胱底部,必须用 Ellik 等工具吸出膀胱。

如果液体颜色鲜红且浓度较高怀疑有较大血管出血时应再次置入电切镜在直视下妥善止血。确认组织碎片基本吸尽并无明显出血后膀胱内存留少量液体,拔除镜鞘插入 20～22F 三腔 Foley 尿管,气囊注入生理盐水 50～60ml 适度牵拉固定在大腿内侧。观察尿液颜色无异常方可结束手术,如果尿液颜色较深可给予持续膀胱冲洗。

(三)术中并发症及处理

1. 尿道损伤

(1)并发原因及表现:尿道损伤多由于尿道外口狭窄、尿道口径小或存在炎症,插入电切镜用力不当或手法不正确造成。

①前尿道损伤:多因患者尿道较细,加之电切镜插入时较为粗暴所致。如阴茎水肿提示尿道全层裂伤。带有闭孔器的电切镜鞘可穿破尿道球部,形成一进入会阴部的假道,此时镜下一片血红,即使增加进水压力亦窥视不到尿道黏膜。

②后尿道损伤:常由于前列腺两侧叶不对称增大,致使前列腺部尿道弯曲、变形、狭窄,或者中叶增生过大,带有闭孔器的切除镜鞘通过膜部尿道后,穿入前列腺侧叶或中叶腺体内。镜下没有完整的黏膜可见,有时可见高低不平的黄白色组织。如电切镜穿越了前列腺组织而进入了膀胱则有尿液流出,但往外退镜看不到正常的膀胱颈形态及尿道黏膜。

③膀胱三角区下方损伤:放置电切镜过程中遇到前列腺中叶增生或膀胱颈后唇显著抬高,过度使用暴力致使电切镜鞘穿过中叶或抬高的膀胱颈后唇,进入膀胱三角区下方,镜下看不到正常的尿路黏膜与膀胱腔,只见蛛网状细纤维及黄色海绵泡沫样脂肪组织。这种穿孔性损伤使膀胱三角区解剖结构遭到破坏。

电切镜鞘进入尿道过程中,若发现镜下出血,窥视不到尿道黏膜或发现假道表明尿道损伤。当电切镜鞘进入后尿道部位,若镜下看不到正常的尿路黏膜与膀胱腔,只见蛛网状细纤维及黄色海绵泡沫样脂肪组织,表明膀胱三角区下方损伤。

(2)处理方法:尿道轻度损伤,若术中能在直视下将电切镜再次插入膀胱,则可继续完成手术,术后留置导尿时间应适当延长,术后密切随访,一旦发现尿道狭窄,早期处理多数可以治愈。如为前列腺部尿道的假道性损伤,只要能辨别清楚和正常尿道的解剖关系,在切除相应的前列腺组织后,即可恢复尿道正常解剖。如尿道进镜失败,只能留置尿管或做膀胱造口,至少 2 周后待假道闭合,再酌情处理尿道损伤或择期电切手术。

2. 出血

(1)并发原因及表现:虽然汽化电极在汽化同时可形成1~3mm深的凝固层从而有效减少术中出血,但是对于严重高血压、血管硬化、腺体体积巨大或者严重充血水肿及血液系统疾病患者术中也可能发生较为严重的出血。导致视野不清的术中出血主要来自动脉、静脉窦切破后因冲洗液压力高于静脉压而多数不影响视野,往往发生水中毒或术毕冲洗前列腺碎片时才发现。

(2)处理方法:术中遇到严重出血时勿因急躁而在视野不清的情况下盲目电凝止血,应先仔细寻找并辨认出血血管为动脉或者静脉及出血点的位置。镜头贴近创面缓慢移动能使视野得到改善。小动、静脉出血经过电凝处理很容易止住,遇到较粗动脉的出血则可稍许延长电凝时间,使血管残端彻底凝固。如果为包膜上的静脉窦破裂出血,电凝往往无法达到满意止血而需要迅速结束手术并行导尿管牵拉止血。

3. 穿孔

(1)并发原因及表现:TUVP造成前列腺包膜穿孔主要原因是:①术者对前列腺包膜解剖标志辨认不清或者对电切襻切割深度控制不良导致组织切割过深;②组织焦化难以识别包膜;③反复汽化某一固定位置;④前列腺炎症或者局部癌变使得腺体和包膜间的正常间隙消失。穿孔部位多见于前列腺包膜和膀胱前列腺交界处。依穿孔程度可分为先兆、部分、完全和三角区下穿孔。先兆和部分穿孔往往面积较小,表面由包膜外层纤维网和脂肪覆盖,液体外渗不会很多。完全穿孔面积较大,覆盖脂肪组织张力较小导致短时间内液体大量外渗。三角区下穿孔多发生在前列腺包膜同膀胱颈交界处,穿孔面积多较大,孔内可见膀胱肌纤维和脂肪组织,穿孔后也会引起大量冲洗液外渗。

(2)处理方法:先兆或者部分穿孔面积较小时可以适度降低冲洗液灌注压力并尽可能快速完成手术。完全或者三角区下穿孔面积较大时液体外渗速度较快,应尽快结束手术后牵拉尿管压迫膀胱颈减少液体外渗,静推呋塞米加速已吸收液体的排出。三角区下穿孔往往形成“门槛”导致尿管无法进入膀胱,可用电切镜鞘将斑马导丝置入膀胱后再引导尿管顺利进入,保留导尿时间可以适度延长。如果术中液体外渗严重,患者会有耻骨上区的疼痛和胀满感甚至下腹部明显隆起,这时应当机立断进行引流。在耻骨上区做小切口,切开腹直肌前鞘,钝性分开膀胱前间隙后放置多孔引流管。

4. 继发尿道电切综合征

(1)并发原因及表现:TURS发生率在TUVP中大大降低,但是初学者或者操作粗暴仍然可以发生。冲洗液进入血液循环的途径同TURP,主要是静脉窦、包膜或膀胱颈穿孔处及电切创面。冲洗液压力过高或者手术时间过长也会增加TURS发生的危险性。TURS通常在手术切破前列腺包膜外静脉窦后迅速发生,亦有报道 TURS 最快发生在手术开始后 20min。主要表现为全身血容量增加引起的相关症状，包括血压升高，颈静脉怒张，中心静脉压（CVP）升高，心率加快，多脏器如肺、脑水肿以及少尿、无尿等。未得到及时纠正则病程后期会出现血压下降，心动过缓等循环衰竭表现，所以及时诊断 TURS 非常重要。术中加强监测，当患者出现上述症状时立即行血气分析了解电解质浓度及血浆渗透压是否明显降低。如血清钠水平显著降低则有助于诊断。当血清钠下降至 120mmol/L 时，临床症状如烦躁、肌肉震颤、肢体运动不协调、神态恍惚等可能已很明显。当血清钠低于 110mmol/L 时，可发生抽搐、知觉丧失、昏迷、休克，甚至心脏骤停而死亡。

（2）处理方法：早期发现 TURS 并采取积极有效的处理是治疗的关键。发现 TURS 应立即排出吸收液体并保护各脏器特别是循环系统的功能。合理实施利尿，保持水、电解质平衡，吸氧抗感染等措施后大多数患者会顺利恢复。对于病情较重者，立即结束手术后送外科重症监护病房进一步治疗。

（四）术后并发症及处理

1. **拔管后尿潴留**　患者拔除尿管数次小便后便无法自解，多见于：①精阜两侧残留较多腺体形成"关门"效应；②前列腺窝未修切光整，甚至存在未切断的组织形成活瓣堵塞尿道；③前列腺尿道创面炎症，水肿；④长期梗阻导致逼尿肌收缩乏力或膀胱逼尿肌、括约肌不协调。

上述诊断不明时可再行留置尿管数日，多数患者拔管后可自行排尿。仍无法排尿者行膀胱镜或者尿动力学检查进一步明确原因后给予相应治疗。

2. **尿路感染及附睾、睾丸炎**　手术前、后保留导尿，前列腺窝内汽化凝固组织坏死导致局部抗菌能力下降，患者全身情况较差或者合并有糖尿病等都是术后尿路感染的诱因。感染还可以继发出血、急性附睾炎，甚至远期尿道狭窄。尿路或者附睾、睾丸炎症按常规治疗。

3. **术后出血**

（1）术后当日出血

①临床表现及诊断：常发生在患者送回病房不久或数小时之内，主要的原因是术中止血不完善、搬运过程中牵拉固定的导尿管松动移位。表现为导尿管引流出较浓之血性液体，如血凝块堵塞导尿管使得膀胱膨胀，患者下腹胀痛，可触摸到膨隆的膀胱。出血量较多则出现心率加快、面色苍白、出冷汗、血压下降等失血性休克症状。术后导尿管引流较鲜红血性液体，提示存在活动性出血，若出现休克症状提示大量出血。

②治疗：彻底冲尽膀胱内血凝块，重新固定牵引导尿管并接膀胱持续冲洗。如仍存在引流液呈阵发性较浓的血性液体，可增加导尿管气囊容量并密切观察直到导尿管引出液淡红。经上述处理后尿管持续引流出较浓血尿应当机立断急诊手术，电切镜下吸尽血块，仔细寻找出血点逐一止血，重新留置导尿管持续冲洗。全

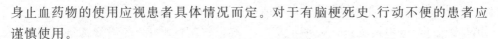

身止血药物的使用应视患者具体情况而定。对于有脑梗死史、行动不便的患者应谨慎使用。

（2）术后继发性出血

①临床表现及诊断：一般在术后1～4周发生。出血原因可能是搬重物、便秘等增加腹压的动作使创面焦痂脱落，前列腺窝感染、凝血功能障碍等。出血量较多可形成血块使排尿困难，最终导致膀胱不能很好收缩，引起更严重的出血。

②治疗：用三腔导尿管或者金属导尿管反复冲净膀胱内血凝块，血块清除干净后三腔气囊管牵引持续冲洗膀胱。若止血效果差，宜于电切镜下清除膀胱内血块，电凝止血。若残留腺体过多，必要时可汽化切除残留腺体。

4. 尿失禁

（1）临床表现及诊断：TUVP术中出血一般较少，视野清晰。损伤外括约肌导致真性永久尿失禁的可能性较TURP低。但术后可发生暂时性尿失禁，原因可能有：①术后前列腺窝局部炎性水肿，刺激外括约肌麻痹，关闭机制失灵；②术前存在不稳定性膀胱或膀胱顺应性降低；③增生腺体长期压迫，使外括约肌处于过度伸长状态；④电切尖部组织时，高频电流对外括约肌造成轻度损伤。暂时性尿失禁表现为拔除导尿管后出现尿频、尿急及轻度尿失禁，站立时尿液不自主滴出，平卧没有漏尿发生，数天至数周内症状逐渐缓解，恢复正常排尿。

（2）处理方法：暂时性尿失禁通过积极盆底肌锻炼，应用麻黄碱或者丙米嗪等药物，3个月内多能痊愈。重度或永久性尿失禁随访1年无好转，尿动力分析证实外括约肌张力低下者可行外括约肌处高分子物质注射，球海绵体肌折叠或者人工括约肌植入等手术治疗。

5. 尿道狭窄

（1）并发原因：术后尿道狭窄的发生率为2.5%～4%，通常在术后1～3个月出现尿线变细及排尿困难，并且程度逐渐加重。术后尿道狭窄包括前尿道狭窄和后尿道狭窄，二者的病因不完全相同。

前尿道狭窄多发生在尿道外口，通常因患者的尿道外口较小，电切镜相对较粗所致。引起后尿道狭窄的原因较多，包括：①患者的自身特点，如后尿道管径较小，尿道黏膜破损后的修复状况，是否易形成瘢痕组织等；②术中电切镜对尿道的机械性损伤；③电切环与外鞘短路导致尿道黏膜的电损伤；④反复电凝及电凝电流强度过大，灼伤尿道；⑤术前术后尿路感染是否得到有效地控制；⑥导尿管的粗细及留置尿管的时间长短。后尿道狭窄部位以膜部尿道远程最为常见，通常系由于在电切前列腺尖部时，电切镜外鞘前端的网孔损伤膜部尿道所致。前列腺尖部狭窄多由于电凝过度或电流短路所致，造成局部瘢痕组织增生。

（2）处理方法：术中如遇尿道外口小，建议行尿道外口切开，电切镜外鞘涂足润滑剂，缓慢地插入尿道。如遇舟状窝近端较小者，先行尿道口扩张再插入电切镜，避免尿道黏膜大面积损伤,可以降低前尿道狭窄的发生率。术前检查电切环绝缘鞘是否完整,术中避免过度电凝。对于后尿道较细的患者,在切除精阜周围组织时,要提高切割效率,尽可能减少镜鞘移动等措施可以降低后尿道狭窄的发生率。一旦发生尿道狭窄,尽早处理非常关键。因为早期组织纤维化程度不严重,定期尿道扩张通常能使狭窄消除。但如果发现较晚,已形成严重纤维瘢痕组织,导致管腔极小甚至闭锁,尿道扩张无法成功,可以行尿道内切开术,必要时可以在丝状探条引导下进行。以后再定期尿道扩张。因此,术后随访极其重要,如果发现有患者尿线逐渐变细,尽早行尿道扩张术。

6. **膀胱颈部挛缩** 术后颈部纤维增生所致,较易发生在小前列腺、慢性炎症伴纤维化的病例。表现为术后 1～3 个月出现渐进性排尿困难,尿道造影或尿道镜检查提示梗阻在膀胱颈部。对于膀胱颈部挛缩,尿道扩张不能解决根本问题。膀胱镜检查可以发现颈部质硬无弹性。单纯切除颈部瘢痕效果不佳,术后 2～3 个月会再次形成瘢痕。术中除切除瘢痕外,还需于膀胱颈部 5 点钟、7 点钟处完全切开前列腺包膜,使之不再形成一个完整的环状结构,即使再发生纤维化也不至于导致颈口缩小。建议对上述可能术后导致膀胱颈部挛缩的病例,术中同时行前列腺切开术。

7. **性功能障碍**

(1)并发原因及表现:发生在 TURP 术后的性功能障碍主要包括逆向射精、勃起功能障碍、射精管梗阻或性欲低下等改变。TUVP 后由于尿道内括约肌及膀胱颈关闭不严,射精时精液逆流进入膀胱,不能正常射出体外,表现为性高潮后精液未从尿道外口射出。术中损伤精阜射精管可造成射精管梗阻而引起不射精。经直肠超声或精道造影有助于射精管梗阻导致的不射精诊断。手术造成部分患者精神创伤,术中过度电灼或切穿前列腺侧壁包膜导致尿外渗进一步损伤两侧血管神经束均可导致术后性欲低下、勃起功能障碍。

(2)处理方法:逆向射精治疗可以行经尿道精阜电切术,但疗效不确定,麻黄碱和丙米嗪也可以治愈部分患者。射精管梗阻可以行经尿道射精管切开术。术后性欲低下、勃起功能障碍的患者除了心理治疗,适当的药物应用将会有意想不到的效果。

八、经尿道绿激光前列腺汽化术

(一)适应证与禁忌证

1. **适应证** 各种年龄 BPH 导致的下尿路症状和(或)尿路梗阻患者。

2. **禁忌证**

(1)一般健康状况和体能不适宜外科手术或有麻醉禁忌证的患者。

(2)凝血功能有障碍的患者。

（3）前列腺癌患者。

（4）急性前列腺炎患者。

（5）急性尿路感染患者。

（6）严重尿道狭窄患者。

（二）术前准备

1. 术前应根据患者情况选择下列专科检查　直肠指检；经直肠前列腺彩超；最大尿流率（Q_{max}）和残尿量（PVR）；尿流动力学检查；国际前列腺症状评分（IPSS）；性功能评分；前列腺特异抗原（PSA）；必要时做经直肠超声引导下的前列腺穿刺活检。

2. 绿激光手术的特殊物品准备　GreenLight PV 或 GreenLight HPS 激光治疗仪；光纤卡；滤光片 O.D.＝5（532nm）；激光防护眼镜 O.D.＝5（532nm），一般配备 6～8 副；连续冲洗激光专用膀胱镜（30°，22～24F，可视闭孔器，＞2mm 激光桥）；监视器、摄像系统、冷光源；冲洗用 0.9％ 生理盐水；光纤接口密封帽。

（三）手术步骤

1. 麻醉与体位

（1）麻醉：全身麻醉、连续硬膜外麻醉、局部麻醉（骶麻）、前列腺周围麻醉或者阴部神经阻滞麻醉等均可选用。

（2）体位：麻醉后取截石位。

2. 手术方法

（1）患者进入手术室麻醉后取截石位，常规消毒铺巾。

（2）GreenLight PV 或 GreenLight HPS 设备开机预热并自检。

（3）包括手术者、助手、麻醉师、护士、参观者和患者在内的所有在激光手术室的人员均需配戴激光防护眼镜。

（4）连接摄像系统、冷光源和光纤，激光专用膀胱镜连接 0.9％ 生理盐水，在可视闭孔器直视下将膀胱镜置入膀胱，先检查双侧输尿管口，膀胱颈和精阜。

（5）先将 GreenLight HPS 或 GreenLight PV 激光治疗系统设置为汽化 80W，凝固为 20W。

（6）通过激光桥信道置入激光光纤，将系统状态设置为"READY"模式开启瞄准指示光。在每一次踩下足踏开关发射激光前，要确保通过膀胱镜可以清楚地看到红色指示光和光纤顶端，且指示光一定要指向增生腺体位置。为了避免高能量的激光损伤膀胱镜体部件，光纤顶端必须超过膀胱镜的末端，在手术过程中必须可以通过膀胱镜随时看到光纤上面的三角形蓝色安全标志，而不是红色圆形标志。因此，光纤深入足够长、冲洗速度足够快是非常重要的。在没有看到指示光时，不要发射激光。

（7）先汽化膀胱颈部的前列腺中叶至前列腺包膜，直至看到前列腺包膜的横向

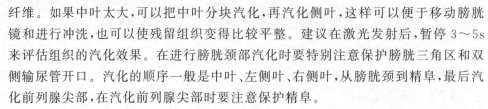

纤维。如果中叶太大,可以把中叶分块汽化,再汽化侧叶,这样可以便于移动膀胱镜和进行冲洗,也可以使残留组织变得比较平整。建议在激光发射后,暂停 3～5s 来评估组织的汽化效果。在进行膀胱颈部汽化时要特别注意保护膀胱三角区和双侧输尿管开口。汽化的顺序一般是中叶、左侧叶、右侧叶,从膀胱颈到精阜,最后汽化前列腺尖部,在汽化前列腺尖部时要注意保护精阜。

(8)手术结束的判断标准是汽化后的空腔形态和大小,以及观察到汽化至前列腺包膜的功率降低。手术结束前,再次检查膀胱颈、输尿管口和精阜,并确认是完整无损伤的,而且无明显的激光损伤。

(9)将系统状态设置为"STANDBY"模式后拔出光纤。

(10)用生理盐水充盈膀胱,然后拔出膀胱镜,按压下腹部,观察到粗壮有力的尿流流出,冲洗液清亮,即可留置 22F Foley 导尿管,结束手术。

3. 注意事项 使用光纤时的注意事项如下。

(1)开启指示光时,请仔细检查光纤是否有裂隙或缺损。

(2)整个治疗过程都要确保光纤两端同时提起,不可将光纤置于地上或者一端落在地上。保证光纤的连接端清洁干净,不能沾有任何碎屑或液体。

(3)如果光纤顶端没有超过膀胱镜,则不能发射激光。

(4)当发出激光能量时,必须时刻注意激光束的方向。

(5)不要将光纤顶端插入组织内,因为光纤在"接触"模式下的工作时间非常短。

(6)切勿直接用光纤在组织中探测或回抽。

(7)在使用光纤上的控制旋钮调整光纤位置和方向时,不要成锐角弯曲光纤,否则会使光纤折断。

(8)由于光纤是由玻璃构成的,并不是普通的机械配件,故不能将光纤置于强大的机械压力下。

(9)一旦通过适当的观察镜看到光纤顶端有断裂时,应该用镊子将其夹出,然后再用冲洗液将该区域残留的光纤碎屑及其他物质冲洗干净。

(10)有很小一部分激光从光纤的另一端发出,即背离主光束的方向。这部分反方向光束足以使得组织凝固或汽化。光纤的背面不能靠近精阜等敏感的组织。膀胱镜的喙状突能够阻止背面发出的光束损伤到这些敏感的组织。

(四)术中并发症及处理

1. 输尿管口损伤 发生输尿管口损伤的情况一般为激光汽化操作时疏忽所致,因此,手术中要确认膀胱颈、中叶和输尿管开口的位置。如果在汽化中叶和膀胱颈时没能清楚地看到输尿管开口,可以试用靛青红了解其位置。尤其在治疗巨大中叶患者时,汽化膀胱颈时容易损伤输尿管口。最关键的是在汽化膀胱颈部位腺体时一定要观察瞄准光的位置,掌握激光的定位和方向。

2. 前列腺包膜穿孔　前列腺包膜穿孔通常也是不正确操作的结果,即将激光固定在某一点持续长时间照射,尤其在膀胱颈前叶部位。因此,在操作120W激光[高功率绿激光(HPS)]时,强调采用匀速旋转操作手法,这样既可以保证创面的平整,又可以避免出现包膜穿孔。

3. 出血　120W激光术中出血分为静脉出血和动脉出血两种类型。前列腺组织和黏膜的静脉出血,可以通过膀胱镜压迫尿道前列腺部出血部位控制静脉和黏膜出血,并且要减少由于膀胱镜来回移动导致的黏膜出血,取而代之的是光纤的移动。刷照技术可以防止定点汽化带来的创面不平整而导致的止血困难。对于容易发生出血的部位汽化需要格外谨慎,如膀胱颈的后外侧、中叶和精阜周围。在出血不严重的情况下,可继续汽化,进一步汽化出血点周围将使出血停止。前列腺组织的动脉出血的典型特征是来自于腺体的搏动性出血,正确的激光操作(持续匀速旋转刷照,避免创面凸凹不平)一般可避免动脉出血的发生。发现动脉出血时可用以下方法控制出血:灌注泵加快冲洗可改善由出血引起的视野模糊,但是要避免使用出口抽吸泵,那样会引起膀胱的塌陷,进而让膀胱贴近膀胱颈部,增加激光损伤膀胱的风险。120W激光可以采用凝固模式下20W对于出血点周围进行凝固而不是对出血的动脉直接照射,原因是出血点周围组织因凝固肿胀封闭血管,而直接照射将导致视野模糊。如果以上方法均无法控制出血,可以采取BUGBEE电烙术直接烧灼出血点来止血。该设备容易通过激光桥直接作用于出血点,此时要注意的是需要将生理盐水更换为蒸馏水。

(五)术后并发症及处理

1. 尿痛　产生尿痛的原因主要是操作技术不熟练,凝固取代了汽化。凝固程度与尿痛程度是有关联的,另外避免损伤膀胱三角区也非常重要。某些特殊患者如巨大中叶增生、伴随前列腺炎、钙化和纤维化、经尿道针刺消融术(transurethral needle ablation,TUNA)或经尿道微波热疗(transurethral microwave therapy,TUMT)术后在120W激光术后出现尿痛的概率较高。术后使用1周地塞米松可以减轻症状。一般不考虑使用抗生素,除非尿液培养呈阳性。

2. 膀胱颈挛缩　激光术后出现膀胱颈挛缩可能与过度凝固组织或者膀胱颈的损伤有关,因此,激光操作过程中要避免对于膀胱颈的过度凝固和接触治疗。要避免膀胱镜在膀胱颈的来回移动,取而代之的是固定膀胱镜熟练地刷照操作运动光纤。

3. 尿道狭窄　尿道狭窄的发生与膀胱镜置镜过程中的损伤和膀胱镜的来回运动损伤有关。因此,120W激光HPS使用的21～22F膀胱镜不同于TURP的26～28F电切镜,出现尿道狭窄的概率降低。另外需要提到的是,医师术前必须要了解患者是否有过尿道狭窄病史。

4. 尿失禁　绿激光前列腺汽化术后出现的尿失禁可分为两类:尿道外括约肌

损伤导致的压力性尿失禁和慢性膀胱出口梗阻导致的逼尿肌活动过度。不同于TURP的是 120W 激光 HPS 不会影响深层组织,因此只要激光不直接照射横纹肌纤维,就不会影响括约肌功能。术中确定外括约肌标志非常重要,因此 120W 激光HPS 手术首先需要根据前后标志物汽化出一条信道,随后对于信道以外的组织要避免被汽化。与精阜同一平面的尖叶前部要小心汽化甚至避免汽化,这样也可以降低尿失禁的风险。

5. 射精功能异常 射精功能异常包括逆行射精和不射精。手术时膀胱颈部的环行平滑肌被切开或者膀胱颈加宽将导致逆行射精。120W 激光 HPS 可以实现对组织的精确汽化,在解除梗阻的同时可以保护膀胱颈肌肉纤维,从而防止逆行射精。当激光汽化深度较深时可引起精液信道受损,进而导致不射精。受损部位一般在后侧叶与精阜之间及尿道后壁。后侧叶与精阜之间汽化较深将切断射精管而导致不射精,而尿道后壁汽化较深将损伤精囊而导致不射精,因此掌握好激光操作的深度极为重要。

第三节 输尿管手术

一、经尿道输尿管残端切除术

(一)术前准备

常规术前准备,排泄性泌尿系造影、B超、CT 及 MRI 有助于诊断和鉴别诊断,膀胱镜检查以除外膀胱内肿瘤。必要时逆行性泌尿系造影和肾输尿管镜检查。

(二)手术步骤

取截石位,经尿道放入电切镜,先于管口周围 2cm 范围行电凝烧灼膀胱黏膜,再绕输尿管口周围 1~1.5cm 环形切开,直至见到腹膜外脂肪或网状疏松结缔组织,离断输尿管。如遇出血,则电凝、拔出输尿管导管。留置气囊导尿管,外接生理盐水缓慢冲洗。术中电切时应注意,充盈的膀胱液体量不宜过多,一般充盈 150ml液体即可,切除过程应注意及时排空膀胱,以免膀胱过度充盈,膀胱壁变薄,容易引起膀胱穿孔。

(三)并发症预防及处理

1. 出血 经尿道电切或激光切除输尿管下段时,液体灌注量不多,膀胱内压力不高,一般不会发生出血。如有大出血需立即电凝止血,否则视野模糊,手术难以继续下去。此时将电切环对准出血点进行电凝,止血后再继续进行切割。如闭孔神经反射引起切除过深或切破膀胱壁,损伤盆腔大血管,应立即实行开放手术止血。术后早期出血可能与痉挛小动脉重新开放有关。术后晚期出血可能由于大面积电切电凝后形成的焦痂脱落引起。

2. 闭孔神经反射　电切切除输尿管下段时,电切或电凝电流刺激闭孔神经,使其发生反射,引起股内收肌强烈收缩,导致同侧大腿突然内收、内旋,从而造成膀胱穿孔。这种闭孔神经反射可由麻醉师静脉给琥珀胆碱完全消除,这种短暂作用的、除极的肌松药能阻断肌肉神经交接处的神经冲动传导。局部封闭也能阻断闭孔神经反射。

3. 肠管损伤　罕见,可能与操作欠熟练有关。术后注意腹部体征,如果有腹胀、腹痛等腹膜刺激征时应考虑肠管穿孔的可能,应立即禁食加适当抗生素治疗,必要时行开放手术处理。

4. 感染　激光切割汽化的膀胱肌层创面愈合较慢,术后 3 个月仍有创面未愈合的情况。建议患者术后多饮水,抗生素预防感染。

二、经尿道输尿管囊肿电切术

输尿管囊肿又称输尿管膨出,是指输尿管末端呈囊性向膀胱内膨出,膨出的外层为膀胱黏膜,内层为输尿管黏膜,囊肿小者仅 1~2cm,大者几乎充满膀胱腔,呈薄壁透明包块,形似"蛇眼"。随着微创技术的发展,不论是经尿道电切或是激光手术,都达到创伤小疗效满意的结果。

(一)适应证

经尿道输尿管管口成形术治疗输尿管末端囊肿适用于中等大小囊肿,一般不超过膀胱的 1/2 大小,囊肿内有结石需要一并处理者。囊肿过大脱入尿道,可先将囊肿送回膀胱,控制感染后仍可进行经尿道手术治疗。

(二)术前准备

常规术前准备包括静脉肾盂造影(intravenous phelography,IVP)或 CTU 及 MRU 检查,必要时术前膀胱镜检查,了解囊肿的大小,有感染的病例要控制感染。

(三)手术方法

1. 经尿道置入电切镜后,先观察膀胱内情况,可见输尿管口半透明囊状膨出,表面黏膜光滑,其上可见极小的输尿管开口,仔细观察可看到一股极细的尿液自小孔内喷出。

2. 切割方法有两种,切开法和切除法。

(1)切开法:适用于输尿管口可见者,是用钩状电极(或输尿管剪刀)将膨出部切开,使输尿管口敞开。

(2)切除法:适用于输尿管口不可窥见者,有两种方法。一种是用环状电极将囊肿自基层部切除,切至与膀胱黏膜持平;另一种是用环状电极将囊肿下半部分切除,留部分组织覆盖于输尿管口形成活瓣结构,以防止输尿管反流。

3. 如有出血则电凝止血,但注意不要过度电灼输尿管口周围,以防瘢痕形成,造成输尿管口再次狭窄。

(四)术后处理

留置导尿管 1～3d，术后适当应用抗生素。嘱患者多饮水。

(五)术中并发症

术中较多见的并发症是切穿膀胱壁和出血。

因为囊壁切开后常回缩，尤其囊肿较小时，一旦切开回缩，则难以辨认囊壁。盲目深切，常易切穿膀胱壁。此时可用钩状电极，顺切口挑起囊壁，辨认清楚后在切开，使之充分敞开。插入输尿管导管也可以起到导引作用，但应注意电极勿将导管切断。如果切开过程中发现膀胱。

(六)术后并发症

1. 膀胱输尿管反流　切开过度常导致膀胱输尿管的反流，轻中度的反流无需处理，发生感染时口服抗生素对症处理即可，对于重度的反流，常需开放手术行抗反流再吻合术。

2. 再狭窄　切开的程度不够，由于瘢痕粘连或其他因素，术后再次发生梗阻。可再次经尿道输尿管末端切开或开放手术行输尿管膀胱再植术。

3. 复发　腺性膀胱炎极易复发，并有转化为腺癌的可能，所以术后应采用定期膀胱灌注化疗药物(如丝裂霉素、羟喜树碱、吡柔比星)和定期膀胱镜检查，对于新生或复发的病变可以再次腔内治疗。

4. 出血　少量出血可以保守治疗，大量出血保守治疗无效后，再行膀胱镜检及电凝止血。

第四节　膀胱手术

一、经尿道膀胱肿瘤电切术

经尿道膀胱肿瘤电切术(TURBT)是治疗膀胱表浅非浸润性肿瘤的方法，具有损伤小、恢复快，并能保留膀胱排尿功能等优点。

(一)适应证与禁忌证

1. 适应证　表浅的 T_a，T_1，T_{2a} 膀胱变移上皮细胞癌。

2. 禁忌证

(1)严重的心血管疾病。

(2)凝血机制明显异常。

(3)非变移上皮肿瘤(如腺癌、鳞状细胞癌等)。

(4)膀胱有急性炎症时。

(5)因各种原因而不能取膀胱截石位者。

(6)有尿道狭窄而不能置入电切镜者。

(二)术前准备

1.了解患者的全身情况。对患有心血管疾病、糖尿病、呼吸系统疾病等,应尽可能在术前予以纠正。

2.纠正可能存在的凝血机制异常。

3.做膀胱镜检查,以了解膀胱内肿瘤的情况,必要时需行肿瘤活检。特别注意肿瘤与输尿管口的关系,确认是否可以进行电切术。

4.准备足够的冲洗液,一般患者可选用5%葡萄糖溶液、甘露醇、1.5%甘氨酸溶液或蒸馏水。

(三)手术步骤

1.麻醉与体位

(1)麻醉:低位腰麻一般可以满足绝大多数 TURBT 手术的需求,极少数情况需要全身麻醉。

(2)体位:采用膀胱截石位。

2.手术方法

(1)置入电切镜后,首先应仔细检查整个膀胱,确定肿瘤的位置、大小、数目及分化情况(是否有蒂,是否随冲洗液的流动漂动,表面是否有坏死、钙化灶等)。

(2)从肿瘤表面开始进行切除,逐渐将肿瘤切除。对于较小的有蒂肿瘤可以从根部直接切除。对于有细蒂的大肿瘤,也应先切碎肿瘤,再做根部的切除,以便于肿瘤取出。

(3)继续切除肿瘤基底部,深度约为半个电切环的厚度,达深肌层。将这部分肿瘤标本收集,另送病理,判断肿瘤分期。

(4)切除肿瘤周围部分正常黏膜,根据肿瘤的大小,范围为1~2个电切环的宽度。

(5)仔细电灼整个切除面,可以超出切除范围1~2个电切环的宽度。

(6)收集切除下的肿瘤标本,检查无活动出血后,退出电切镜。

(7)尿道内放置三腔 Foley 尿管,止血满意者可不必持续冲洗膀胱,如切除范围较大,可用生理盐水冲洗。

3.注意事项

(1)切除肿瘤时电切环避免长时间处于通电状态。

(2)关于膀胱过度充盈,就是要注意保持出水引流通畅,避免膀胱过度充盈。

(3)基底较深的肿瘤,电切时要注意电切到看到肌纤维时及时停止避免电切过深。

(4)术中需要注意的是输尿管开口附近肿瘤切除后不要过度使用电凝。

(5)退镜前再次检查双侧输尿管开口是否清晰可见。

(四)并发症及处理

1.术中并发症及处理

(1)电切综合征(TURS):电切过程中,冲洗液通过创面被大量、快速的吸收所导致的以稀释性低钠血症及血容量过多为主的临床综合征,严重者可导致患者死亡。通常见于较大的肿瘤,手术创面大,手术时间长,术中术后监测处理不及时,其表现可为意识障碍、心律失常、恶心、呕吐、血压升高,检查可发现血清钠浓度降低。术中一旦手术时间较长均要考虑 TURS 可能,要减慢冲洗速度,急查血清电解质,如血钠较低及时补充浓钠,同时可使用呋塞米 40mg 静脉推注,必要时可多次使用,但要监测血清电解质,及早终止手术。

(2)膀胱穿孔:分为腹膜内型和腹膜外型。术中一旦发现膀胱穿孔,如视野中看到脂肪组织,或者发现膀胱肌纤维组织消失,没有基底组织,术中发现腹部膨隆或有腹膜刺激征,均要考虑膀胱穿孔。对腹膜外型穿孔来说,如果穿孔较小,可以不需特殊处理,仅留置导尿即可。对一些较大的膀胱穿孔,则需急诊修补穿孔。而腹膜内型穿孔,几乎均需手术探查修补,尤其是怀疑有肠管损伤者。

(3)输尿管开口损伤:多见于肿瘤靠近输尿管开口,电切肿瘤后电凝使用过多,以预防为主,退镜前检查是很重要的,一旦怀疑损伤,建议留置双 J 管,可以预防输尿管开口狭窄。

(4)膀胱破裂:较少见。通常见于顶壁肿瘤电切时,由膀胱内气泡爆裂导致。一旦发生,全视野模糊一片,看不清任何组织,需急诊手术修补。

(5)闭孔神经反射:在切除膀胱侧壁肿瘤时,由于闭孔神经被电流刺激,引起大腿内收肌群猛烈收缩,致使膀胱穿孔。因此,在切除该区域的肿瘤时,应特别谨慎。如果肿瘤位于侧壁,术前可进行闭孔神经封闭,具体方式是:于硬膜外或腰麻后,令患者平卧,双下肢分开 30°,用一般腰穿针于患侧(肿瘤侧)耻骨结节外、下各 2cm,针向外上穿刺,针体与大腿成 30°,针尖沿耻骨上缘刺入闭孔,深度 7~12cm,注入 1%~2% 利多卡因 10~20ml;另一种方法是静脉给予氯化琥珀酰胆碱等药物阻断神经冲动的传导。电切侧壁瘤体时一般不会发生闭孔神经反射,往往是电切到肌层时才容易发生。术中通过降低电切电流、间断触发电流等方式可减少闭孔神经反射所导致的膀胱穿孔。

2. 术后并发症及处理

(1)出血:一般是较大肿瘤切除后,止血不彻底的缘故,因此,术中肿瘤基底部及边缘仔细止血是很重要的。此外,术前尿路感染未控制,术后感染引起继发性出血也是常见的出血原因,术前准备也要完善,有感染一定要控制好之后再手术。术后膀胱痉挛也是术后出血的常见原因之一,关键是找到膀胱痉挛的原因,及时对因对症处理,可使用药物控制,如双氯芬酸钠、利多卡因等。如发现膀胱填塞,急诊手术清除血块。保持引流通畅,必要时接持续冲洗,适量使用止血药是必需的。

(2)排尿困难:以尿潴留多见,通常是膀胱损伤后收缩无力及损伤后合并尿路感染引起。处理上要保证足够的尿量,常规使用抗生素,对术前有前列腺增生症状的患者早期加用前列腺药物。膀胱颈部的肿瘤电切后可能造成膀胱颈挛缩而引起排尿困难,严重者需二次手术行冷刀切开挛缩之膀胱颈,瘢痕严重者需行瘢痕电切。

(3)腹胀:让患者床上适当活动,促进肠蠕动,肛门排气后,进食易消化的食物。

(4)不稳定膀胱:患者有频繁的尿意,可使膀胱内压力升高,导致出血,处理上适当给予镇静药,保持引流通畅。

(5)尿道狭窄:为远期并发症。通常由于尿道黏膜损伤后感染引起。处理上抗生素的使用,大量饮水预防感染。一旦发生,定期行尿道扩张术。

(6)附睾炎:原因通常为尿道内细菌经射精管及输精管逆行感染所致,可表现为阴囊疼痛、肿胀等。治疗上使用抗生素,阴囊抬高。

(7)深静脉血栓形成:多见于高龄、长期卧床的患者,脱落后可导致肺栓塞,引起猝死。主要是预防,要求患者早期活动,止血药物尽量少用或不用。

二、经尿道钬激光膀胱肿瘤切除术

(一)适应证与禁忌证

1.适应证

(1)小而多发的表浅肿瘤。

(2)已达拇指大小的肿瘤。

(3)地毯样伸展的 $T_{1\sim2}$ 期没有转移的肿瘤。

2.禁忌证

(1)严重的心血管疾病。

(2)凝血机制明显异常。

(3)非变移上皮肿瘤(如腺癌、鳞状细胞癌等)。

(4)膀胱有急性炎症时。

(5)因各种原因而不能取膀胱截石位者。

(6)有尿道狭窄而不能置入膀胱镜者。

(二)术前准备

1.了解患者的全身情况。对患有心血管疾病、糖尿病、呼吸系统疾病等,应尽可能在术前予以纠正。

2.纠正可能存在的异常凝血机制。

3.做膀胱镜检查,以了解膀胱内肿瘤的情况,必要时需行肿瘤活检。特别注意肿瘤与输尿管口的关系。

4.冲洗液可用甘氨酸溶液、生理盐水。

(三)手术步骤

1.麻醉与体位

（1）麻醉：局麻或骶麻。

（2）体位：采用膀胱截石位。

2. **手术方法**

（1）置入膀胱镜后，首先应仔细检查整个膀胱，确定肿瘤的位置、大小、数目及分化情况（是否有蒂，是否随冲洗液的流动漂动，表面是否有坏死、钙化灶等）。

（2）从肿瘤表面取活检标本，以免肿瘤过小，激光汽化后无足够标本送病理。

（3）将内置激光光纤靠近肿瘤，激光对准肿瘤及其周围 2cm 左右范围的膀胱黏膜，以一定功率（根据不同激光设置）进行汽化、切割，直至膀胱壁可见清晰肌纤维。

（4）将突入膀胱腔内的肿瘤完全切除，将切除下的肿瘤标本收集。

（5）行创面基底及创缘活检，另送病理，判断肿瘤分期。

（6）检查无活动出血后，退出膀胱镜。

（7）尿道内放置三腔 Foley 尿管，止血满意者可不必持续冲洗膀胱，如切除范围较大，可用生理盐水冲洗。

3. **注意事项**　与传统的经尿道膀胱肿瘤电切术相比较，钬激光能量无电场效应，不刺激闭孔神经，可以避免闭孔神经反射，因此极少造成膀胱穿孔、尿外渗等严重并发症。但仍应注意术中功率不宜过大，尤其处理膀胱顶部、后壁等肌纤维薄弱处时，功率<40W；术中膀胱内冲水速度不宜太快，膀胱内液体容量保持在 200ml 左右可有效防止膀胱穿孔。由于汽化层下 1～3mm 的凝固层将逐渐自行坏死脱落，故手术时不必切至深肌层，只需切至浅肌层肌纤维即可。

（四）术中并发症及处理

1. **出血**　术中出血一般是由于肿瘤较大，盲目在瘤体表面止血所致。对于较大肿瘤，应坚持逐层逐段切除的原则，从肿瘤基底部开始切除。对于较大的血管可以预先凝固，减少切除时出血。如激光穿破膀胱壁，有可能损伤盆腔血管，导致大出血，此时应立即行开放手术进行止血。

2. **膀胱穿孔**　虽然与传统的经尿道膀胱肿瘤电切术相比较，钬激光不引起闭孔神经反射，极少造成膀胱穿孔，但手术者仍应有处理膀胱穿孔的准备。本手术引起的膀胱穿孔，多是由于在膀胱薄弱部位过于追求彻底切除肿瘤，引起切割过深导致穿孔。

膀胱穿孔可以分为腹腔内穿孔和腹膜外穿孔两种类型。膀胱顶部肿瘤如切割过深即可发生腹腔内穿孔。术中应特别注意入水量与出水量是否平衡，腹部是否膨胀，以判断腹膜内有无穿孔。如出现视野中组织突然看不到，膀胱镜毫无阻力进入腹腔，应立即停止各种操作，取出膀胱镜，准备开放手术。手术中找到膀胱穿孔处予以缝合。穿孔小可不用耻骨上膀胱造口，穿孔大者需行耻骨上膀胱造口。如膀胱顶部肿瘤尚未切净，应同时将肿瘤切除。

腹膜外穿孔不需特殊处理，只要保证术后导尿管引流通畅，确保膀胱空虚，穿

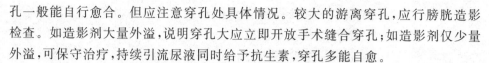

孔一般能自行愈合。但应注意穿孔处具体情况。较大的游离穿孔,应行膀胱造影检查。如造影剂大量外溢,说明穿孔大应立即开放手术缝合穿孔;如造影剂仅少量外溢,可保守治疗,持续引流尿液同时给予抗生素,穿孔多能自愈。

穿孔如能及时发现和治疗,一般均可顺利恢复,不会出现严重后果。

(五)术后并发症及处理

术后出血多是由于肿瘤切除不完全或术中止血不彻底导致。肿瘤切除后,创面不平整,有时出血点隐藏在凹陷的肌纤维间,应仔细寻找出血点。晚期出血,一般由组织结痂脱落引起,出血量一般不大,嘱患者多饮水,出血多能停止。出血量较大可放置导尿管,冲洗膀胱,必要时给予止血药和抗生素,即可停止出血。

三、2μm 激光膀胱肿瘤切除术

(一)适应证及禁忌证

1. 适应证　一般选取浅表性或可疑膀胱肌层浸润的膀胱肿瘤患者。

2. 禁忌证　T_{3a} 期以上患者。

(二)术前准备

术前行详细的检查:泌尿系 B 超、静脉尿路造影、膀胱镜检查及组织病理学活检明确诊断,对于膀胱肿瘤可疑浸润膀胱肌层的患者,给予盆腔 MRI 检查,以确定膀胱肿瘤的大致临床分期。

膀胱镜检位于膀胱三角区、三角后区及侧壁的肿瘤可行经尿道 $21\mu m$ 激光膀胱部分切除术;肿瘤位于膀胱顶壁及前壁,则可考虑行分层切除。肿瘤直径应不>3.5cm;对组织病理活检结果没有特定要求,肿瘤病理分级从有恶性倾向的尿路上皮肿瘤到高级别尿路上皮癌均可。

(三)手术步骤

1. 麻醉与体位

(1)麻醉:骶管麻醉。

(2)体位:取截石位。

2. 手术方法　置入激光切割镜后首先检查膀胱,先观察肿瘤大小、数目、形态、位置。光纤探头通过激光切割镜的操作信道,送到膀胱内,开机后调整红色激光光斑位置。

首先在距肿瘤基底周边 0.5~1.0cm 环形汽化切割膀胱正常黏膜、黏膜下层、肌层直至膀胱外层纤维结缔组织,切开后可以明显看到焦黄色肌层与灰白色结缔组织层的分界。

若肿瘤较小,则可以直接开始剥离:利用激光切割镜的尖端沿肌层与外层结缔组织层之间的疏松间隙进行钝性剥离。若遇到不能分离的纤维带,可以用激光进行汽化切割,如此操作直至整个肿瘤及其基底部位全层膀胱壁被游离。

若肿瘤较大,考虑术后肿块难以完整排出,则可以采用先剥离,后分块切除的方法:在用激光环形切割肿瘤周围膀胱壁时,先从视野近端膀胱壁开始环形切割,在远程留下 1～2mm 宽的膀胱壁作蒂,然后用激光切割镜的尖端沿肌层与外层结缔组织层之间的疏松间隙由近向远进行剥离,直至整个肿瘤及其基底部位全层膀胱壁被剥起,远程的蒂暂时保留。如是肿瘤被剥除,但位置相对固定,此时再纵行或十字切开肿瘤,使肿瘤及基底部位膀胱壁被分解为 2 块或数块后,最后切断留下的膀胱壁组织。

术后肿瘤标本使用负压吸引器经由切割镜鞘直接冲出,即可获得完整的肿瘤及全肌层的标本。标本术后送病理检查。

术后肿瘤切除部位膀胱壁呈弹坑样改变,切缘光滑。停止冲洗放出膀胱内冲洗液后,在监视器下可以看到术后部位随膀胱收缩而逐渐闭合,黏膜层吻合较好。

3. 注意事项

(1)手术中处理逼尿肌层应以钝性剥离为主,辅以激光汽化切割,使创面出血减少。

(2)在处理膀胱顶壁及前壁肿瘤时,需注意防止膀胱穿孔。由于 $2\mu m$ 激光光纤为直出光,对膀胱顶壁肿瘤的手术中操作上有一定困难,因此,对膀胱顶部及前壁肿瘤行全肌层切除要格外谨慎。

(3)术中为保持视野空间,需给予持续的膀胱冲洗,但膀胱冲洗速度过快会导致膀胱内压进一步增高,导致膀胱内液体外渗甚至膀胱穿孔,由于现有检测方法难以测控膀胱内压力,因此,在术中应尽量保持尿管通畅,给予低压冲洗。

(4)术中应尽量按照手术步骤要求,在肿瘤外围操作,尽量保证肿瘤的完整性。膀胱穿孔也有可能造成肿瘤细胞播散至膀胱外甚至腹腔内,因此在剥离肿瘤时,需准确辨认膀胱外层结缔组织,以钝性操作为主,切勿穿透。

(四)术中并发症

1. 术中出血　$2\mu m$ 激光手术中一般出血极少,若有出血,可用激光光斑对准出血点进行喷射状止血,效果良好。术后患者无需行膀胱冲洗,应根据创面大小留置尿管 7～9d,这样可以保持膀胱内空置,黏膜层对合良好,促进愈合。

2. 肿瘤细胞播散　对于较大瘤体,由于术中采用先剥离后分割切除的方法,因此,术后膀胱内有肿瘤碎屑和细胞的残存。为避免种植复发的发生,手术后应即刻进行多次连续的膀胱灌洗。通过细胞学检查可知,这样操作可有效清除膀胱内残留肿瘤细胞,降低种植复发的风险。同时手术后应即刻给予膀胱内灌注化疗,进一步消灭残存肿瘤细胞。

(五)术后并发症

1. 膀胱穿孔　经尿道 $2\mu m$ 激光手术,激光无电场效应,不刺激闭孔神经,穿透深度浅,术中发生膀胱穿孔的机会远远小于 TURBT 术,手术的安全性大为提高。术后还应保持膀胱排尿通畅。

若患者术后出现了持续膀胱痉挛并伴有血尿,进而出现下腹部胀痛;查体下腹部有压痛,有腹膜刺激征,应当考虑膀胱穿孔伴腹膜穿孔。立即进行经直肠(阴道)超声检查,明确膀胱穿孔的诊断后,应在急诊下行经腹腔穿刺引流及保留尿管通畅引流。

2. 膀胱痉挛及液体外渗 部分患者术后出现了持续膀胱痉挛,痉挛会明显增加膀胱内压力,导致术部膀胱外纤维组织局部压力增高,可能引起膀胱内液体外渗。处理上首先应给予患者足够的镇痛和解痉治疗,给予持续膀胱低压冲洗,保持尿管引流通畅。

若患者出现下腹部胀痛症状,但没有腹膜刺激征,此时应考虑出现尿外渗,急诊给予手术引流处理。

四、经尿道膀胱颈切开术

经尿道膀胱颈切开术(TUI)主要应用于膀胱颈部狭窄、膀胱颈部硬化、膀胱颈后缘增生、尿道内口闭锁和部分伴有膀胱出口梗阻的神经源性膀胱患者。男性患者大多是由于前列腺手术后再次出现排尿困难,影像学提示前列腺体积无明显增大;女性患者多为既往有尿失禁手术史或严重的生殖器脱垂等;原发性膀胱出口梗阻的患者较少见。诊断方法包括尿道膀胱镜检、尿流率测定、压力-流率测定等,表现为排尿期的低排高阻型,并除外前列腺增生和尿道狭窄。合并前列腺轻度增生的患者可联合经尿道前列腺切除(TURP)和膀胱颈部切开(TUI)进行治疗。

(一)适应证

膀胱颈梗阻,常见于膀胱颈纤维硬化症。若出现下列情况可考虑手术:①症状重、排尿困难明显;②残余尿量>50ml;③反复引起尿路感染;④慢性肾功能不全;⑤膀胱输尿管反流。

(二)术前准备

1. 术前除尿流动力学检查外,需行包括神经、代谢及妇科等方面的全面检查、排除引起排尿症状的其他因素。

2. 术前可行膀胱镜检了解膀胱颈部情况、膀胱内情况及有无结石、肿瘤等。

3. 合并泌尿系感染须充分治疗。

4. 梗阻导致的肾功能不全须先行引流并充分治疗。

5. 术前谈话,消除患者精神负担,并使患者了解手术过程及术后可能出现的情况,以配合医生治疗。

6. 术前禁食、灌肠。

(三)手术步骤

1. 麻醉与体位

(1)麻醉:采用全身麻醉或腰、骶麻醉。

(2)体位:采用截石位。

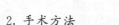

2. 手术方法

(1)用 F24 或 F26 尿道探子扩张前尿道。

(2)取出扩张器后,随即将套管和内芯放入前尿道,拔出内芯,放入已装好操作手柄的电切镜,连接冲洗液和出水导管,接好光源,直视下进镜,观察尿道和膀胱颈部情况,直至进入膀胱。

(3)观察膀胱内有无小梁形成,有无憩室,结石和膀胱肿瘤等病变。

(4)将电切镜缓缓向外移动,注意膀胱颈部的情况,膀胱颈部是否存在赘生物堵塞膀胱颈口,膀胱颈部后唇是否抬高,同时观察前列腺中叶增生情况,会否引起膀胱出口梗阻。

(5)可通过电切镜自膀胱颈部远程向近端观察,如能清晰见到膀胱三角区,则说明膀胱颈部基本没有抬高,膀胱出口梗阻不明显。同时还可嘱患者作咳嗽动作,以观察膀胱颈部的弹性情况和收缩功能。如果在进镜中发现膀胱颈部狭窄,仅见一小孔,进镜比较困难时,可先换用冷刀镜或输尿管镜插入一输尿管导管进入膀胱,然后在输尿管导管引导下用冷刀切开狭窄段(一般在 12 点钟部位或 3 点钟和 9 点钟部位切开),使电切镜能顺利进入膀胱,最后再切除膀胱颈部瘢痕组织,直至膀胱颈部后缘与三角区齐平。

(6)如果发现尿道内口完全闭塞,可先行膀胱耻骨上造口,待 3 个月后再行手术。手术时先经耻骨上造口应用膀胱镜在直视下找到正常膀胱颈口处,同时经尿道在前者的光亮或内镜碰撞组织的引导下选择定位点,将闭塞处戳开或电灼开,而后切除膀胱颈部瘢痕组织,扩大至至少 F24 电切镜鞘可通过,且膀胱颈部后缘与三角区齐平。

(7)在一些膀胱颈部瘢痕挛缩的患者,可能存在所谓的瘢痕体质,切除膀胱颈部瘢痕组织后一段时间后,很容易再次发生膀胱颈部缩窄。因此,在手术过程非常顺利,创面非常清晰,没有明显出血的情况下,可考虑应用针状电切襻,将截石位 5 点钟和 7 点钟部位的前列腺外科包膜切开,采用间断式踩踏电切电极的方式,逐步切深,直至将外科包膜切至看到白色较粗的纤维间存在部分泡沫样海绵组织即可。

(8)手术结束前,彻底止血后,用 Ellik 排空器反复冲洗,将膀胱内切除的组织碎片全部排出。

(9)取出电切镜,放入 Foley 三腔导尿管,向气囊内注水 30~40ml,调整好位置,牵拉固定,使用膀胱冲洗针筒再次冲洗膀胱,保持引流通畅,冲洗液流出的血色极淡时即可结束手术,接膀胱冲洗液进行缓慢连续冲洗。再次检查患者下腹部,观察有无外渗。

(四)并发症及处理

1. 术中并发症及处理

(1)稀释性低钠血症(水中毒):当冲洗液压力过高、手术时间过长或发生冲洗液外渗时,大量液体被人体吸收致血容量急剧增加,形成稀释性低钠血症(水中毒),如处理不及时,患者可出现烦躁不安、恶心、呕吐、血压升高、中心静脉压升高和呼吸困难等症状,出现心力衰竭、肺水肿和脑水肿等表现,此时如无明显出血,应暂停手术,及时应用高渗盐水静脉输注,同时予以强心利尿等方法使患者症状迅速缓解后,根据患者情况决定是否继续手术。

(2)术中出血:出血是初做电切手术者经常遇到的一个问题,主要是由于无法准确地找到出血点并进行电凝。盲目电凝是无法达到良好效果的,正确的方法是将电切镜尽可能接近出血点,这样水流最强,易于找到出血点;如果仍然无法找到明确的出血点,可采用逐步跟踪法,即电切镜跟踪出血的红雾团,找到出血最深的部位,在该区域用电切环压住组织,逐步电凝,发现出血点,即刻压住,如发现出血明显减弱,立刻电凝止血。一般情况下视野短暂即可转清。有时,出血点位于尚未切除的组织前面,只见红雾团,不见出血点,可以邻近的创面为参照,做残余组织的半环切除,即可发现出血点。有时创面已形成一团血凝块,但边缘仍有血渗出,可将血凝块取出后再凝血。

(3)冲洗液外渗和包膜穿孔:冲洗液外渗和包膜穿孔多由于电切过深或视野模糊时的盲切所致,初学者应尽量在视野清晰的条件下进行电切,电切时应尽量不用整环去切,而是采用半环切除法(即电切过程中用电切环的下半部分去切除组织),同时设立电切参照面;发现流速较快的出血点,应及时电凝止血,避免多处出血致视野模糊,导致被迫盲切,加大手术难度。另外,还可通过在手术过程中经常放空膀胱和检查下腹部来了解有无冲洗液外渗和穿孔。一旦发现放出液体量明显少于注入量及下腹部膀胱区和两侧饱满,放空膀胱上述体征无明显改善,就应考虑外渗和穿孔可能。如患者出现烦躁不安、脉搏加快、呼吸困难、面色苍白、血压下降等情况,应及时止血和尽快终止手术,并根据情况进行外渗部位的引流。必要时应及时转开放手术。

2. 术后并发症及处理

(1)术后再次出血:术后再次血尿,如果导尿管还未拔除,可再次给予尿管牵拉固定,一般4~6h后,即可缓解。如尿管牵拉无效,可考虑通过尿道膀胱镜电凝止血。

(2)膀胱颈部再次挛缩:膀胱颈部再次挛缩多发生在术后6周以上,临床上会出现尿流逐渐变细、排尿逐步费力的表现,严重者会出现尿液不断滴沥的表现。建议电切过程中保留一部分膀胱颈部正常黏膜,保留截石位11点钟到1点钟的顶部膀胱部分黏膜,而将5钟点和7点钟部位尽可能切开,可较好解决膀胱颈部再次挛缩的发生。在治疗方面,如发生膀胱颈部再次挛缩,可应用电切镜切开挛缩瘢痕。

(3)尿失禁:一般为术后暂时性的尿失禁,多见于女性,并非尿道括约肌损伤所致,而是膀胱颈部创面未完全修复所致,且伴有膀胱刺激症状的患者多见,基本在

1～2周内即可恢复。

（4）男性患者附睾炎的发生：主要是尿道内的细菌通过射精管、输精管逆行感染所致。临床上会出现高热，局部肿胀疼痛。急性期需加强抗炎治疗，适当辅以理疗等辅助治疗。一般2周左右可基本恢复。术中注意无菌操作以及术后应用无菌冲洗液，膀胱冲洗时注意无菌操作可减少其发生。

（5）尿道外口狭窄：发生原因可能与手术操作过程中的电切镜反复进出引起术后的尿道感染有关，如在术后注意多在尿道口与电切镜之间加些润滑剂以及术后尿道口和导尿管之间加些金霉素或红霉素软膏，可能减少尿道外口狭窄的发生。

五、钬激光膀胱颈切开术

（一）术前准备

1. 尿流动力学检查明确有膀胱出口梗阻病变，排除由神经、肌肉病变而导致的排尿困难症状。

2. 泌尿系统B超了解有无膀胱结石、肿瘤，是否伴有上尿路积水等。

3. 除外科手术术前的常规检查外，若伴有尿路感染的应行尿培养加药敏试验。

4. 可行膀胱镜检查来了解膀胱颈部的实际情况，以及从尿道至膀胱有无狭窄性病变。

5. 若同时存在膀胱颈挛缩和逼尿肌无力或伴有神经性膀胱功能障碍等病变，而患者及家属又愿意积极治疗，则应与患者和家属进行充分的术前谈话，使其了解术后可能不能达到预期的疗效。

（二）手术步骤

1. 麻醉与体位

（1）麻醉：一般采用腰麻。

（2）体位：摆放截石位。

2. 手术方法

（1）尿道至膀胱检查：一般选用0°观察镜，从尿道至膀胱进行仔细的检查，进一步明确诊断，排除尿道及膀胱内的病变。认清外括约肌，避免损伤而引起尿失禁。膀胱内更换70°镜以便观察死角。

（2）膀胱颈部切开：更换12°或30°操作镜，置入550μm光纤。钬激光功率调到40～100W以保证切割和止血均满意。自膀胱颈部5点钟、7点钟或12点钟做沟状切开。女性切割深度以切断全部环形肌纤维达浆膜层或见脂肪组织为好，男性则切开膀胱颈前列腺至前列腺包膜的深度为宜。钬激光切割完毕后，一般不会有明显出血。若发现局部黏膜出血，则可将钬激光功率调至20W进行局部止血。

（3）术后处理：一般留置三腔导尿管，以防术后膀胱痉挛出血时进行持续冲洗。导尿管气囊冲20～30ml，可稍做牵引或不牵引。

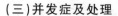

（三）并发症及处理

1. 出血 用大功率钬激光做膀胱颈部切开一般出血非常少，建议功率调到 40W 以上。

2. 尿失禁 该手术术者最需要关注的就是外括约肌平面的确认，手术中注意切割的范围。若术后出现暂时性尿失禁，可以通过盆底肌（提肛）锻炼、药物、中医针灸等疗法恢复。但若是损伤外括约肌而出现的真性尿失禁，临床处理将非常棘手，可考虑实施尿道悬吊手术。

3. 穿孔 若切割时深达尿道外浆膜层，可以肉眼分辨脂肪组织，表明膀胱颈部组织已彻底切透，此时要尽快结束手术，并且避免器械再对该处造成不必要的损伤。导尿管要确保留置到膀胱内。一般无需特殊处理。

六、经尿道腺性膀胱炎电切术

腺性膀胱炎由于泌尿系统感染、梗阻、结石等慢性膀胱刺激因素引起膀胱黏膜腺上皮化生所引起良性病变。膀胱镜下特点呈多态性，在不同患者之间差别较大，有小的局部的瘤样病变、广泛的大小不等的滤泡样改变和整个膀胱壁变厚等，同一个患者不同时期膀胱镜下的表现亦有较大差异。常常难以确定输尿管口的位置。

（一）适应证

病变范围比较局限并经活检证实后，可采用经尿道病变电切除术。

（二）术前准备

仔细进行膀胱镜检查，注意可能与腺性膀胱炎有关的疾病，如膀胱的慢性炎症、结石、梗阻、神经源性膀胱等疾病。膀胱镜下有时难以与膀胱肿瘤鉴别，因此，多点活检获得病理性诊断非常重要。

（三）手术步骤

1. 置入电切镜后，先对膀胱进行一次全面的检查，确定病变部位及范围，排除可能的合并病变，确定切除顺序。

2. 切除时应注意膀胱内灌洗液的注入量，一般以 100～200ml 为宜，膀胱过度充盈易诱发膀胱穿孔。

3. 电切一般采取由远及近的顺序进行，边切边止血，小的相对表浅的病变可以采用电凝的方法。切除的深度一般要达到肌层。

4. 疗效的关键在于深度的掌握，切除太浅很快复发，切除太深容易造成膀胱穿孔。膀胱颈口部位的病灶应完全切除，直至正常组织；膀胱三角区、底部及侧壁病变范围较大者，切除较困难时，切除顺序可从三角区向两侧切，也可以从一侧向另一侧切。

5. 位于输尿管口的病变，原则上也要切除，切除时应该使用相对较小的功率，并尽量不使用电凝，防止造成术后的输尿管口狭窄或闭锁。也可在相应的输尿管中留置双 J 管,以减少狭窄的发生。

6. 术后处理。经尿道腺性膀胱炎电切术后,常规留置三腔导尿管引流膀胱。一般无需膀胱持续冲洗,导尿管在术后 5～7d 拔除。全身使用抗生素预防感染。酌情应用止血药。术中有膀胱穿孔的患者,膀胱引流时间应适当延长,一般留置导尿管 7～10d。

7. 注意事项如下

(1)为预防膀胱穿孔,术者在术中应仔细辨认结构,一旦切除组织底部见到脂肪组织时,提示已经穿孔,应立即停止这一区域的电切。

(2)为了防止膀胱穿孔,术中应注意防止膀胱过度充盈,切除时应按常规有序进行操作,术中仔细止血,保持视野清晰。

(四)并发症及处理

1. 术中并发症及处理

(1)出血:切除浅表的组织时,血液供应不丰富,液体灌注量不算多,膀胱内压力不高,一般不会发生出血,切除血供丰富的组织时,可能出血较多,不仅会遇到静脉出血,还有可能有动脉喷血。大的出血需立即电凝止血,否则视野模糊,手术难以继续下去。此时将电切环对准出血点进行电凝,止血后再继续进行切割。如闭孔神经反射引起切除过深或切破膀胱壁,损伤盆腔大血管,应立即实行开放手术止血。

(2)穿孔:切得太深是穿孔的主要原因,电切时膀胱灌注的液体量不能太多,150ml 左右即可,以免膀胱过度膨胀,使膀胱壁变得太薄而易穿孔。闭孔神经反射是造成膀胱穿孔的一个重要原因,切除膀胱侧壁的组织时,很容易发生闭孔神经反射,膀胱胀满时更易发生。其原因是切割时电流较大,刺激闭孔神经,引起股内收肌突然强烈收缩而引起膀胱穿孔。严重的膀胱穿孔少见。为预防膀胱穿孔,术者在术中应仔细辨认结构,一旦切除组织底部见到脂肪组织时,提示已经穿孔,应立即停止这一区域的电切。

膀胱穿孔分为腹膜内穿孔和腹膜外穿孔两种类型。腹膜内穿孔多发生在电切顶壁组织时电切过深。穿孔如发生在已切除干净的组织,且穿孔小,确认无肠管损伤,可立即停止手术,放置口径粗的导尿管,充分引流,一般可自行愈合。如电切镜毫无阻力地进入腹腔,并见到肠管,应立即停止手术,改为开放手术,打开腹膜,吸净腹腔内液体及冲洗干净腹腔,寻找膀胱穿孔,予以缝合修补,同时检查肠道有无损伤腹膜外穿孔主要由电刺激闭孔神经,发生反射引起的股内收肌强烈收缩所致,以及操作不熟练、视野不清或盲目切割也可造成膀胱穿孔。腹膜外穿孔一般无需特殊处理,但应放置口径粗的导尿管,保持导尿管引流通畅即可。

为了防止膀胱穿孔,术中应注意:防止膀胱过度充盈,切除时应按常规有序进行操作,术中仔细止血,保持视野清晰。

（3）闭孔神经反射：电切侧壁组织时，电切或电凝电流刺激闭孔神经，使其发生反射，引起股内收肌强烈收缩，导致同侧大腿突然内收、内旋，从而造成膀胱穿孔。这种闭孔神经反射可由麻醉师静脉给琥珀胆碱完全消除，这种作用时间短、除极肌松药能阻断肌肉神经交接处的神经冲动传导。局部封闭也能阻断闭孔神经反射。

（4）损伤输尿管口：如果腺性膀胱炎组织位于输尿管开口处，不可避免地会切到输尿管开口，但应避免电凝烧灼，否则将来会发生开口处狭窄，如切得太深，有可能会发生穿孔。手术时如伤及输尿管开口，最好放置输尿管导管或双J管引流，可避免输尿管开口狭窄，引起梗阻及肾积水。

2. 术后并发症及处理

（1）复发：腺性膀胱炎极易复发，并有转化为腺癌的可能，所以术后应采用定期膀胱灌注化疗药物（如丝裂霉素、羟喜树碱、吡柔比星）和定期膀胱镜检查，对于新生或复发的病变可以再次腔内治疗。

（2）出血：少量出血可以保守治疗，大量出血保守治疗无效后，再行膀胱镜检及电凝止血。

七、经尿道腺性膀胱炎激光切除术

（一）适应证
局限性病灶或膀胱颈部病变影响排尿者。

（二）术前准备
除常规的术前检查外，需要行膀胱镜检查，以了解腺性膀胱炎组织的分布、大小以及与尿道的关系。准备生理盐水做膀胱冲洗。

（三）手术步骤
参照经尿道腺性膀胱炎电切术的方法处理局部病变，应用钬激光或铥激光均可，颈部的病变应切至正常组织，有膀胱出口梗阻的患者可以同时做膀胱颈部切开，三角区的病变，应切除增厚的病变黏膜，至正常的膀胱肌纤维。由于输尿管口的确切位置不易辨认，因此，特别注意避免损伤输尿管膀胱壁间段的肌层，以免术后发生输尿管口狭窄。

（四）并发症及处理
1. 术中并发症及处理

（1）出血：在切割血管较粗组织时，可将光纤离开组织1～2mm继续照射，即达到止血目的。

（2）膀胱穿孔：少见，但若操作不熟练，盲目切割亦可引起膀胱穿孔。若发生穿孔，应保持导尿管通畅，适当延长导尿管留置时间。

（3）肠管损伤：罕见，可能与操作欠熟练有关。术后注意腹部体征，如果有腹胀、腹痛等腹膜刺激征时应考虑肠管穿孔的可能，应立即禁食加适当抗生素治疗，必要时行开放手术处理。

2. 术后并发症及处理　感染：激光切割汽化的膀胱肌层创面愈合较慢，术后3个月仍有创面未愈合的情况。建议患者术后多饮水，抗生素预防感染。

第五节　尿道手术

一、经尿道尿道狭窄冷刀切开术

尿道狭窄的治疗方法较多，从简单的尿道扩张到复杂的尿道修补和利用其他组织重建尿道等。尿道扩张对严重的尿道狭窄很难奏效，有时还能造成新的创伤和假道形成。尿道内切开术是采用尿道手术刀（冷刀）切开狭窄处瘢痕组织，以扩大尿道内径到一定程度的手术。

(一)适应证与禁忌证

1. 适应证

(1)尿道内切开术的主要适应证是尿道狭窄，尤其是经尿道扩张疗效不佳或失败者，无论是前尿道还是后尿道、先天性、创伤性、炎症性、尿道下裂成形术后以及前列腺切除术后的尿道狭窄，均适合做尿道内切开术。其中单一的、狭窄段较短的尿道狭窄手术效果最好。

(2)作为辅助治疗，尿道内切开术也可作为经尿道手术的术前准备。如在尿道口径不够大或者在轻度狭窄时需要做经尿道的前列腺切除术、膀胱肿瘤切除术时，可先行尿道内切开术，使尿道有足够大的口径，允许电切镜能通过尿道。

2. 禁忌证

(1)尿道狭窄合并尿道感染、尿道周围脓肿或尿道瘘是尿道内切开术的绝对禁忌证，因为当尿道黏膜被切开时，细菌能从切口进入血循环导致菌血症，甚至发生内毒素性休克。常见致病菌是革兰阴性杆菌，如大肠埃希菌和变形杆菌。因此，在感染未被控制时不宜做此手术。

(2)尿道闭锁、多处狭窄或伴有假道者是相对禁忌证。因为上述病变往往会导致尿道切开无准确标志，或稍有出血及视野不清而不能手术。但在手术前能用B超对尿道进行检查，能较准确地了解尿道狭窄或闭锁段及假道的情况。然后在手术中采用B超引导下行尿道切开术，使这些有相对禁忌证的患者也能顺利地进行手术。

(二)术前准备

1. 术前要明确尿道狭窄的部位、长度、程度及并发症，顺行、逆行和联合尿道造影或B超检查有助于诊断。

2. 术前尿液检查应正常。尿路感染可引起纤维化和增加瘢痕形成，尿道狭窄合并有感染或尿道瘘时应积极抗感染治疗,排尿困难且有残余尿或尿潴留时应做耻骨上膀胱造口并用抗生素。曾进行尿道扩张者,应在1周后,待炎症消退再施行手术。

3. 复发性尿道狭窄应通过B超了解尿道及尿道周围纤维化程度,明确是否适合腔内治疗。

(三)手术步骤

1. 麻醉与体位

(1)麻醉:采用腰麻或用低位硬膜外麻醉,较简单的患者也可在局麻和镇静下完成。

(2)体位:取截石位。

2. **手术方法**　尿道镜鞘观察尿道狭窄情况。单纯性狭窄段尿道,即狭窄长度球部尿道在3cm以内,后尿道在2cm以内无并发症的尿道狭窄。复杂性尿道狭窄包括下列病变:①狭窄长度球部尿道超过3cm,后尿道超过2cm;②2个以上狭窄;③有结石、憩室、炎症性息肉、尿道炎或尿道周围炎、尿瘘等;④有假道。

(1)常规先插入一根4F或5F尿管导管或超滑导丝至膀胱作标志。

(2)将冷刀对准12点钟部位沿导管插入狭窄环做2点钟、4点钟、8点钟、10点钟放射状切开,深度至正常尿道黏膜或略深,注意切开前尿道不要损伤阴茎海绵体,后尿道切开时不要切得过深以免损伤直肠;如瘢痕较多,换用激光光纤,切除瘢痕组织,切除深度至正常尿道黏膜。遇后尿道闭锁者,将金属探子经耻骨上膀胱造瘘口伸向后尿道,术者左手示指伸入直肠内引导,冷刀尖纵向刺开尿道闭锁隔活动最明显处的12点钟位后,在其周边多点位放射状切开,打通闭锁的尿道隔,冷刀切割过程中,要始终保持刀头在视野内,有出血时,加快冲洗液速度确保视野清楚。当冲洗液速度减慢时出血明显,说明瘢痕组织已被切开,切开深度已够。切开长度应略超过瘢痕组织到正常尿道黏膜。

(3)尿道狭窄切开后,有时需更换激光光纤,将切开处瘢痕切除,利于术后尿道上皮覆盖生长。在内镜下通过光导纤维与组织直接接触,如膀胱镜的操作孔较大,可将光纤穿过一根末端开口的输尿管导管以增加支持和控制。传导能量25～45W,在狭窄处做全程的线状切开,或狭窄四周消融,一直到达狭窄两端正常组织处。

3. **注意事项**

(1)视野清晰的前提下,保持低压冲洗。

(2)术中要保持视野清晰,尽量让输尿管导管留在视野内,刀叶不能伸出镜鞘太多,通常保持前伸0.5～1cm。若无特殊,尽量不在6点钟处切开,因此处尿道组织薄弱,极易切穿。

(3)在进行膜部狭窄切开时,既要注意保护括约肌不受损失,又要充分切开狭窄环。此时尽量用冷刀切开,少用或不用电刀,特别是电凝。

（四）并发症及处理

1. 术中并发症及处理

（1）尿道穿孔：术中发生尿道穿孔，或形成假道，多由于狭窄环切开太深所致，穿孔后冲洗液外渗可引起阴茎水肿、阴囊水肿、尿性腹膜炎。严重者可致直肠瘘或阴道瘘。轻微冲洗液外渗早期发现，可不终止手术，一般可自行吸收；严重冲洗液外渗则应停止手术或改开放手术。

（2）出血：术中出血是最常见的并发症，也是瘢痕被彻底切开的标志。若出血量不大，可不终止手术；但尿道海绵体损伤引起的大出血，必须立即处理或停止手术，经阴茎、会阴或直肠局部压迫止血，保持膀胱造口管持续冲洗，择期再行手术。

2. 术后并发症及处理

（1）术后出血：术后出血多为切开深度过深，术后创面活动后出血，或感染继发的出血。可经会阴或阴茎压迫止血，同时积极抗感染治疗。

（2）尿失禁：若术中损伤括约肌导致的尿失禁，可行功能锻炼，轻度尿失禁通常可恢复。严重永久性尿失禁需要手术治疗或行耻骨上膀胱造口。若尿失禁原因为膜部狭窄没有充分切开，可二次手术将狭窄部分充分切开松解。

（3）术后排尿困难：多见于较长段狭窄或反复多次手术过的复杂性病例。术后定期行尿道扩张。特别要嘱咐患者术后发现尿线变细，一定要及时复诊进行扩张，时间越久，扩张效果越差。

二、2μm 激光尿道切开术

（一）手术准备

1. 术前造影或其他检查明确狭窄范围和程度。尿道狭窄的部位、长度以及严重程度与手术效果密切相关，因此术前行尿道造影或尿道 B 超了解上述细节是必需的。

2. 控制尿路感染，包括引流尿液、尿培养和抗生素治疗。尿道狭窄合并尿路感染甚至尿道周围脓肿是手术的绝对禁忌证，也是手术失败的最主要原因。因此，术前应了解尿常规情况，必要时行尿培养，如有感染，根据培养结果及药敏试验选用相应抗生素充分抗感染治疗。必要时部分患者可行股上膀胱造口引流感染尿液。

（二）手术步骤

1. 金属尿道扩张器探查狭窄的大致部位。

2. 置入观察镜鞘及 2μm 激光操作手柄，生理盐水低压持续冲洗，进镜至狭窄处，仔细观察狭窄处。

3. 辨认正确尿道腔隙后插入 3～5F 输尿管导管。在导管引导下，于 12 点钟位开始向两侧 3 点钟至 9 点钟范围，激光由狭窄远程向近端、由表面向深层，逐步汽化切除瘢痕组织。由于 2μm 激光止血效果非常好，因此在切除过程中，即使切到正常组织，也未必出血。因此，在使用 2μm 激光切除时，要仔细辨认瘢痕组织与

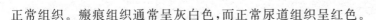

正常组织。瘢痕组织通常呈灰白色,而正常尿道组织呈红色。

4. 术后留置导尿管。

(三)术中并发症及处理

1. **出血** 首先,术中发现出血无需慌张,通常情况下这是切开深度足够的标志,可适当加大冲洗速度。若出现持续出血影响视野,说明出血较多,需及时终止手术,留置气囊导尿管牵拉压迫止血。

2. **穿孔** 通常表现为冲洗液外渗,导致阴茎、阴囊水肿,严重时可能导致尿道直肠瘘。前者术后积极抗感染治疗,数天内水肿可自然吸收。后者需要行结肠造口。

(四)术后并发症及处理

1. **术后出血** 术后出血多为切开深度过深,术后创面活动后出血,或感染继发的出血。可经会阴或阴茎压迫止血,同时积极抗感染治疗。

2. **尿失禁** 若术中损伤括约肌导致的尿失禁,可行功能锻炼,轻度尿失禁通常可恢复。严重永久性尿失禁需要手术治疗或行耻骨上膀胱造口。若尿失禁原因为膜部狭窄没有充分切开,可二次手术将狭窄部分充分切开松解。

3. **术后排尿困难** 多见于较长段狭窄或反复多次手术过的复杂性病例。术后定期行尿道扩张。特别要嘱咐患者术后发现尿线变细,一定要及时复诊进行扩张,时间越久,扩张效果越差。

三、钬激光尿道内切开术

(一)术前准备

1. 患者术前应进行尿道造影或尿道镜检查,以明确病变程度和范围。因为手术疗效一般与以下因素有关:狭窄段<1cm者效果优于>1cm者;球部狭窄者效果优于阴茎部;单处、初发者效果优于多处、复发者。

2. 合并有未控制的尿路感染和尿瘘者、狭窄段过长者(>3cm)、既往进行过2次以上内切开并经定期尿道扩张仍复发者、完全闭锁的尿道狭窄者,一般不适宜进行钬激光内切开治疗。

3. 合理使用抗生素,积极控制或预防尿路感染,避免感染导致的治疗失败。对于残余尿过多而感染不易控制或者影响肾功能的患者,可考虑先行耻骨上膀胱造口引流尿液。

4. 对于短期内进行尿道扩张的患者,应在扩张引起的炎症水肿消退后再进行内切开手术。

(二)手术步骤

1. **麻醉与体位**

(1)麻醉:可采用硬膜外麻醉或者腰麻。

(2)体位:手术时患者取截石位。

2. 手术方法

(1)激光工作参数一般设置为能量 0.6～2.0J,频率 8～15Hz,平均功率 4.8～10W,可取得理想的切开效果。

(2)尿道镜直视下观察尿道内情况直至狭窄段。正常尿道黏膜呈粉红色,富含血管且质地柔软。狭窄部黏膜呈灰白色,缺乏血管且质地致密,管腔呈圆锥形逐渐变小。

(3)插入输尿管插管或者斑马导丝通过狭窄段进入膀胱。如狭窄孔道难以辨认,可从膀胱造口管注入亚甲蓝,对膀胱加压,使得亚甲蓝液体自狭窄孔外溢,有助于术者辨认真道。或者在 B 超引导下置入引导管或导丝。必要时通过耻骨上造瘘口置入膀胱镜,以确认导管或导丝确实进入膀胱。因为一旦切开开始,可能变得模糊的视野将会为寻找真道带来极大的困难。

(4)原则上内切开采取放射状多点位切开,但根据狭窄段位置的不同切开点位有所不同。球膜部狭窄,常规选择 12 点钟、6 点钟方向,必要时加切 3 点钟、9 点钟方向;而阴茎部狭窄,一般不选择 12 点钟方向。手术成功的关键在于将瘢痕组织彻底、充分切开。如上所述,引起狭窄的瘢痕组织和正常组织较易辨认。当内镜视野下冲洗液流速减慢并开始出现少量出血时往往提示切开深度已到位,继续切开易发生穿孔或大出血。

(5)切开狭窄段尿道后,最好将狭窄段近段和远段 3mm 的正常尿道黏膜同时切开,由此形成一条狭窄段与正常黏膜之间逐渐过渡的较平整的切开槽,有利于创面愈合后形成较平滑的尿道腔。

(6)继续进镜入膀胱,若阻力不大,提示切开效果满意,则退镜后留置 F20～22 气囊导尿管。若阻力较大,则退回病变部位继续切开。

(7)留置导尿 2～4 周,拔管后注意随访观察患者排尿情况的变化(以术后初次尿流率为依据),必要时行尿道扩张。

(三)术中并发症及处理

1. 术中出血　常发生在切开正常尿道组织时。少量出血可加快冲洗液速度,若出血量较多而导致视野不清时,应及时终止手术,留置较粗的气囊导尿管,并稍做牵引。

2. 尿道穿孔　多因内切开过深引起。轻者可出现冲洗液外渗,阴茎、阴囊水肿,可行耻骨上膀胱造口引流、阴囊抬高,水肿可逐渐消退;重者可出现尿道直肠瘘,需行结肠造口手术。

(四)术后并发症及处理

1. 尿道热　由于术前尿道内存在细菌,狭窄环切开后血管床敞开,细菌进入血液循环导致菌血症的发生。患者可出现寒战、高热。因而围术期的抗感染治疗十分重要,尤其当发生出血和冲洗液外渗时,更应加强抗生素的使用。

2. 尿失禁　主要与术中损伤外括约肌有关。因此,对于膜部尿道狭窄的患者,精确切开尤为重要,避免损伤正常的括约肌组织。

3. 术后排尿困难　多见于术中瘢痕狭窄切开不彻底者,可择期再行内切开手术治疗。发生急性尿潴留者可先予留置导尿或耻骨上膀胱穿刺造口。

第三章

输尿管镜技术

第一节　概　述

一、输尿管镜技术的起源与发展

输尿管镜技术的发展是膀胱镜技术在上尿路的延伸,其在腔内泌尿外科的重要地位从它开始应用的那天起就已经确立。输尿管镜的每一步发展都来自新技术的出现。无论是硬镜还是软镜,纤维光束的引入大大缩小了镜鞘的口径。越来越精巧的操作器械同样缩小了工作管径。与此同时,扩张技术从扩张管盲目扩张到导丝引导的扩展器和气囊扩张,发展到如今的单纯液压扩张。镜下直视碎石工具也越来越多,从超声波软硬探头,液压碎石器到激光碎石器。把输尿管镜引入到易扭曲的管腔,其中许多技巧借鉴自血管介入技术。

Hugh Hampton Young 在 1912 年第一次使用"输尿管镜",他在一位 2 个月大男孩身上,用 9.5F 儿童膀胱镜观察因后尿道瓣膜导致扩张的输尿管,并一直观察到肾盂内的肾盏。1964 年,Marshall 报道使用 9F 的可弯性内镜逆行进入输尿管并观察到结石的经验,这是最早的软性输尿管镜。随后,Takayasu 和 Aso 在 1970 年的国际泌尿外科会议上报道了可弯性输尿管镜逆行观察输尿管与肾。但因为当时内镜清晰度差、缺乏冲水信道、工作信道较细等原因而不能迅速广泛使用。较早期的输尿管镜为硬性柱镜,柱镜光学系统可提供质量优良的图像,缺点是口径较大和不能弯曲。一旦弯曲,会出现新月状的黑影缺损,同时镜体粗(12~13.5F)使得进镜非常困难。到了 20 世纪 80 年代,工程技术的进步使得输尿管镜小型化,Huffman 于 1989 年报道了一款新型输尿管镜,8.5F 直径,工作腔道为 3.5F,主要采用了柱镜系统。1980 年采用染料激光的碎石器开始普遍使用,同时也促使激光为能源的其他碎石器械的发展。它最大的优点是激光探头非常纤细,对工作腔道口径要求不高,可使用更为纤细的窥镜。但此优点直到纤细型输尿管镜发明后才得以认识。追求小型化的结果是工作腔道更小,镜内置入光导纤维。光纤能使镜

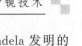

鞘弯曲而物像又不变形。Dretler 和 Cho 于 1989 年首先报道了由 Candela 发明的该类型窥镜的使用情况，该镜口径为 7.2F，内带 2 个 2.1F 的工作腔道。这种镜无须输尿管开口的扩张。目前已有小口径(6.9F)，大工作腔道(3.4F 或 2.3F)的输尿管镜问世。如今，纤细型和软硬型输尿管镜已成为主要的使用类型。

二、输尿管镜技术专用设备及器械

(一)输尿管硬镜

输尿管硬镜是目前应用最广泛的输尿管腔内器械，视角多为 5°~10°。根据长度不同可分为输尿管长镜和输尿管短镜。输尿管长镜也称为输尿管肾盂镜，长度在 40~46cm 之间，主要用于诊治输尿管和肾盂疾病；输尿管短镜长约 35cm，主要用于诊治输尿管下段的病变或女性患者。根据镜体外径不同可以分为：①输尿管粗镜，周径为 12.5~13.5F；②输尿管细镜，周径为 6.9~9.4F。目前，临床上最常用的是长度为 40~46cm 的输尿管细镜，它带有完整的镜鞘和直径较大的工作信道。进行输尿管镜检查时多用 0°和 12°的观察镜，检查肾盂与肾盏时可用 70°的观察镜。

Olympus Endoeye 电子输尿管镜采用头端芯片技术。与输尿管软镜不同的是，电子输尿管镜直接在手术操作区域获得电子图像信息，图像分辨率高，画质更为清晰，并可进行高温高压灭菌。

(二)输尿管软镜

输尿管软镜具有主动弯曲和被动弯曲功能，最大可以弯曲 270°，外径为 5.3~1.9F，长度为 65~86cm，工作信道为 1.2~4.0F，视角为 52°~75°，手柄上有灌注接口和操作开关。

目前使用的输尿管镜主要有 Olympus，Karl Storz，Wolf，ACMI 等品牌。

(三)输尿管扩张器

输尿管扩张器种类较多，下面介绍几种较常见的输尿管扩张器。

1. 锥形头的 Teflon 扩张器　该扩张器的中间可以通过导丝，其型号为 6~18F，可通过膀胱镜由小到大进行输尿管扩张，但这种扩张方法需要反复插管，容易损伤输尿管黏膜。

2. 金属橄榄头扩张器　金属橄榄头扩张器是一组可弯曲的不锈钢中空扩张器，头部为橄榄头状，其型号从 9F 至 15F 不等，同样需要反复多次扩张。

3. 串珠式金属扩张器　串珠式金属扩张器由不锈钢制成，可弯曲，其上串有 5 个大小不同的橄榄头状金属球，其型号为 9~15F，两个金属球之间的距离为 1cm，可一次性完成扩张。并且这种扩张器是中空的，可以同时注入造影剂或者置入导丝。

4. 拉杆套叠式金属扩张器　拉杆套叠式金属扩张器需要配合使用带鞘的输

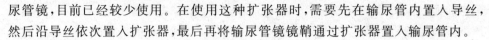

尿管镜,目前已经较少使用。在使用这种扩张器时,需要先在输尿管内置入导丝,然后沿导丝依次置入扩张器,最后再将输尿管镜镜鞘通过扩张器置入输尿管内。

5. 输尿管气囊扩张器 通常扩张后气囊的直径为 4~6mm,长度为 5~10cm。扩张时先在输尿管内置入导丝,然后在 X 线的监视下将输尿管气囊扩张器沿导丝置入需要扩张的部位,再向气囊内注入造影剂,其内压力通常为 13~15 标准大气压,在高压时进行扩张,扩张持续 1~2min。

(四)灌注设备和导丝

1. 灌注泵 灌注泵是经皮肾镜手术和输尿管镜手术的重要设备,用于扩张腔道、保持视野清晰、冲出血块和碎石。不论何种型号的灌注泵,一般均由开关电源、液泵、溢流阀、调节器(流量和压力)和显示屏组成。使用液压灌注泵时应将导水管固定于溢流阀上,通过液压灌注泵的动力作用而将静止的灌注液以一定的流量和压力泵出。灌注泵的两个重要参数——流速和压力,可根据调节器和显示屏来设定。常用灌注泵的工作流速为 300~800ml/min,压力为 6.7~33.3kPa(50~250mmHg)。根据手术的需要,可以在术中选择相应的流速和压力,但应尽量选择能满足手术需要的最低流速和压力,以免肾内压过高和灌注液外渗或吸收过多。国内产 MMC 液压灌注泵尚能形成脉冲,在经皮肾镜取石术过程中可加快取石的速度。

使用灌注泵的注意事项如下:①使用灌注泵进行输尿管镜手术时,应根据手术情况调节压力和流速;② 一般进镜时,可先将压力设定在较高值(150~250mmHg),当进入输尿管管口和通过壁间段时,再手动将压力调回到较低值(50~100mmHg);③术中可根据手术部位、手术中结石位置、结石大小及输尿管镜的长短来设定流速和压力,注意压力和流速不可过高,以免导致输尿管穿孔等并发症。

2. 导丝 导丝是多种泌尿外科内镜手术的必需器械,有多种品牌和规格,均由不锈钢丝制成。导丝表面一般有聚四氟乙烯涂层、亲水聚合物涂层等,其末端有直线形、"J"形等各种不同类型的制品。导丝长度有 80cm,100cm,145cm 3 种,直径有 0.71mm,0.81mm,0.889mm,0.965mm 4 种。按用途可将其分为引导导丝和工作导丝等,具体包括以下 4 种。

(1)软性引导导丝:软性引导导丝是纤细的弹簧钢丝呈同心轴式盘绕并焊接于细钢丝上的一种导丝。其末端极其柔软,有直线形和可以扭曲呈半径范围约为 0.3cm,角度为 180°的"J"形等不同品种。常在用细针进行肾穿刺时使用,软性引导导丝对输尿管及尿道黏膜几乎无损伤。

(2)硬性引导导丝:硬性引导导丝是在不锈钢丝上焊接弹簧丝盘绕而成的软尖的一种导丝,其末端也有直线形和"J"形等不同形状,较软性引导导丝硬,用途范围广,尤其适用于肾穿刺信道的扩张。末端为"J"形的硬性引导导丝也称为 Lunderquist 导丝。

（3）超滑导丝：表面涂有亲水聚合物涂层的导丝称为超滑导丝，其硬度介于软性引导导丝和硬性引导导丝之间，代表性产品为 Terumo 导丝和 Radifocus 导丝，适用于普通的硬性引导导丝难以插入的输尿管狭窄患者。

（4）环扭转可控导丝：末端长度为 8cm 的软尖，其后逐渐变细变硬的柔韧导丝称为环扭转可控导丝，其末端可变为各种形状，且能在肾盂内转动，可用于调整操作方向。经多功能血管造影导管或眼镜蛇导管，相对于其他导丝来说更容易进入所选择的肾盂和输尿管内。

（五）取石器

取石设备主要有取石钳和套石篮。

经皮肾镜手术和膀胱气压弹道碎石中小的碎石常用灌注泵冲出，相对较大的碎石则须用取石钳钳出。取石钳有二爪的鳄嘴钳、异物钳和三爪钳几种类型，临床上最常用的为二爪的鳄嘴钳。进行手术时有各种规格和长度的取石钳可供选择，选用时应注意取石钳的直径和长度应与现有内镜的操作系统相配合。

套石篮一般与输尿管软镜配合使用，有三钢丝、四钢丝、六钢丝齐尾套石篮、线形尖套石篮等。

（六）腔内碎石器

腔内碎石器是指可配合内镜在人体腔道内进行碎石的一类特殊器械，腔内碎石器的开发和使用极大地推动了腔内泌尿外科的发展。腔内碎石器主要是利用电能、机械能、超声波或激光等来粉碎结石。根据其碎石原理的不同，主要有如下碎石装置。

1. 气压弹道碎石器　气压弹道碎石器采用机械能碎石，由气泵、碎石机、操作手柄和撞针组成。它的原理同工业上使用的气压电锤一样，气泵中的气体被压缩后可驱动探杆（撞针）产生高速往返的撞击运动，从而击碎结石。气压弹道碎石器撞针运动幅度为 2～3mm，不产生热量。现在应用的气压弹道碎石器可调节压力大小，压力最高达 500kPa（1kPa＝7.5mmHg），其不锈钢碎石探杆有多种型号可供选择，冲击模式可选择"单发"或"连发"。气压弹道碎石器的碎石效率较高，能破碎包括草酸钙结石和胱氨酸结石在内的各种结石。在安全性上，气压弹道碎石器对尿路上皮损伤最轻。

气压弹道碎石器的不足在于碎石时结石可移动，如在输尿管镜取石术中可使结石上移到肾盂。由于撞针为硬质不锈钢钢针，不能用于输尿管软镜手术。气压弹道碎石器由于其费用相对低廉，碎石效率和安全性均较高，故较适合我国医疗单位使用。

2. 超声碎石器　超声碎石器由超声发生器、换能器、探头和负压泵等组成。超声碎石的原理是高能发生器激活后作用于压瓷晶体引起晶体的膨胀和收缩，从而产生频率为 23 000～27 000Hz 的振动能(超声波)。该能量经实心或中空的探头传导后转化为水平或横向的振动,引起钻孔效应从而导致结石的粉碎。与气压弹道碎石器一样,超声碎石器工作时也需探头和结石直接接触。由于是通过振动效应,对正常有弹性的组织损伤极小,因而使用超声碎石器相当安全。但高频振动能产生大量的热量,可对周围组织造成热损伤,所以超声碎石器工作时需用大量循环水冷却探头。现在临床上应用的大多数超声碎石器多采用中空探头,不仅可用作水循环信道,还可用来抽吸结石碎片。在探头制作上有多种型号(从 2.5～12F)可供选择使用。2.5F 的探头为实心设计,主要采用横向振动来碎石,能用于小口径的输尿管镜。

一般情况下,超声碎石的效率较高,但对于质地较硬的草酸钙结石或胱氨酸结石,超声碎石的效率较低。现代技术已将气压弹道碎石和超声碎石合二为一,以形成气压弹道联合超声碎石清石系统,该系统能将气压弹道碎石、超声碎石和灌注清石系统组装在同一个操作手柄中联合应用。体外试验显示,气压弹道联合超声碎石清石系统明显提高了碎石效率,缩短了处理结石的时间。对于大体积或鹿角形结石,气压弹道联合超声碎石清石系统较其他腔内碎石器有其突出的优点。

3. 电子动能碎石器　电子动能碎石器由发生器(主机)、操作手柄和足踏开关三部分组成。电子动能碎石器的工作原理与气压弹道碎石器的相似,不同的是电磁原理产生的能量能推动撞针往返运动。电子动能碎石器的安全性和效率均较高,与气压弹道碎石器相比还具有体积小、便于搬运和使用方便的优点。此外,电子动能碎石器的撞针运动速度较气压弹道碎石器快,且运动距离更短,因而碎石功率更高。电子动能碎石器的撞针也有各种型号(如 0.8mm,1.0mm,1.5mm 和 2.0mm 等)可供选择,其镍钛合金的撞针可与输尿管软镜配合使用。

4. 激光碎石器　U-100 双频双脉冲激光(FREDDY)是近年来问世的一种先进的固体激光碎石器,它能在较长的脉冲内(1.0～1.4μs)发出波长为 1064nm 的红外光和波长为 532nm 的绿光。在激光碎石器的碎石过程中,绿光能量被结石表面吸收形成等离子体,等离子体再充分吸收红外光的能量,从而产生机械能冲击波将结石粉碎。由于两种波长的共振使 FREDDY 产生的冲击波功率极高,故能在短时间内粉碎各种结石,且 FREDDY 采用的是一种非热灼性的工作方式,术中不会产热,不会损伤镜体。由于正常的软组织不吸收上述两种波长的激光,因此 FREDDY 的安全性极高,在碎石过程中不会造成尿路组织的损伤。此外,FREDDY 提供的石英光纤柔软度较好,弯曲直径可细至 10mm,可与输尿管软镜更好地配合使用。

(七)活检钳

活检钳包括输尿管硬镜活检钳和输尿管软镜活检钳,一般用于检查输尿管或肾盂时钳取可疑病变组织,进行病理检查。

(八)输尿管导管

输尿管导管(外支架管)为一端有侧孔的直管,广泛应用于泌尿外科的各种检查及操作中,如暂时的尿液引流、逆行输尿管肾盂造影检查、逆行肾造影及经皮肾穿刺、引导输尿管镜进入输尿管、协助导丝的置入、上尿路细胞学检查等。行输尿管镜检查后,如果输尿管未见明显狭窄及输尿管镜操作未引起明显的输尿管损伤,可以留置输尿管导管 3~5d,待炎性水肿消退后再取出,以避免因输尿管黏膜水肿引起尿液引流不通畅而发生腰痛、感染等。输尿管导管在上尿路造影中能起到桥梁的作用,可明确上尿路的结构与形态。在经皮肾穿刺中,可通过留置在输尿管中的输尿管导管建立人工肾积水或注入造影剂及生理盐水,以起到指导肾穿刺造口的作用。有时输尿管导管也能够发挥独特的作用。如在输尿管上段结石的经皮肾镜取石过程中,可通过输尿管导管逆行注入用于灭菌的生理盐水能够将碎石冲回肾集合系统,从而避免了结石的下移,不但加快了取石速度,而且还提高了结石清除率;在重度肾积水的经皮肾镜手术中难以寻找到肾盂输尿管连接部(UPJ),或者由于穿刺角度问题难以进入输尿管上段放置内支架时,可以考虑逆行经输尿管导管插入导丝后进入肾集合系统,这样就起到了引导的作用,但是前提是输尿管导管末端是开口的,因此,可以在经皮肾镜手术中常规逆行插入剪去末端成直开口的输尿管导管。

此外,头端呈橄榄头状的输尿管导管能够避免插入时的损伤,头端呈锥形的输尿管导管则利于逆行将其插入输尿管。

双腔的 Dual Lumen Catheter 导管能够同时通过导丝和利用另一个信道注入造影剂,还可以在经皮肾镜碎石取石术(PCNL)时放置两条导丝(安全导丝和工作导丝)。

近 UPJ 段留有气囊的输尿管导管在注入气囊后能够堵住 UPJ,能够方便建立人工肾积水,有助于经皮肾穿刺,同时彻底避免术中结石的下移。

(九)输尿管支架

输尿管支架为输尿管的梗阻提供了引流的条件。不论是腔内的梗阻,还是腔外的梗阻,尿流主要沿着输尿管支架与输尿管之间的间隙流动,输尿管支架不仅能起到被动扩张输尿管的作用,同时也在修复损伤的输尿管过程中减少了输尿管狭窄的机会。

理想的输尿管支架应该具有以下几个特征:①容易置入和拔出;②在输尿管内不易移位;③具有较强的抗张力;④有较多的侧孔,以利于引流;⑤生物兼容性好,能够在体内留置较长时间;⑥价格低廉。

现临床用的输尿管支架多由复合材料组成,在添加了金属盐之后,更有利于术后的 X 线检查及随访,另外,交联的结构也提升了聚合材料的韧性与力度。所有的输尿管支架停留在尿液中最终都会形成生物膜,生物膜的成分主要包括电解质、蛋白质、细菌微生物等,而被遗忘的输尿管支架作为医源性异物,最终可能会形成结石或合并感染,因此,应当注意术后适时取出体内的输尿管支架。输尿管支架外表的亲水涂层能够方便输尿管支架的置入,同时也能够减少输尿管支架上结石垢的生成,使得组织兼容性更好。

金属支架能够有效地解除尿路梗阻,而且组织兼容性也比较好。传统的金属支架一般能够留置 1 年时间,最近有一种镍钛合金支架,具有更好的组织兼容性和记忆能力,在某些患者体内能够留置 5 年时间。

目前,大部分输尿管支架都有 2 个"J"形尾端,而不是以往的单"J"形尾端,这样能够防止输尿管支架的移位,部分输尿管支架的远程连接有丝线,能够留在尿道外,可避免拔管时再次手术,但是往往会带来严重的膀胱刺激征。

目前,有一种特别设计的近端粗(直径为 7F)、远程细(直径为 3F)的内支架管,它能够明显减少膀胱刺激征。

另有一种腔内肾盂切开用支架:近段直径为 12～14F,远程直径为 6～7F,近段较粗有利于伤口的愈合,远程较细避免了留置支架导致的相关不适症状。

(十)其他设备

1. 可以用于肿瘤电切的输尿管电切设备,包括电切环、电凝电极等,电凝电极尖端一般为 2F。

2. 用于输尿管狭窄切开的冷刀。

3. 帮助输尿管软镜置入的输送鞘。

三、输尿管镜设备保养及维护

(一)输尿管硬镜设备保养及维护

1. 常见的不当操作致输尿管硬镜损坏的情况

(1)避免过度弯曲造成的镜体损坏,甚至折断。此类情况多见于上段输尿管疾病的处理时,特别是男性患者。

(2)避免使用钬激光碎石时,激光光纤头端未超过镜端,或者在未见激光指示光的情况下,发射激光而损坏输尿管镜。

(3)避免镜体已有弯曲的情况下,使用弹道碎石,此时碎石杆部分力量作用于镜体,易损坏镜体。

(4)避免使用输尿管镜作为支撑点,通过镜压住碎石杆,再压住石头碎石。

(5)避免近距离打石,碎石杆或激光光纤必须伸出镜子信道口外 8～10mm 才能开始工作。否则碎石杆头端在运动时除了前后冲击还有横向抖动,会使前端镜头损坏。

(6)避免导丝抽出速度过快,否则切割镜信道口,成齿状。

(7)避免使用超声波机来清洗窥镜,否则损伤镜子。

（8）使用过程中避免输尿管镜被暴力撞击或跌落等。

（9）避免清洗、消毒、运送、储存等过程中的损坏，尽量避免高温高压消毒，影响镜子使用寿命。

2. 设备保养及维护

（1）清洁维护：遇感染性手术，手术器械应先用含 500×10^{-6} 有效氯浓度的速消净浸泡 30min；清洗输尿管硬镜和取石钳时，钳端齿槽应小心张开，钳端不能碰硬物，输尿管镜内腔用小软刷刷干净黏着物，并用高压流水冲洗。清洗时应轻拿、轻放，不可投掷，以免损坏。

（2）常规保养：经彻底冲洗后，用柔软、吸水的布擦干净取石钳体及输尿管镜体，把镜腔及关节、接头、灌注泵的管道内水分用虹吸机彻底吸干，于钳齿和钳尾关节涂油防生锈，并单独存放，固定放置于专用柜内。

（3）光导纤维束和摄像头：用 75％乙醇纱布抹去血迹及污迹，应无角度盘旋放置（直径＞15cm），注意保护摄像头。

（4）腔内弹道碎石机和灌注泵：碎石机使用后将余气排尽，使压力为 0，碎石杆与碎石手把用 75％乙醇纱布擦干净备用。用清洁布擦干净碎石机和灌注泵，套上专用保护套，放置于阴凉与干燥处。

（5）摄像系统、光源：放置于专用柜内，使用前抹去表面灰尘，使用时注意散热条件，手术后抹净外壳待机器冷却后关上柜门。注意保护好接头等处。

（6）输尿管镜是泌尿科不可缺少的仪器之一，输尿管镜的消毒很重要。我们选用 2％强化戊二醛溶液浸泡，具有快速杀灭各种微生物和芽胞，又不损坏透镜，且不影响内镜灯泡的亮度。为保证其消毒效果，我们采用的浸泡时间在 1h 以上，使用后的戊二醛溶液必须加盖保存，每次浸泡时应尽量减少清水的带入，保持有效浓度。

（7）为确保完成手术的每一步骤，为此，需专人管理，定期检查，定位放置，建立使用登记本，记录使用时间、使用人员、仪器运转及维修情况。为了提高使用率、完好率，降低故障率，操作者要熟练掌握有关仪器的性能和用法，严格按操作规程执行。保持有关仪器的良好状态，对确保手术顺利完成是十分重要的。

（二）输尿管软镜保养及维护

输尿管软镜价格昂贵，结构精细，活动部件及塑料部件多，较输尿管硬镜易损坏。对其损坏类型和可能原因进行分析后认为，28％的损坏是因为激光使用时离镜体太近或根本就在镜体内，72％的损坏是非手术的原因：储存、清洗、消毒、包装、运送。因此，输尿管软镜的正确使用及保养就十分重要。

1. 手术操作的注意事项

（1）术中应该确定激光光纤头端与镜端保持至少 2mm 距离，光纤远程的指示光应始终打开，使得光纤远程能被操作者看见。

（2）插入光纤时应将弯曲的镜头端先复位。

（3）应尽量使镜体保持伸直状态，不要过度地扭动镜体，入镜时应在导丝的引导下进行。

（4）没有看见光纤时，足不要放在足踏上。

（5）小心拿镜，以防掉落。

2. 术后的保养及维护

（1）术前和术后都要进行常规测漏。

（2）应避免扭结或压缩镜体，输尿管软镜应储存于特制储镜盒内，且要单独放置，勿与其他器械同放于一个盒子里。

（3）输尿管软镜应该每 6 个月检修 1 次。

（4）应该按生产者的指定方法进行输尿管软镜的消毒。

（5）一旦输尿管镜出现问题应该及时修理，不要继续使用。

（6）每一个输尿管软镜都要建立一个使用档案。

第二节　输尿管镜手术

一、输尿管内镜解剖

(一)输尿管的大体解剖

输尿管是一对扁而细长的肌性管道，左右各一。成年人输尿管长 25～30cm，两侧长度大致相等。其管径粗细不一，平均 0.5～1cm。

输尿管可分为腹段、盆段和壁内段三部分。腹段与盆段以骨盆上口平面为界。临床上常将其分为三段，上段从肾盂至骶髂关节上缘，中段为骶髂关节上下缘间，下段为骶髂关节下缘至膀胱入口处。

腹段输尿管位于腹膜后面，为腹膜外器官，自肾盂末端起始后其沿腰大肌前面斜向外下行走，周围有疏松结缔组织包绕，形成输尿管周围鞘。约在腰大肌中点的稍下方处，男性的输尿管经过睾丸动脉的后方，与之成锐角交叉，而女性的输尿管与卵巢血管交叉。左侧输尿管的上部位于十二指肠空肠曲的后面，左结肠血管由其前方跨过；在骨盆上口附近时，经过乙状结肠及其系膜的后方，于乙状结肠间隐窝的后壁内下降；进入骨盆腔后，经过左髂总血管（主要是髂总动脉）下端的前面。右输尿管上部在十二指肠降部的后面，沿下腔静脉右侧下降，右结肠和回肠的血管从其前方跨过；于骨盆上口附近，经过肠系膜根的下部和回肠末端的后方下降，入骨盆后经过髂外动脉的前方。

盆段输尿管长度较腹部稍短，在腹膜外结缔组织内、沿盆腔侧壁经过，首先向下后外方，经过髂内血管、腰骶干和骶髂关节的前方或前内侧，然后在脐动脉起始部、闭孔神经及闭孔血管等结构的内侧跨过,约至坐骨棘平面,转向前内方,经盆底上方的结缔组织到达膀胱底。在盆腔,男性输尿管接近膀胱时,有输精管跨过其前方,以后输尿管经精囊前方进入膀胱。女性输尿管在跨越髂血管时,行经卵巢悬韧带(内藏卵巢血管)的后内侧,输尿管进入盆腔后,行经卵巢的后方,在接近膀胱时,有子宫动脉经它的前上方与它交叉,在该处附近结扎子宫动脉时易伤及输尿管,是妇科手术时输尿管容易受损的部位。

膀胱壁内段斜穿膀胱壁,长约 1.5cm。当膀胱充盈时,壁内段的管腔闭合,加之输尿管的蠕动,因此,有阻止尿液从膀胱反流到输尿管的作用。如果壁内段过短,则可发生尿液反流。该段输尿管在儿童时期较短,因此也有尿液回流现象。

输尿管位于腹膜后间隙。左右各一,起自肾盂末端(约平第 2 腰椎上缘水平),终于膀胱。输尿管全段直径粗细不一。狭窄部位可分上、中、下三处:上狭窄部,在肾盂与输尿管的移行处(在第 1～2 腰椎之间);中狭窄部在骨盆上口,输尿管跨过髂血管处;下狭窄部在输尿管进入膀胱处,是输尿管的最狭细之处。

输尿管的走行并非垂直下降,全长有 3 个弯曲:①第 1 个弯曲在输尿管上端,为肾曲,位于肾盂与输尿管的移行处;②第 2 个弯曲在骨盆上口处,为界曲,呈 S 形,由向下的方向斜转向内,过骨盆上口后再转向下方;③第 3 个弯曲在骨盆内,输尿管壁内段与盆段的移行处,为骨盆曲,由斜向内下转向前下方,为凸向后下方的弯曲。

(二)输尿管的血管、神经、淋巴管

输尿管的血供丰富。输尿管腹段血供主要由肾动脉供给,每侧有 3～9 条,右侧稍多于左侧。输尿管盆段的血供较腹段更多,除来自髂内动脉和膀胱下动脉外,在男性还来自精索动脉及睾丸动脉,在女性则来自卵巢动脉和子宫动脉的分支。膀胱下动脉分支还分布至输尿管壁内段和膀胱三角的大部分。输尿管动脉进入管壁后,外膜下相互吻合,并穿入肌层,在黏膜下形成血管网,然后集合成静脉离开输尿管。输尿管的静脉汇入上述动脉的同名静脉后,经髂总静脉或汇入腹主静脉回流。

输尿管的淋巴管起始于黏膜下、肌肉和外膜淋巴管丛,互有交通。输尿管上段淋巴液引流至肾蒂淋巴结或直接注入主动脉旁淋巴结;部分输尿管腹段及盆段淋巴液注入髂总、髂外或髂内淋巴结;壁间段淋巴液注入膀胱或腹下淋巴结。

二、输尿管镜操作前准备

(一)输尿管镜的适应证和禁忌证

1. 适应证

(1)治疗性适应证:①输尿管中、下段结石;②体外冲击波碎石术(extracorporeal shock-wave lithotripsy,ESWL)治疗失败后输尿管上段结石;③ESWL 后的

"石街";④结石并发可疑的尿路上皮肿瘤;⑤X线阴性的输尿管结石。

(2)诊断性适应证:①尿路移行细胞癌的活检;②X线检查发现充盈缺损或梗阻;③单侧输尿管喷血或细胞学阳性;④上尿路肿瘤保留器官手术后复查。

(3)其他基本的治疗:①输尿管梗阻或窦道放管;②取出异物,如取出移位、断裂的输尿管导管或双J管;③有选择的肿瘤切除;④狭窄段的扩张或切开。

2.禁忌证

(1)不能控制的全身出血性疾病。

(2)严重的心肺功能不全,无法耐受手术。

(3)未控制的泌尿道感染。

(4)严重的尿道狭窄,腔内手术无法解决。

(5)严重髋关节畸形,截石位困难。

(6)盆腔外伤、手术或放疗史。

(二)输尿管软镜的适应证和禁忌证

1.适应证　主要应用于髂血管以上的输尿管、肾盂、肾盏的检查及治疗。

(1)诊断:①原因不明的血尿及腰痛,下尿路检查未见异常者;②影像学检查中的上尿路占位病变性质不能明确者;③尿脱落细胞学检查阳性。

(2)治疗:①ESWL定位困难的、X线阴性肾结石(<2cm);②ESWL术后残留的肾下盏结石;③嵌顿性肾下盏结石,ESWL治疗的效果不好;④极度肥胖、严重脊柱畸形,建立经皮肾镜碎石术(percutaneous nephrolithotomy,PNL)通道困难;⑤结石坚硬(如一水草酸钙结石、胱氨酸结石等),不利于ESWL治疗;⑥上尿路占位性病变的腔内烧灼切除,包括低分级或低分期的上尿路上皮肿瘤和良性的占位,如输尿管息肉、血凝块等;⑦上段输尿管狭窄的腔内治疗。

2.禁忌证

(1)感染表现严重,术前已确定患侧肾积脓。

(2)结石远程输尿管明显狭窄或闭塞。

(3)合并先天畸形需要手术矫正者。

(4)肾结石体积较大。

(三)操作前准备

泌尿外科医生在操作前要通过病史、体检、X线等各项检查明确进行输尿管镜检查或治疗的目的。包括腹膜后或下腹部有无病变,是否累及输尿管等。重读患者尿路平片及造影片,必要时行逆行输尿管、肾盂正侧位造影,以全面了解患者的输尿管立体解剖,掌握患者的输尿管走行特点、屈曲和狭窄部位,以减少并发症和失败的可能性。

患者需接受各种实验室检查。包括血常规、电解质、出凝血时间、肝肾功能、血糖、尿常规、尿培养等。培养如有细菌生长应在术前给予抗生素治疗。老年人应做心电图及胸片检查。术前要向患者家属全面介绍操作目的、过程、可能出现的问题及对策等，应讲明输尿管肾镜本身是一种较新的技术，可替代部分开放性手术，但这种技术可能由于各种原因并非能达到100％成功。有时需要进行第2次，有时还可能需要外科手术。进行输尿管肾镜检查或治疗可能会出现的主要并发症是急性肾盂肾炎和输尿管损伤。预防急性感染的发生除注意无菌操作外，术前要给予抗感染药物治疗，已有泌尿系感染者应根据细菌对药物敏感性选择抗生素，在尿培养转阴性后再手术。术后留置输尿管导管引流3～14d并继续抗感染治疗3～5d。输尿管损伤应根据损伤程度及时处理，轻者仅留置输尿管导管3～7d，重者需即刻开放性手术。但绝大部分患者无需开放手术。告知患者在术后常可出现血尿，下腹痛或不适感，偶有胁腹痛，24～48h后即可缓解。同时也可辅以止痛药等对症处理。

　　为了很好地进行输尿管肾镜的检查，术前做好器械准备也很重要，首先要明确患者需进行什么样的检查和治疗，根据检查的要求准备好所需的设备。输尿管肾镜等其他附件可以用甲醛蒸汽消毒或戊二醛液浸泡消毒，而监视系统摄像头，导光索以及碎石治疗折手柄等再用乙醇擦拭消毒即可。由于输尿管肾镜及其附件都较长，做输尿管肾镜检查时所用的器械台要足够大，消毒包布要遮盖器械台的周边，防止所用器械被台下人员碰及或污染。所用的附件，检查前要一次性备齐，以防检查过程中中途找器械而增加患者的痛苦及输尿管损伤的可能性。

（四）体位与麻醉

　　1. 体位　体位通常采用截石位，也可采用改良截石位，即健侧下肢抬高，患侧下肢下垂。改良截石位可致远程输尿管前移、骨盆向患侧倾斜，以及导丝与输尿管管口的角度由锐角变为钝角，使输尿管镜插入相对容易；同时，由于患者的健侧髋部充分外展，使医生的操作空间更大，但该体位对髋关节活动受限的患者禁用。

　　2. 麻醉　行输尿管肾镜操作时可采用腰麻、蛛网膜下隙麻醉、硬膜外或全身麻醉。近年来亦有报道采用局麻者。全麻者术前给予阿托品及镇静药，操作期间患者可能会出现恶心、躁动，这时输尿管肾镜或碎石器械易损伤输尿管。有时输尿管不够松弛则影响操作，而腰麻即使术中不用阿托品等药物，肌肉松弛也较满意，插管较顺利。此外腰麻操作简便，无需特殊条件与设备，对于一般的检查和治疗，腰麻的时间已足够，为了减少输尿管扭曲，有时需采用头低位，此时要注意血压的变化，要经常询问患者腰部的感觉，以尽早发现输尿管肾盂内压力过高或灌注液溢出。

三、输尿管镜的操作方法

（一）输尿管镜的插入方法

由于现在所用的输尿管肾镜较细，F8/9.8 的输尿管肾镜大多数情况下，在导丝的引导下可直接插入输尿管,而无需先行输尿管口的扩张。经尿道插入输尿管肾镜,找到输尿管开口并插入导丝。使输尿管镜、壁段输尿管能处于一条直线位置,旋转镜体180°,其斜面向上与输尿管口上唇相对,用镜端挑起导丝,从而输尿管口上唇也随之抬起、显露输尿管腔。手持镜体慢慢推入输尿管口内,一旦进入输尿管口将镜体转回令其斜面向下,使输尿管腔位于视野中心,顺其管腔将输尿管镜推进,通过壁段输尿管时可能稍紧,应均匀用力,在穿过壁段时常有"突破感",随之可见到具有光滑黏膜较宽的输尿管腔。此时将输尿管镜向后侧方推进,再转向前内侧。在推入镜体时一直在直视下进行,生理盐水灌注液连续冲洗。灌注瓶液面在肾水平上30cm处。镜体穿过壁段输尿管时,灌注液速度应减慢,避免压力过大将结石推向肾盂或术后发生胁肋、腹痛。

在镜体插入过程中应认清几个重要标志。输尿管镜插至盆腔段输尿管时一般阻力不大,在输尿管跨过髂总动脉时,其走行发生变化,需下压镜尾使镜端上抬,才能看到管腔,同时也能见到输尿管壁出现脉冲搏动,这是髂动脉搏动传导的结果。输尿管镜进入输尿管上段时,可观察到输尿管随呼吸移动,吸气相时输尿管随横膈和肾下移,输尿管通路可出现角度,呼气相时输尿管伸直,便于镜体推进。输尿管中下段因相对固定,不能观察到此时变化。输尿管镜推至肾盂输尿管连接处,可看到有环状隆起,进入肾盂后可观察肾盂及肾上盏。

输尿管镜操作成功的关键之一是视野清晰。术间可能由于输尿管屈曲或镜体紧靠输尿管壁而看不到管腔,只要将镜体稍向后退并转换方向或将镜端上下左右稍稍移动,就可以重新找到管腔。操作期间也常因出血、血块或碎石片等影响视野;遇有较大血块或碎石可用异物钳取出,也可用注射器直接通过工作隧道注入生理盐水冲洗,或取F4输尿管导管插入超过镜端1～2cm引流不断冲洗的生理盐水,往往就能使视野清晰。值得强调的是只有看清管腔后才能将镜体前推,否则会造成输尿管穿孔等严重并发症。

在操作过程中也常会遇到输尿管扭曲。如输尿管跨过髂血管时,输尿管积水折曲等而增加插入困难。大部分通过轻轻旋转移动输尿管肾镜可以克服。如操作不当可造成损伤。因此,设法使扭曲的输尿管变直也是成功的关键。还可以调整检查台,使患者成头低臀高体位或助手从肋缘下加压,使患侧肾向横膈移位,约80%可成功地使输尿管伸直。另外也可取前端较软或呈J形导丝通过弯曲部分。该导丝较硬部分通过弯曲输尿管时就使之伸直。可通过导丝将输尿管导管、套石篮等插入,再将输尿管镜顺其推进。上述处理仍不能进入时,可插入F7,长1cm气囊导管至扭曲输尿管下方,气囊内注入盐水1ml胀满后,轻轻下拉导管,从而牵引下段输尿管下移而使弯曲段伸直,再将导丝插入。该操作应注意气囊位置(可注入造影剂),不可用力回拉,以避免出现套叠,气囊内充液压力不易过大,否则会导致穿孔。

在遇有输尿管狭窄时,输尿管壁可能紧紧束缚镜体前端,强行向前推进就会连同输尿管壁一起套入形成鸟嘴样套叠或造成撕脱、断裂穿孔等。因此,在遇有阻力时切忌用暴力。最好用气囊扩张导管或金属扩张探子扩张狭窄段。可以用 F3 气囊扩张导管(气囊直径 6mm,长 4cm),经输尿管肾镜隧道,直视下使气囊恰好位于狭窄段,气囊内慢慢注入液体,持续扩张 15～30s。扩张后取出气囊导管,重新插入输尿管镜,通常会较容易地通过狭窄段。采用金属探子扩张法,需要在 X 线监视下和导丝引导下进行。如果扩张后,输尿管镜仍不能通过狭窄段,应放弃操作而改用软性输尿管镜或其他方法。也可设法用灌注液或二氧化碳气体将结石推至肾盂,再改用体外冲击波碎石术。

(二)输尿管扩张

随着输尿管镜临床应用的经验积累以及相继出现的各种扩张输尿管器械的不断改善,输尿管扩张的方法也逐渐趋于向简单化和无损伤的方向发展。

1. 留置输尿管导管法　据观察输尿管内留置导管 24～48h 后,能阻止输尿管的蠕动,在插入输尿管镜前,去除留置的导管,操作时就不必扩张输尿管。该法要求在术前 1～2d 留置输尿管导管,如输尿管远程有结石梗阻或狭窄,导管不能通过则不能采用。

2. 输尿管导管引导法　通过输尿管镜内工作隧道放入橄榄头输尿管导管并伸出镜端 2～3cm。在输尿管导管引导下不必扩张输尿管口,将输尿管镜随之边插边进推入输尿管内。前行导管可分开输尿管壁、扩张输尿管,也能使弯曲成角的输尿管伸直。但该操作也有弊端,即输尿管远程结石阻塞或狭窄时不能采用;输尿管导管影响灌注液体进入使视野欠清晰;输尿管弯曲角过大,导管强行进入易引起穿孔;导管进入时可推动结石上移。

3. Teflon 和聚乙烯扩张法　锥形头 Teflon 扩张器的中心可通过导丝。其型号为 F6～18。扩张探子需通过较粗的膀胱镜反复交替由小至大进行扩张,扩张至 F11～12 号以上时,要先取出观察镜,置入扩张器后再放回观察镜。扩张时可能会造成输尿管黏膜出血与损伤。

具体方法是通过膀胱镜将 F8 输尿管导管插入输尿管口,导丝穿过输尿管导管进入肾盂,去除输尿管导管,将气囊导管插入输尿管口并扩张壁段输尿管。重将 F8 导管通过导丝插至中下段输尿管内,取出膀胱镜。在 X 线荧光屏监视下,F10 及 F12 同轴扩张导管顺 F8 导管插入输尿管下段。取出 F8 导管,在 F12 鞘内放入第 2 根导丝(安全导丝)。再取出 F12 导管,输尿管内已留有 2 根导丝。至此将 F8～18 同轴扩张导管逐个沿其工作导丝接连插入至输尿管下段,最后将 F20 管鞘插入输尿管口,将 F8～18 导管全部撤出,只留 F20(或 F18)管鞘。输尿管扩张完毕,输尿管镜及各种操作器械均可顺其外鞘插入,可反复进出及操作。但此法反复插管复杂,易损伤输尿管黏膜及肌层,且不适宜输尿管远程结石。

4. Nottingham 单次输尿管扩张法 此种扩张器前端直径由细至粗逐渐加大,从 F6～12,前端长约 4cm,导管中心具有信道可置入导丝,也可注射造影剂。因此,可以 1 次完成输尿管口的扩张。然而此扩张器需要较大的膀胱镜,由于前端有 4cm 长,所以输尿管远程结石嵌顿就无法进行扩张,同样也可能会造成输尿管的挫伤出血而使视野不清。

5. 金属橄榄头扩张法 是一组可弯曲的不锈钢中空的扩张器。其头部为橄榄头状,大小不等(F9～15)。中空部分可通过导丝。在输尿管远程有结石梗阻时也可用其扩张壁段输尿管。有时能使嵌顿结石松动。扩张过程也是在膀胱镜直视下进行。首先将导丝通过膀胱镜插入输尿管内,将 F9 扩张器穿过导丝放入膀胱镜鞘内,用转向器将橄榄头直对输尿管口并使膀胱镜、扩张器及壁段输尿管成一条直线。将扩张探子沿导丝慢慢推入输尿管口,一旦通过逼尿肌裂孔,常有一种"突破感",表明已穿过壁段输尿管。将扩张器取出,导丝仍留在输尿管内,按上述方法更换较大的扩张探子继续顺序扩张直至 F15 探子通过。在放入较大的扩张器时也需将膀胱镜观察镜取出,插入扩张器后再将观察镜放入,在直视下扩张。操作全过程不能用暴力,只需轻轻推动使扩张探子滑过壁段输尿管。如有结石嵌顿,导丝不能通过,可注射利多卡因凝胶 5ml 产生润滑作用以利于导丝通过。该法也需要多次反复交替扩张,并常可导致输尿管内膜损伤与出血。

6. 串珠式金属扩张器 一种可弯的不锈钢金属探子,有 5 个从小至大的橄榄形扩张球(F9～15),两球之间相隔 1cm。因此,扩张输尿管可 1 次完成。中空金属鞘可置导丝,可注射造影剂。其缺点是需要较粗的膀胱镜并需将观察镜取出才能将扩张器置入鞘内,输尿管远程结石嵌顿时则无法扩张,扩张不当可造成输尿管内膜剥脱,扩张遇有阻力,探子在膀胱内折曲,易使已进入输尿管之扩张头退出。

7. 拉杆套叠式金属扩张器 此扩张器类似拉杆天线。扩张时应先将导线插至肾盂,在 X 线荧光屏监视下将此扩张器穿过导丝一层层进入输尿管。输尿管镜外鞘再通过扩张器推进至输尿管内病变处,移出导丝及扩张器,再放入观察镜。其操作类似经皮肾镜扩张法。由于此种扩张器需选用于带鞘的输尿管镜,扩张时易损伤输尿管,加之仪器笨重、操作复杂等,一般很少用于临床。

8. 气囊导管扩张法 该法主要用于扩张输尿管口及壁段输尿管。通过膀胱镜及导丝将输尿管气囊导管置于需要扩张的部位。气囊内注入稀释造影剂,以便在 X 线监视下观察其扩张部位及程度。注射前应了解气囊容量及最大承受压力,注射应慢慢进行。最好有压力监测仪监测。扩张时间以 30s 至 2min 为宜。扩张时间过长可导致输尿管严重损伤。如注入压力过高,气囊突然破裂,输尿管压力骤然下降会引起输尿管损伤。此外不要将气囊放在结石旁,因高压气囊能将结石推入输尿管壁内而成嵌顿,甚至可将结石压出输尿管,另外,粗糙的结石也能将气囊刺破。

输尿管气囊扩张器具有不同型号。气囊直径为 F3～30,长度 1～20cm 不等。扩张输尿管远程及壁段输尿管以选用气囊直径为 F12～18,长度为 5～10cm 为宜。输尿管上段纤维化的扩张可用耐高压气囊导管(1551.3kPa OmegaNV)。扩张开始常可见到狭窄环,这是环状肌收缩所致,只要等候片刻即可逐渐消失。扩张后气囊内减压,常可使小结石带入膀胱。气囊导管的扩张往往也需要导丝引导下插入输尿管适当的部位。而输尿管远程结石嵌顿亦不宜用此法扩张。通常认为气囊的扩张比其他器械扩张对输尿管的损伤小,然而近年动物实验发现,输尿管上皮也可出现剥脱现象。气囊直径过大也会造成输尿管严重的损伤。

9. 可控液压扩张装置 该装置通过可控制的灌流泵不断产生脉冲式灌流水柱经输尿管镜进入输尿管,其液压力可达 26.7kPa(200mmHg),水流速达 400ml/min。脉冲式液压可使输尿管壁扩张,输尿管镜能较顺利进入。因此,该法不需要膀胱镜及其他扩张器,可一步完成输尿管镜操作,节省扩张时间并且术中不断灌水使视野清晰。通过黏膜血管荧光照片证实液压扩张法产生损伤也最小。然而,在术中应注意调节进水速度,过高的水压可使结石上移或造成肾实质反流,患者感到腰痛。通常可经输尿管镜再插入输尿管导管引流灌流液,使视野清晰,也可减少高压所造成的不良反应,膀胱内也应留置导尿管,以免快速灌流使膀胱过度胀满。

我们也常用手操纵式脉冲液压扩张输尿管。当输尿管镜进入膀胱并插入导丝以后,取 20ml 装有生理盐水塑料注射器与输尿管镜进水开关相接。以左手持镜,右手操纵注射器以脉冲式快速推进注射器,也能达到类似效果,但注射器内需反复充液,操作略有不便。

总之,比较上述各种输尿管扩张方法,液压脉冲式扩张装置是省时、有效且损伤性小的较理想方法。气囊导管扩张法次之,而其他各种扩张方法造成损伤较大且均有其局限性。

(三)软性输尿管镜的插入方法

1. 使用膀胱镜观察膀胱,了解输尿管口的位置和形状。

2. 扩张输尿管口及壁段输尿管:一般应用气囊输尿管导管扩张输尿管口及壁段输尿管。单纯扩张输尿管口时,可使用前端为球形的输尿管气囊导管。需要扩张壁段输尿管时,可使用前端为条状的输尿管气囊导管。

输尿管气囊导管置入输尿管口或输尿管壁段后,向气囊内注入适量水或空气,将气囊充起,留置 30s 至 2min 后,排出气囊内水或空气,将气囊输尿管导管拔除。

除输尿管气囊导管外,也可使用金属输尿管扩张器扩张输尿管口及壁段输尿管,这时应像操作硬性输尿管镜那样,先向患侧插入金属导丝,然后沿导丝逐渐扩张输尿管。

3. 向患侧输尿管插入金属导丝,将其留置于输尿管内。金属导丝要尽量插越病变部位。

4. 在 X 线电视监视下,使用 F4~12 聚乙烯输尿管扩张器沿导丝逐渐扩张输尿管。在进行这一操作时,X 线电视监视非常重要。因为输尿管较细且弯曲,如果没有 X 线电视监视,盲目扩张,容易损伤输尿管。

5. F12 输尿管扩张器扩张输尿管后,更换带可剥离导管的 F14 输尿管扩张器扩张输尿管。扩张器要尽量接近病变部位。在应用软性输尿管镜时,可剥离导管的使用是非常重要的。因为软性输尿管镜软性可弯,如果周围没有支持物,很难插入输尿管,即使插入输尿管也很难接近病变部位。

6. 将 F14 输尿管扩张器拔除,可剥离导管留置于输尿管中。

7. 将软性输尿管剥离导管内腔,插入输尿管。在观察或治疗过程中,根据需要可以部分或全部将可剥离管拔出。

(四)软性输尿管镜的观察方法

1. 输尿管的观察　观察输尿管有 2 种方法,一种方法是将软性输尿管镜置于输尿管下段,在直视下从下向上观察输尿管;一种方法是将软性输尿管镜先插入肾盂,然后逐渐回拉输尿管镜,从上向下观察输尿管。

2. 肾盂肾盏的观察　输尿管镜插入肾盂后,首先观察到的部位为上肾盏附近的肾盂,从这个部位开始从上向下观察肾盂。利用方向调节器调节镜子前端的角度,将镜子插入肾盏。也可按从上到下的顺序观察各个肾盏。

在观察输尿管和肾盂肾盏时,为了保持清楚的视野,要不断地灌注冲洗液。由于软性输尿管较细,不能快速冲洗肾盂和肾盏,所以有时可借助于利尿药的作用冲洗肾盂和肾盏。

四、输尿管狭窄腔内切开扩张术

输尿管狭窄可发生在输尿管任何位置,输尿管腔内切开最适合于良性的输尿管内源性狭窄。输尿管狭窄的腔内处理实质是内镜下的 Davis 输尿管插管切开术。输尿管狭窄的腔内处理由于其微创、操作简单的特点和较高的手术成功率已确立了其临床地位。

(一)经尿道输尿管冷刀狭窄段切开术

1. 适应证与禁忌证

(1)适应证:①肾移植术或其他输尿管膀胱再植术后输尿管膀胱吻合口狭窄,全膀胱切除术并原位新膀胱术后或尿流改道术后输尿管肠/胃吻合口狭窄;②输尿管较严重的手术瘢痕,狭窄段较长>1.5cm,狭窄段管腔甚细;③经多次气囊扩张或置管引流后仍未能解除梗阻的狭窄;④已做过输尿管硬性扩张后放置双 J 管,计划做第二次处理。

(2)禁忌证:①活动性尿路感染和难以控制的出血倾向是腔内处理输尿管狭窄的绝对禁忌证;②外源性粘连或压迫引起的狭窄腔内处理无效是其禁忌证;③狭窄

段长度＞2cm,或由于广泛的腹膜后纤维化引起的节段狭窄,腔内处理效果较差是相对禁忌证;④如同 UPJ 梗阻一样,患侧肾功能较差(＜20%)或患侧肾积水严重,腔内处理的效果相对不佳是其相对禁忌证;⑤输尿管再植或与新膀胱吻合后输尿管狭窄往往使找寻或插入不能成功,需结合顺行经皮肾径路;⑥不能采用截石位的患者是硬输尿管镜下切开的禁忌证,但可用软输尿管镜切开。

2. **术前准备**　根据病史、体格检查及下列辅助检查:常规 B 超检查、排泄性尿路造影(IVU)、碘过敏者行 CTU,碘过敏或肾功能损害者行磁共振尿路成像(MRU)、经皮肾造口者行经造口管造影/肾穿刺造影以及逆行肾盂输尿管造影检查,可以明确输尿管狭窄的诊断及狭窄部位、性质及程度;肾图 ECT 评估患肾功能;中段尿或肾盂尿培养了解有无尿路感染并控制尿路感染;常规术前检查排除禁忌证;常规输尿管镜术前准备及 C 臂 X 线透视机等。

3. **手术步骤**

(1)麻醉与体位:①麻醉,硬膜外麻醉/静脉复合麻醉;②体位,取截石位。

(2)手术方法

①镜后向输尿管腔插入金属导丝,如果是已做过一期扩张置管者,先拉出双 J 管,直视下插入金属导丝,在 C 臂透视下确定导丝跨过狭窄段,也可以直接进镜观察狭窄部位情况并将金属导丝插过狭窄段输尿管。

②保证导丝已通过狭窄段进入肾盂,退出输尿管镜,插入输尿管内切镜,直视下达到狭窄部位,保持灌注液冲洗和腔内视野清晰。

③向明显狭窄瘢痕刺入冷切刀,向刀刃方向加压并向前推拉,使纤维组织完全切断,深达肌层全层,同时沿导丝推进镜体,观察切开段的情况,未被完全切断的瘢痕纤维可以反复多次切割。注意每次切割深度不能太深,以免切断输尿管周围供应小血管,导致大出血,尤其是愈接近肾盂愈要注意,切开部分纤维可再做气囊扩张。

④输尿管肠/膀胱/胃吻合口狭窄,常经肾造口孔,利用软输尿管镜顺性插入金属导丝,自肾盂向下通过吻合口狭窄,导丝尖端固定冷刀后,向上牵拉内切开吻合口的瘢痕狭窄。

⑤手术要点:整个操作过程应保持视野清楚,首先插入导丝,沿导丝进行切割。因输尿管壁薄,容易切穿,应仔细观察,一旦切穿,应终止手术。

(二)经尿道输尿管镜电刀狭窄电切术

1. **适应证与禁忌证**

(1)适应证:①输尿管手术瘢痕严重,突入管腔内的瘢痕组织较多;②完全闭锁的管腔,长度不超过 2cm;③输尿管炎症增生或息肉组织明显,呈条索状或基底较深。

(2)禁忌证:①活动性尿路感染和难以控制的出血倾向是腔内处理输尿管狭窄

的绝对禁忌证；②外源性粘连或压迫引起的狭窄腔内处理无效是其禁忌证；③狭窄段长度＞2cm，或由于广泛的腹膜后纤维化引起的节段狭窄，腔内处理效果较差是相对禁忌证；④如同 UPJ 梗阻一样，患侧肾功能较差（＜20％）或患侧肾积水严重，腔内处理的效果相对不佳是其相对禁忌证；⑤输尿管再植或与新膀胱吻合后输尿管狭窄往往使找寻或插入不能成功，需结合顺行经皮肾径路；⑥不能采用截石位的患者是硬输尿管镜下切开的禁忌证，但可用软输尿管镜切开。

2. 术前准备　根据病史、体格检查及下列辅助检查：常规 B 超检查、排泄性尿路造影（IVU）、碘过敏者行尿路 CT（CTU），碘过敏或肾功能损害者行磁共振尿路成像（MRU）、经皮肾造口者行经造口管造影/肾穿刺造影以及逆行肾盂输尿管造影检查，可以明确输尿管狭窄的诊断及狭窄部位、性质及程度；肾图 ECT 评估患肾功能；中段尿或肾盂尿培养了解有无尿路感染并控制尿路感染；常规术前检查排除禁忌证；常规输尿管镜术前准备及 C 臂 X 线透视机等。

3. 手术步骤

(1)麻醉与体位：①麻醉，硬膜外麻醉/静脉复合麻醉；②体位，取截石位。

(2)手术方法

①首先在狭窄段输尿管插入金属导丝，在输尿管腔内引导的金属导丝套上塑料导管，使金属绝缘，以免电切时，形成整条金属电灼输尿管，冲洗液用葡萄糖溶液。

②直视下伸出电切环，跨过突出的增生组织，功率设置：电切 150kV，电凝 60kV，切除多余瘢痕组织，每次切除不能太深，也可用钩状电极在瘢痕最厚处放射状切开全层，直到看见黄色的腹膜外脂肪，再看清瘢痕组织，旋转镜体，切除突入腔内组织，使整个狭窄管腔开阔，同时镜体逐渐向前推进，最后完全通过狭窄段。

③手术要点：保证导丝在输尿管全程，不能暴露导丝金属面，电切环不要与金属导丝接触。切开部位：肾盂输尿管交接处在外侧（2～5 点钟处），髂血管段和壁段在上方（2～10 点钟处），其他段在后外侧（3～6 点钟处）。电切后的创面如有出血，予以电凝止血，尽量使电切创面平整。在严重的瘢痕组织中切除深度可以稍大，因周围的增生组织厚实，切除的管腔要足够大，一般也不易切穿输尿管，但在正常输尿管黏膜处或息肉切除时，则有容易切穿的危险。

(三)经尿道输尿管镜钬激光狭窄切开术

1. 适应证与禁忌证

(1)适应证：①输尿管较严重的手术瘢痕狭窄；②完全闭锁的输尿管管腔。

(2)禁忌证：①活动性尿路感染和难以控制的出血倾向是腔内处理输尿管狭窄的绝对禁忌证；②外源性粘连或压迫引起的狭窄腔内处理无效是其禁忌证；③狭窄段长度＞2cm，或由于广泛的腹膜后纤维化引起的节段狭窄，腔内处理效果较差是相对禁忌证；④如同输尿管肾盂接合处（ureteropelvic junction，UPJ）梗阻一样，患侧肾功能较差(<20％)或患侧肾积水严重,腔内处理的效果相对不佳是其相对禁忌证;⑤输尿管再植或与新膀胱吻合后输尿管狭窄往往使找寻或插入不能成功,需结合顺行经皮肾径路;⑥不能采用截石位的患者是硬输尿管镜下切开的禁忌证,但可用软输尿管镜切开。

2. **术前准备**　根据病史、体格检查及下列辅助检查:常规 B 超检查、排泄性尿路造影(IVU)、碘过敏者行 CTU,碘过敏或肾功能损害者行磁共振尿路成像(MRU)、经皮肾造口者行经造口管造影/肾穿刺造影以及逆行肾盂输尿管造影检查,可以明确输尿管狭窄的诊断及狭窄部位、性质及程度;肾图 ECT 评估患肾功能;中段尿或肾盂尿培养了解有无尿路感染并控制尿路感染;常规术前检查排除禁忌证;常规输尿管镜术前准备及 C 臂 X 线透视机等。

3. **手术步骤**

(1)麻醉与体位:①麻醉采用硬膜外麻醉/静脉复合麻醉;②体位采用取截石位。

(2)**手术方法**

①经尿道置入输尿管镜,在金属导丝引导下到达输尿管狭窄部位,直视下将导丝通过狭窄部位,退出输尿管镜后重新再进入输尿管狭窄部位。

②在输尿管镜的工作腔道中置入 360μm 钬激光光纤,调整激光能量为 0.6～3.0J,频率为 10～15Hz,功率为 6～35W。切开部位与电刀内切开相同。尽量用钬激光切开狭窄处输尿管壁全层,直到看见黄色的腹膜外脂肪。

③手术要点:对输尿管闭锁,可以使用激光的导光纤维,直视下通过输尿管闭锁段,建立手术通道并作为导丝引导方向,再用钬激光进行内切开,可降低并发症及避免改开放手术,但要多消耗一根光导纤维。

(四)输尿管镜结合经皮肾造口技术行输尿管狭窄切开术

1. **适应证与禁忌证**

(1)适应证:肾盂输尿管连接部(UPJ)严重狭窄或闭锁。

(2)禁忌证:①活动性尿路感染和难以控制的出血倾向是腔内处理输尿管狭窄的绝对禁忌证;②外源性粘连或压迫引起的狭窄腔内处理无效是其禁忌证;③狭窄段长度>2cm,或由于广泛的腹膜后纤维化引起的节段狭窄,腔内处理效果较差是相对禁忌证;④如同 UPJ 梗阻一样,患侧肾功能较差(<20％)或患侧肾积水严重,腔内处理的效果相对不佳是其相对禁忌证;⑤输尿管再植或与新膀胱吻合后输尿管狭窄往往使找寻或插入不能成功,需结合顺行经皮肾径路;⑥不能采用截石位的患者是硬输尿管镜下切开的禁忌证,但可用软输尿管镜切开。

2. **术前准备**　根据病史、体格检查及下列辅助检查:常规 B 超检查、排泄性尿路造影(IVU)、碘过敏者行 CTU,碘过敏或肾功能损害者行磁共振尿路成像(MRU)、经皮肾造口者行经造口管造影/肾穿刺造影以及逆行肾盂输尿管造影检查,可以明确输尿管狭窄的诊断及狭窄部位、性质及程度;肾图 ECT 评估患肾功能;中段尿或肾盂尿培养了解有无尿路感染并控制尿路感染;常规术前检查排除禁忌证;常规输尿管镜术前准备及 C 臂 X 线透视机等。

3. 手术步骤

(1)麻醉与体位:①麻醉采用硬膜外麻醉/静脉复合麻醉;②体位采用取截石位。

(2)手术方法

①患者先做一期肾微造口,以引流并控制感染。如为开放手术肾造口的患者,先行 IVU 及逆行肾盂造影,了解狭窄或闭锁段的长度及走向,如果肾造口不利于经皮肾入镜则需重新做造口通道。一般在肾造口 5～7d 后进行手术。

②插入输尿管镜达 UPJ 狭窄远端,直视下向肾盂插入金属导丝/导管。

③患者改俯卧位。从肾微造口入路,扩张通道达 16～18F,用软/硬输尿管镜观察找到逆向插入的导丝/导管,用异物钳夹住头端从造口拉出体外。若为导管需从中央引入一条金属导丝,使之从尿道引出体外。

④根据狭窄或闭锁的具体情况,选取不同方式进行扩张。因 UPJ 瘢痕常比较坚硬,而且完全闭锁的瘢痕被刺穿后单纯扩开较困难,需先以 Teflor 筋膜扩张管从 8F 逐渐扩至 12F,如果狭窄闭锁段较短,可以用气囊进行扩张;如果瘢痕较长较硬,需用冷刀、电切或钬激光切开(除)。

⑤当切除部分瘢痕组织后,硬/软性输尿管镜可以沿导丝向输尿管远端观察,保证始终见到金属导丝及输尿管壁。

⑥对于逆行未能将导丝插入肾盂者,在 C 臂 X 线透视下,确定肾盂与输尿管闭锁的关系,结合输尿管镜所接触的肾盂瘢痕与已插入导丝之间的关系,可用冷刀、电切或钬激光向预置导丝方向切割瘢痕组织。在接近逆行插入的导丝时可以用钳或镜尖本身轻轻地推动肾盂瘢痕处直视下继续切割,找到导丝。也可在 C 臂 X 线透视下,逆行插入输尿管导管,推入稀释的复方泛影葡胺和亚甲蓝液,在经皮肾造口插入输尿管镜引导下,顺行插入肾穿刺针,直至引出亚甲蓝液,经穿刺针向下插入金属导丝。还可以直视下从对侧将金属导丝插过狭窄/闭锁段输尿管,在金属导丝引导下,扩张或切开 UPJ 狭窄/闭锁。

⑦当瘢痕狭窄段切除使管腔足够大时,可结合气囊扩张,顺行沿金属导丝入气囊导管,须缓慢加压,一般采用 15 个大气压以上,扩张至 14～16F。扩张后输尿管镜可完全跨过该段,顺利达输尿管上段。

(五)输尿管镜结合腹腔镜技术以及机器人技术行输尿管狭窄切开术

对于复杂的输尿管狭窄,单独使用输尿管镜技术难以确定狭窄部位并进行治疗,可以联合采用腹腔镜和机器人输尿管外科技术,确定狭窄部位,还可以寻找到开放手术难以发现的狭窄腔,采用微创技术完成治疗。主要采用 3 种技术。

1. 在紧靠狭窄近端以气囊尿管扩张确定狭窄部位。

2. 通过 5mm 腹腔镜套管插入软输尿管镜,寻找确定输尿管狭窄段后切开,广泛切除输尿管息肉或瘢痕。

3. 逆行输尿管镜技术结合腹腔镜技术,切除输尿管息肉和狭窄。单独靠输尿管镜或腹腔镜不能确定和处理的输尿管狭窄,通过这 3 种技术可以完成复杂输尿管狭窄/闭锁的治疗,最大限度减少输尿管损伤、保留其血液供应、提高治疗效果。

(六)术后处理

1. 安置输尿管支架 为预防再发狭窄,所有输尿管狭窄/闭锁术后,均需要安置输尿管导管。常选用 6～7F 双 J 管,或 2 根 5F 双 J 管或者矫形输尿管支架。一般留置 2～6 个月。对容易复发病例,每 3～6 个月更换 1 次双 J 管,更换次数视狭窄段修复情况而定。

2. 安置金属网状支架 为防止术后肉芽瘢痕等增生,对输尿管狭窄/闭锁段较长,瘢痕较严重患者术后可放置记忆金属网状支架,网状支架长度需按实际情况而定,一般应超过狭窄段 0.5cm。

3. 预防感染治疗 手术后感染也是再发狭窄的主要原因之一。通过既往临床感染病例分析,发现术后感染的细菌常为高级耐药菌株,故应选用高效、广谱抗生素,积极预防感染治疗 3～7d。

4. 手术后检查 常规手术后 3～7d,做腹部 B 超和腹部平片确认输尿管支架的位置,留置肾造口管患者应经造口管造影,了解有无腹膜后血肿及尿外渗等,若无尿外渗可拔出肾造口管。

5. 手术后随访 治疗有效的判断标准:拔出输尿管导管或肾造口管 3 个月后腰痛症状消失,肾功能恢复,肾积水及输尿管扩张减轻,狭窄段消失或增宽,感染控制。

好转的判断标准:腰痛症状缓解,肾积水及输尿管扩张未加重,狭窄段无明显增宽,无复发感染。

无效的判断标准:腰痛症状继续存在或加重,反复感染,肾积水及输尿管扩张无变化或加重,狭窄段无变化或加重。因此拔出支架管后 1 个月、3 个月、6 个月、12 个月,常规复查 B 超、IVU 及肾图或 ECT,必要时行逆行肾盂造影或输尿管镜检查,了解上尿路通畅情况。

(七)并发症及处理

1. 血尿

(1)几乎所有患者手术后均有不同程度血尿,多数通过卧床休息、抗感染、止血等治疗后缓解,一般不需要特殊处理。

(2)冷刀切开时,由于没有凝血功能,可导致严重血尿,需按常规行膀胱冲洗、膀胱镜清除膀胱内血块并输血等处理,在肾盂输尿管交界处切开时可导致难以控

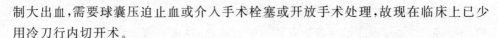
制大出血,需要球囊压迫止血或介入手术栓塞或开放手术处理,故现在临床上已少用冷刀行内切开术。

(3)电刀有凝血作用,不易导致大出血,但是操作不方便,临床使用比较少。

(4)钬激光具有理想的切割、汽化组织和凝固止血效果。除广泛用于碎石和浅表肿瘤治疗外,正迅速、广泛用于输尿管镜内切开术,使用方便,安全有效,较少出血。

2.尿外渗　主要发生在输尿管狭窄全程切开患者,其他如手术中暴力操作,冲洗液压力过大等也是尿外渗的原因。保持输尿管支架管和尿管通畅,加以局部穿刺引流及利尿,积极抗感染治疗,一般均可治愈。

3.发热　主要为原发感染没得到控制以及手术中冲洗压力过大、反复器械操作等。轻者为菌血症,重者迅速发展为脓毒血症(sepsis)及感染性休克。一旦发生,进展很快,处理不及时,可能危及患者生命。应立即做血尿常规、细菌培养、菌落计数及药敏试验,立即换用高级广谱抗生素控制病情,或根据药敏结果选用敏感药物。发生感染性休克时,应同时积极抗休克治疗。

4.损伤邻近血管及器官　较少见,但有报道电切输尿管下段狭窄时,损伤子宫动脉导致大出血。凡术中发现损伤邻近血管及器官,应立即改开放手术处理。

5.尿路刺激症状　由于双J管刺激或尿路感染,部分患者出现尿频、尿急等症状,对症和抗感染治疗后多能缓解。部分患者待拔出双J管后,症状常消失。

五、输尿管镜双频双脉冲激光碎石术

输尿管镜术是目前最常用的输尿管疾病诊治方法。其中,输尿管镜激光碎石术已在输尿管结石的治疗中得到了广泛应用。由于输尿管行程长、管腔细小、管壁薄,且存在3个生理性狭窄,给输尿管镜的操作带来了一定的潜在风险。由于许多手术医生感觉该技术简单易学、疗效确切,因此容易产生麻痹心理,忽视了风险的存在,使得手术并发症时有发生,造成了不必要的医患纠纷。所以,对于手术医生尤其是初学者来说一定要总结经验教训,认真学习和掌握该技术的术前准备、手术步骤和手术并发症防范和处理原则,循序渐进地开展好这一微创技术。

(一)术前准备

1.术前行排泄性或逆行尿路造影明确结石的位置、数目、大小以及结石下方尿路的情况。有无肾积水、输尿管扩张以及是否存在肾功能受损情况。

2.手术当天复查肾、输尿管与膀胱(KUB)平片,进行结石的最终定位。

3.术前1d晚饭后禁食,做皮肤准备。术前30min给予静脉点滴抗生素预防感染。

4.术前向患者及家属全面介绍操作目的、过程以及可能出现的问题和对策。

5.术前定位X线片应随患者带入手术室。

（二）手术步骤

1. 麻醉与体位

（1）麻醉：采用连续硬膜外麻醉，全身麻醉或腰麻。

（2）体位：取膀胱截石位。

2. 手术方法

（1）经尿道插入输尿管半硬镜。

（2）通过输尿管镜向患侧输尿管插入导丝或输尿管导管，用液压灌注泵或手控间断水压扩张法冲开输尿管膀胱壁段，并在输尿管导管引导下，用直入法或侧入法将输尿管镜推进输尿管内，缓缓上行到达结石部位。

（3）经输尿管镜工作信道插入激光光纤接触结石，以 120mJ 脉冲能量、5Hz 脉冲频率进行碎石。在处理输尿管上段结石时，为防止结石冲入肾盂，进镜后，患者取头高足低位，尽量减慢冲洗液流速，或先用异物钳将结石下移后再行碎石。

（4）由于双频双脉冲激光对输尿管壁不产生损伤，有时因结石被息肉包裹或其远程输尿管紧闭无法看到结石者，可直接将光纤伸入进行盲目碎石；根据感觉到的结石异物感以及听到的特殊碎石声来判定是否接触或击碎结石。

（5）一般经发射数十个激光脉冲后，即可见到部分结石碎片逆向崩出。

（6）随着结石被击碎、信道开放，顺势将输尿管镜通过，并行进一步碎石。

（7）碎石完成后，常规留置双J管。

（8）1周后复查肾、输尿管与膀胱平片，结石排净后即可拔管。女性患者可单纯留置输尿管导管，1～2d后拔管。

（三）术中并发症及处理

1. 输尿管穿孔 是输尿管镜下双频双脉冲激光粉碎输尿管结石时最常发生的手术并发症。由于输尿管纤细、管壁薄，在碎石操作时，输尿管镜尖端、导丝以及激光光纤均有可能穿透输尿管壁。另外，激光碎石时瞬间崩裂的碎石片有可能造成输尿管损伤穿孔。所以，在碎石操作时，一定要在直视下轻柔操作，避免使用暴力或视野不清时的盲目操作。麻醉应充分，以避免术中因患者躁动而引起输尿管穿孔。插入导丝或激光光纤时，应动作轻缓，避免推进过程中穿透管壁。另外，碎石时应将光纤对准结石中央进行粉碎，避免光纤对准结石边缘碎石。一旦发现穿孔，应立即中止手术，并逆行插入双J管引流。一般留置4～8周。绝大多数输尿管穿孔均可自愈，并无严重后果。若插入双J管无法超越穿孔处或穿孔处较大，甚至有很多碎石腔外移位时，应立即行手术探查，避免出现严重尿外渗、肾周感染或腹膜后感染。

2. 输尿管黏膜撕脱伤 是输尿管镜术最严重的并发症。常与输尿管镜较粗，麻醉不彻底；各种因素导致输尿管壁黏膜炎症水肿，脆性增加，弹性降低；操作粗暴，试图强行通过一个较窄的输尿管腔或试图钳夹取出较大的结石块以及镜体反复进出输尿管等因素有关。推进输尿管镜时遇到明显阻力如果忽然出现突破感、阻力降低应考虑到黏膜撕脱伤可能。此时操作者应冷静应对，不要急于拔出镜体，先嘱咐麻醉师加强肌松，也可经工作信道注入利多卡因解除痉挛，然后缓慢轻柔用力退镜。退镜后发现黏膜撕脱较短（<1.0cm），可留置双 J 管引流，6～8 周后可治愈。输尿管黏膜撕脱<3cm 时，双 J 管引流 10～12 周，加强抗炎治疗，必要时做第 2 次扩张。黏膜撕脱过长>3cm 或镜体不能退出时，应及时改开放手术探查，找到输尿管黏膜撕脱处，固定输尿管，小心将镜体退出，视黏膜损伤部位和长度采用相应方法进行治疗。

治疗原则为尽快恢复肾、输尿管与膀胱的通路，减少进一步损伤，保留肾及其功能。其主要方法包括：①输尿管膀胱吻合：适用于输尿管下 1/3 撕脱 3～7cm 之间。可同时采用膀胱腰大肌悬吊术或输尿管膀胱壁瓣吻合术。②输尿管端-端吻合术：适用于撕脱 3～7cm 的输尿管中上段的黏膜撕脱。剪除无活力的组织、松解远近端输尿管或游离下降肾，无张力吻合断端，放置双 J 管引流。为确保断端愈合，减少漏尿、吻合部狭窄，可考虑取部分带血管蒂大网膜包裹吻合口。③输尿管重建手术：将剥脱的完整输尿管黏膜及时回置，支架管充分支撑引流，或采用自体膀胱黏膜和腹膜做成管状物置入，保留输尿管肌层和外膜以保证术后输尿管正常蠕动功能，重建后输尿管结构和功能均令人满意。④全层撕脱>7cm 可以考虑行肠管代输尿管或自体肾移植。⑤肾切除术：对侧肾功能正常，患者一般情况差，心肺功能欠佳不适合做自体肾移植等大手术，可考虑肾切除术。

3. 结石残留

（1）引起结石残留的原因有：①由于冲水压力过大或结石表面光滑、位置易改变而使结石上漂进入肾盂；②结石直径>1.5cm，且密度较高，输尿管镜双频双脉冲激光碎石术后结石碎片仍较大，结石排出输尿管较困难，这种情况极少见。

（2）结石残留防治方法：①进镜后患者取头高足低位，尽量减慢冲洗液流速，以能保持视野清晰的最低水压进镜，防止结石上漂进入肾盂。②对于靠近肾盂输尿管连接部的结石，先用异物钳将结石下移，然后再碎石；也可采用套石篮固定结石，用激光细光纤从其旁边插入击碎篮内结石碎石，退出套石篮。③对于残留到肾盂的结石，也可在输尿管内留置双 J 管后行 ESWL 治疗，若 ESWL 治疗效果不好，可考虑结石再次落入输尿管腔后行输尿管镜激光碎石术。

（四）术后并发症及处理

1. 血尿　接受内镜下双频双脉冲激光碎石术的患者，尤其是结石较大或有多枚结石者，由于激光冲击次数较多以及内镜在输尿管、膀胱、尿道内摆动过多，术后 1～2d 常伴有程度不同的肉眼血尿，但一般都不严重，无需特殊处理。术中应注意操作轻柔，减少不必要的重复动作和盲目碎石操作。部分患者由于激光碎石后输尿管腔内留置双 J 管，导管两端对肾盂和膀胱黏膜的机械刺激可引起血尿，尤其在

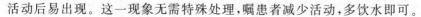

活动后易出现。这一现象无需特殊处理,嘱患者减少活动,多饮水即可。

2. 发热 输尿管镜双频双脉冲激光碎石术后引起发热并不多见。一般认为可能是结石以上尿路存在感染,操作时,由于冲洗液的高压灌流作用引起反流性感染,造成发热。因此,行激光碎石前,应有效控制感染,术中灌流液压力不应超过3.9kPa(40cmH$_2$O),术后输尿管内支架引流管最好使用内腔较粗、材质较光洁的导管。只有输尿管保持通畅才易于控制感染。部分发热伴腰痛患者系双J管扭曲而引流不畅所致,拔除双J管后症状可消失。

3. 尿外渗 多为尿液经过输尿管穿孔处渗至周围间隙。少量尿外渗无需特殊处理,可自行吸收。尿外渗量较多者须做局部切开引流,同时,常规输尿管内放置双J管以减少外渗液量。

4. 输尿管狭窄 输尿管镜双频双脉冲激光碎石术引起输尿管狭窄不多见,主要继发于:①输尿管穿孔、尿外渗感染,局部瘢痕形成;②输尿管穿孔、碎石腔外移位,形成局部结石肉芽肿;③输尿管黏膜撕脱后瘢痕愈合。近年来,随着泌尿外科腔内技术的发展,输尿管狭窄多采用输尿管镜下气囊扩张,逆行或顺行钬激光腔内切开术,腔内切开术的关键在于把狭窄段输尿管全层切开,如切开不完全,则狭窄难以消除。也可将两项技术结合到一起使用。扩张或内切开术后放置双J管引流2～3个月。

六、输尿管结石钬激光碎石术

(一)术前准备

1. 尿培养 所有患者入院后除常规检查外,都需留置中段尿行中段尿细菌培养和药敏试验。如术前尿培养阳性,可根据药敏试验选择敏感抗生素抗炎治疗,待培养阴性后安排手术治疗。

2. 静脉肾盂造影 不仅能够明确结石部位,而且能显示肾及输尿管积水程度,评估患侧肾功能。

3. 术前定位片 部分患者输尿管下段结石经入院抗炎解痉治疗后可自行排入膀胱、体外,而上段结石由于输尿管水肿减轻、痉挛缓解,可落入肾盂,故不再适宜行经输尿管镜钬激光碎石手术。因此,手术当日需行术前定位摄片再次明确结石位置,必要时根据结石位置调整手术方案。

4. B超或CT检查 对于阴性结石,X线片上无法显影,行B超或CT检查,不但可以明确结石的位置,而且可以测量结石大小。操作者可根据自身手术水平评估手术时间,若结石过大,手术时间过长,会增加各种并发症的发生率,可改切开取石手术。

5. 电解质及肾功能 术中大量使用冲洗液,患者吸收后可引起水电解质失衡,进而危及生命,术前需维持水电解质平衡及保持肾功能良好。

6. **术前灌肠** 对于减少肠道损伤等相关并发症有着很好的作用,而且可以减少肠道气体对摄片的干扰。

7. **抗炎解痉治疗** 输尿管结石急性期结石卡压,黏膜充血水肿,管壁组织脆弱,立即行输尿管镜治疗易致其损伤,引起输尿管穿孔、黏膜撕脱、断裂等并发症,应先予以抗炎解痉治疗,待水肿期后考虑手术治疗。

(二)手术步骤

1. 麻醉与体位

(1)麻醉:采用蛛网膜下隙麻醉(脊麻)、连续硬膜外腔阻滞麻醉或全身麻醉。

(2)体位:患者取截石位。

2. **手术方法** 麻醉后消毒铺无菌巾单。6号或8号无气囊导尿管插入膀胱,输尿管镜直视下沿尿管进入膀胱。寻找到患者输尿管开口后插入导丝,灌注膀胱或手控间断冲洗水扩张输尿管开口,用"上挑法"或"直入法"插入输尿管开口,并在持续灌注下通过"旋转""抖动"输尿管镜,沿导丝逐步缓慢推进。在输尿管镜操作过程中,动作需轻柔,要重视导丝的作用,视野不清楚或者不能明确管腔方向的时候,要在导丝的指引下操作,尽可能将扭曲的输尿管拉直,避免输尿管损伤。找到结石后,沿输尿管镜内通道插入钬激光光纤(直径一般为 $365\mu m$ 或 $550\mu m$),调节功率(设定为 $0.5\sim1.5J/8\sim15Hz$)进行碎石,对于输尿管息肉,也可使用钬激光消融,术毕退镜,留置输尿管支架管(双J管)及导尿管。

(三)术中并发症及处理

1. **术中出血** 术中常见的出血原因有:输尿管黏膜损伤;结石较大,手术时间长,输尿管壁水肿;包裹性结石,处理包裹物如息肉等;输尿管梗阻突然解除后,肾盂内压力骤降,有可能造成肾小球过滤性出血。

输尿管镜碎石过程中,常伴不同程度的出血,小的黏膜出血会自行停止,经冲洗后水中颜色会变淡,一般不需特殊处理。应注意若术中出血影响视野时,需保持冲洗通畅,间歇放水,避免盲目操作,引起相关损伤。小出血,仅需留置支架管,保持引流通畅即可;若因输尿管黏膜撕脱、断裂等因素引起鲜血流持续涌出,应果断改腔镜或开放手术进行修补吻合。

2. **输尿管穿孔** 输尿管穿孔是钬激光碎石术的常见并发症,输尿管由于结石卡压,黏膜充血水肿,组织脆弱,有些积水的输尿管会扩张纤曲成角,还有一些输尿管狭窄处,输尿管镜推进时,力度控制不当,或者留置支架管时过分用力向上置管,导丝过硬都易致其损伤穿孔;使用钬激光碎石的手术过程中,激光穿透结石后,常会击中其后方的输尿管壁,也会引起黏膜损伤穿孔,严重时输尿管镜穿出管腔。

输尿管穿孔后黏膜不完整,镜下可看到淡黄色脂肪和灰白色网样疏松组织;若是镜下看不到完整管腔,则输尿管镜很可能已经穿到输尿管外。

对于小的穿孔,或者手术近结束,可先减小灌注水压,争取通过导丝,逆行留置支架管；逆行置管失败，可配合经皮肾穿刺造口，顺行将导丝通过损伤部位，留置支架管；为防止支架管通过穿孔处到管腔外，可术中透视摄片，4～6周后二期行输尿管镜治疗。对于支架无法越过穿孔处，结石残留过多，或穿孔较大，无法置管，应尽早发现，终止手术操作，避免腹膜后感染及严重尿外渗，立刻改开放或腔镜手术探查修补输尿管。

3. 输尿管黏膜下假道形成　常见的并发症，却易被术者忽视。其最常发生的部位有：输尿管开口和膀胱壁段，正常解剖条件下，输尿管下段与膀胱壁内段有一定角度，如果角度大，逆行插管时用力过度可将导管或导丝插入输尿管黏膜下形成假道；输尿管扭曲成角部位，此处导丝不能顺着输尿管转角行走，头部抵住黏膜，术者强行通过易造成假道。结石嵌顿部位，周围黏膜水肿，甚至形成息肉，导丝无法易刺入黏膜。

术前了解输尿管的走行及结石嵌顿位置，逆行插管动作要轻柔，禁忌遇到阻力时使用暴力，若无法通过，可适当回抽导管或导丝，调整角度尝试。

若黏膜假道已经形成，及时拔回导丝，沿着正常黏膜壁的方向，运用导管或导丝耐心寻找，避免假道扩大，甚至输尿管穿孔。若假道位于输尿管开口处，往往偏外侧，可沿黏膜内侧口连续处继续寻找。对于既成的假道，可在寻找到正确的管道后留置支架管。

4. 输尿管黏膜撕脱　输尿管黏膜撕脱为输尿管镜的严重并发症，小片撕脱时可见管腔内呈云雾状，严重撕脱时可见膀胱内脱出的输尿管黏膜，部分女性患者甚至会脱至尿道外口。

最常见于使用套石篮时，结石较大，表面粗糙，套石过程中阻力较大，用力牵拉可致黏膜撕脱。因此，钬激光碎石时，尽量击碎结石，拖拉套石篮也需小心，一般认为 4mm 以上结石不宜使用套石篮。如遇阻力过大，可松开套石篮。也有术者遇到套石篮嵌顿，此时既不能取石又无法松动套石篮，应果断改开放手术将其一并取出。

黏膜撕脱也发生在输尿管狭窄或痉挛时，输尿管镜受到卡压，若输尿管本身黏膜在钬激光碎石时已经受损，操作者强行进退输尿管镜易致其撕脱。因此，操作时禁忌使用暴力或动作幅度过大，尤其在输尿管跨越髂血管段时，遇到阻力可观察片刻明确方向后再出入。入镜时感到管壁同向推动皱褶时，不可强进；退镜时阻力大，难以拔出时可插入导管引流肾内液体，减小肾内压力，或注入润滑剂，待卡压松解后再退。

若黏膜撕脱较短，可留置双 J 管引流；但严重撕脱时，需转手术行输尿管吻合或输尿管膀胱再植，更严重则需行回肠代输尿管术。

5. 输尿管离断　输尿管镜进镜或退镜过程中，受到阻力，操作者的用力不当，都会引起输尿管离断；尤其在使用钬激光碎石后，本身有穿孔，或者管壁受牵拉，水

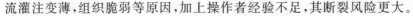

流灌注变薄,组织脆弱等原因,加上操作者经验不足,其断裂风险更大。

输尿管离断后,若其原有血供仍保留,可考虑手术修补行输尿管再吻合术,若输尿管离断位置较高,如近肾盂部位或输尿管肾盂连接部撕脱损伤,可行输尿管肾盂吻合术,如为下段输尿管撕脱,可行输尿管膀胱吻合术。若输尿管离断远端血供较差,行输尿管吻合术后易发生坏死,可考虑采用肠代输尿管术。对于自身条件较差的患者,不能承受较大的手术,可采用永久肾造口。对于输尿管严重损伤,而不能用修补或替代手术者,可选择肾切除术。

6. 处理结石失败 术中结石若位于上段输尿管,原有嵌顿松动时易进入肾盂,而输尿管硬镜很难继续操作碎石;即便输尿管下段结石,被钬激光碎为数枚结石后,易冲入肾盂,留置双J管仅能引流尿液,但术后多块结石再次经过输尿管时卡压,仍无法排出。其他原因,如结石息肉包裹,在分辨结石或者使用钬激光处理息肉时造成输尿管穿孔、离断等,都会使碎石手术失败。

使用导丝引导输尿管镜时,有时结石卡压较严实,导丝无法通过结石处,不可用力推送,防止将结石推进肾盂,同时钬激光碎石时,可适当调整水压,只需看清视野即可,若水流过大,会将变小的结石冲进肾盂内。若是结石冲入肾盂,留置双J管后,可行体外震波碎石,尽量减小结石体积,促进其排泄。对于术中出现输尿管并发症需行手术治疗的,可在手术中一并处理结石问题。

(四)术后并发症及处理

1. 术后出血 术中出血量较大,未明确原因或未予以相应手术处理,术后仍会有血尿。很多留置支架管的患者,输尿管黏膜受异物反复摩擦,也会有淡色肉眼血尿或镜下血尿,甚至一直保持到拔管。也有一过性血尿,发生在碎石排出的过程中,常伴有一过性肾绞痛。

若术中无特殊处理,术后发现患者尿管中鲜红色血尿,应引起重视,复查B超、CT等,予以止血药等保守治疗仍无缓解,必要时可膀胱镜、输尿管镜再次进入明确出血原因,积极处理。对于由支架管引起的血尿,可嘱患者多饮水,适当抗炎治疗,无需过分担忧,术后1～2个月内拔除支架管后可自行缓解。

2. 术后感染 术后感染发热也是输尿管钬激光碎石术后的常见并发症,国内也有患者术后出现重症感染的报道。其常见原因有:术前既有尿路感染未得到治疗控制;手术器械消毒不严格和操作者未完全遵守手术无菌原则;术中水流灌注压过高,灌注时间长,尿液或结石内包裹的病原菌经水流灌注反流,进入肾小管、淋巴管、小静脉等反流入血,导致菌血症等;术后尿液外渗;术后尿路梗阻,尿液引流不畅。

要做好围术期工作,高血糖、抵抗力差的患者要积极调整。术前患者行尿常规、尿培养、药物敏感试验,对于尿路感染患者积极采用敏感药物抗感染治疗,必要时多次复查尿常规及尿培养。很多医院腔内手术开展较多,但一定要注意无菌操作和手术器械的消毒,尤其要保证充分的消毒时间,避免后一位患者受感染。术中需控制灌注压,相比而言,手工灌注虽然较烦琐,但调控性好,若采用机器灌注,若出血少,视野清晰可间歇中断灌注泵。术中尽量缩短手术时间,时间越长,术后感染机会越大,减少输尿管创伤,对于碎石尽量碎小,但无需追求碎成粉末,造成不必要的损伤。手术常规留置双J管,保持引流通畅。术后监测病情,注意患者体温的改变,还要观察尿液量及尿液的性状,尿液浑浊,往往提示感染的可能,合理有效地使用抗生素。

3. **腰痛** 结石经被钬激光击碎后大部分可被冲洗入膀胱,还有部分被冲入肾盂,术中不能排除,术后经过输尿管,可引起绞痛。但是并非所有腰痛都是肾绞痛,术中留置的支架管若扭曲或堵塞,引流尿液不通畅,肾盂内压力过高也会引起腰痛。也有报道认为,术中灌注液压力过高,肾实质反流也可引起腰痛。

疼痛时可行 X 线或 B 超检查,明确是由结石残留梗阻引起或由只见支架管扭曲引起,若输尿管结石较小,估计能排出,可行抗炎、解痉、止痛处理,若结石卡压较紧,无法排出,可行体外震波碎石;若是支架管引起的疼痛不适,可予以拔除。另外,手术操作者术中需注意灌注压不能过高,对反流引起的疼痛、感染等要重视。

4. **输尿管狭窄** 输尿管狭窄为主要的远期并发症之一,发生率为 0.6%～10%,术中进镜操作及经钬激光碎石术易损伤输尿管壁深层组织,甚至全层断裂;反复进镜刺激摩擦输尿管开口,易损伤黏膜及黏膜下层;术中炎性息肉未被清除;这些因素形成远期瘢痕挛缩引起输尿管狭窄,甚至开口闭锁,造成狭窄段以上的输尿管扩张,肾脏积水,功能受损。

要求术中操作技术娴熟,尽量避免反复进镜及损伤输尿管腔,但是术后输尿管黏膜难免会水肿损伤,所以术后留置支架管,对保持引流通畅,减轻粘连,防治狭窄有一定作用。

对于已经发生狭窄的患者,可行输尿管镜下狭窄钬激光或冷刀切开,球囊扩张术等,若是输尿管开口完全闭锁的可腹腔镜或开放手术输尿管再植。

5. **尿外渗和肾周积液** 手术中输尿管镜的操作、钬激光碎石的过程都会对输尿管壁损伤,如输尿管穿孔、断裂、黏膜撕脱,术中未能及时发现修补,若术后留置支架管堵塞,引流不畅,会造成尿液经损伤口流出,积聚于输尿管周围;使用输尿管镜碎石冲水时,若是排泄不畅,肾盂内压力迅速增高,肾盏穹窿部发生破裂,尿液经肾间质渗出,则积聚于肾周。外渗的尿液若量较大,往往不能被吸收,容易引起感染发热,甚至化脓,形成窦道,经久不愈,也有严重者引起肾积水,患侧肾失去功能。

术中要尽量避免输尿管的损伤,若是管壁穿孔较严重,可及时行修补手术;使用冲洗液冲洗时保持引流冲洗,注意膀胱内水压,压力过高时,可间隔放出膀胱内冲洗液。输尿管结石的患者术后石渣容易堵塞支架管引流孔,甚至有些患者整个支架管表面钙质沉积,犹如长条状结石。术后可复查 B 超、X 线等,明确肾积水、支架管的位置。

对于少量外渗积液的患者,可以抗炎保守治疗。若是渗液明显,可行手术清理,缝合瘘口。对于感染严重的患者,可行造口引流,待感染控制后二期手术。

6. 输尿管支架并发症 输尿管支架,如双J管(俗称猪尾巴管)已经广泛应用于输尿管镜手术中,对术后保持引流通畅、减少粘连瘢痕狭窄有着重要作用,同时,其本身也会产生一定的并发症。结石患者梗阻段以上的输尿管由于长期积水,往往比较粗,双J管上端无法勾住肾盂,患者活动后易造成J管落入膀胱,甚至有女性患者排尿时直接将J管从膀胱中排出体外。也有因为手术者留置于输尿管开口外的J管长度不够,患者活动后J管缩入输尿管内,待膀胱镜拔管时无法找到。此外,一些留置双J管患者带管活动时会感到腰腹不适感,甚至疼痛。双J反复摩擦输尿管壁时也会造成其损伤,引起血尿,感染。患者若是结石排出不畅,嵌顿于管的行经处,引起梗阻,结石渣积蓄,甚至钙盐沉积于支架管表面,易造成拔管困难,双J管断裂,更有严重者因此损伤输尿管,需进一步治疗。

术中留置双J管时尽量放好位置,两端留有合适长度,一端勾住肾盂,一端勾住输尿管开口。术中不能明确是否到位,可X线检查,及时调整。对于双J管引起的疼痛、出血、感染,拔管后予以相关抗炎止血治疗即可。使用膀胱镜拔管时不可过猛,防止因双J管被卡压于输尿管内而致其损伤,输尿管无法拔除,甚至断裂时,可使用输尿管镜进一步明确原因。如果已经引起输尿管的损伤,可及时手术治疗。

七、输尿管软镜钬激光碎石术

输尿管软镜是诊断和治疗上尿路疾病的重要工具,它大大地扩展了硬性输尿管镜的使用范围,能够使肾的充盈缺损性病变得到确诊,并且能够进行肾结石的碎石术。钬激光是一种较新的多用途医用激光,是以稀有金属钬为激发介质的固态脉冲式激光,其光波可以经由氧化硅石英光纤传导,这种光纤是可曲性的,非常适合在内镜下进行治疗,大大扩大了纤维软式输尿管镜的应用范围。

(一)适应证与禁忌证

1. 适应证

(1)输尿管结石,特别是输尿管上段结石。

(2)体外冲击波碎石(SWL)定位困难的X线阴性肾结石(直径<2cm)。

(3)SWL失败的直径<2cm肾结石。

(4)SWL术后残留的肾下盏结石(直径<2cm)。

(5)结石坚硬(如胱氨酸结石、一水草酸钙结石等),行SWL治疗效果不好。

(6)严重脊柱畸形、极度肥胖等建立PNL通道困难。

(7)伴盏颈狭窄的肾盏憩室内结石(直径<1cm)。

(8)输尿管结石合并肾结石。

(9)合并有肾盂肾盏充盈缺损需要行肾盂镜检的上尿路结石。

2. 禁忌证

(1)严重的心肺功能不全及严重的全身出血性疾病,无法耐受麻醉和手术。

(2)未控制的泌尿道感染。

(3)严重尿道狭窄,腔内手术无法解决。

(4)严重骨盆和髋关节畸形,截石位困难;输尿管结石下方有明显狭窄。

(5)膀胱挛缩。

(6)有放射治疗史,输尿管固定、纤维化使插管困难,并易造成输尿管插孔等并发症。

(二)术前准备

1. 全身准备包括血常规、尿常规、生化常规、凝血常规、心电图、胸片等。

2. 影像学检查包括泌尿系 B 超、KUB,CTU 或静脉肾盂造影片(IVU),碘过敏或肾功能不全时,可行 CT 平扫及 MRI 检查。

3. 有泌尿道感染应先给予抗生素控制感染;术前需行中段尿细菌培养及药敏试验,如果中段尿培养有细菌存在,选择敏感的抗生素控制感染。

4. 必须告知患者及其家属手术主要是为了解除梗阻,有结石残留可能,残留结石可结合 SWL 和药物排石,无意义的残留结石可以定期复查。

5. 手术间配备 X 线透视设备和 B 超设备。

(三)手术步骤

1. 麻醉与体位

(1)麻醉:腰麻加连硬膜外麻醉经济、实用,需要改变手术方式而延长手术时间时,连硬膜外麻醉能提供麻醉效果的连续性。尽量避免使用全身麻醉,因为全身麻醉时呼吸机辅助呼吸,患肾呼吸动度太大,影响碎石操作。

(2)体位:患者体位一般采用截石位;也有报道采用健侧下肢抬高、患侧下肢下垂的截石位以便操作,或者侧卧以利于术中碎石。

2. 手术方法

(1)使用硬性输尿管镜将导丝放置于输尿管结石以下或者肾盂内;保留导丝,退出输尿管镜,估计进镜长度。

(2)拉直导丝,根据进镜长度,沿导丝将输尿管扩张器插入输尿管的预定位置,保留导丝,抽出扩张导管,保留扩张鞘。

(3)将软性输尿管镜插入扩张鞘内,直至预定目标。

(4)根据术中情况,调整扩张鞘位置,进行激光碎石。

(5)碎石结束,保留导丝,退出软输尿管镜和扩张鞘,沿导丝留置双J管,结束手术。

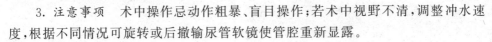

3. 注意事项　术中操作忌动作粗暴、盲目操作;若术中视野不清,调整冲水速度,根据不同情况可旋转或后撤输尿管软镜使管腔重新显露。

(四)并发症及处理

1. 术中并发症及处理

(1)输尿管软镜损伤:输尿管软镜损伤最常见于钬激光光纤对工作通道的破坏,为防止钬激光光纤尖端插伤工作通道,插入钬激光光纤时控制操作手柄使输尿管软镜镜体末端保持零度位置;术中使用钬激光时要保证激发激光时能看到光纤尖部,避免激光损伤工作通道。

(2)输尿管黏膜下损伤及假道形成:逆行插入导丝或输尿管导管时,导丝或导管未能沿着输尿管管腔进入,而是刺破输尿管黏膜下层潜行,形成输尿管黏膜下假道。输尿管开口处、大量肾积水导致输尿管扭曲成角,如导丝或输尿管导管不能顺着输尿管转角行走,导丝或导管可能会抵住输尿管黏膜,此时如果盲目强行向上进入,容易造成假道。输尿管结石长期嵌顿,黏膜充血水肿,结石周围炎性息肉形成,此时输尿管导管通过结石,也容易形成黏膜下损伤及假道。为避免术中输尿管损伤,插管时动作要轻柔,遇到阻力时不能强行推进。尽可能直视下插管,避免导管刺破输尿管黏膜。一旦术中发生输尿管黏膜下损伤及假道形成,及时抽回导丝或导管,找到损伤处上方输尿管管腔,放置双J管引流。

(3)输尿管穿孔:常见的原因是手术操作动作粗暴、盲目操作、术中视野不清、输尿管狭窄或扭曲、结石长时间嵌顿、钬激光操作不慎等。手术过程中见到灰白色蜘蛛网样的疏松组织或见到淡黄色脂肪组织则提示输尿管穿孔。若穿孔较小,术中注意控制灌注压力,短时间内快速完成手术,沿导丝放置双J管引流2~4周。如穿孔严重,则留置导丝或导管于输尿管内,进行开放手术处理(如输尿管端-端吻合术等)。

(4)输尿管黏膜撕脱:最严重的急性并发症之一,多见于套石篮套取过大结石时导致套石篮嵌顿,这时既不能取出结石也无法张开套石篮,强行向下拉出套石篮时引起输尿管黏膜撕脱。因此术中尽量将结石粉碎,尽量不要使用套石篮。一旦发现输尿管黏膜撕脱,需开放手术治疗(自体肾移植、输尿管膀胱吻合术或回肠代输尿管术等)。

(5)输尿管断裂:最严重的急性并发症之一,多见于输尿管狭窄强行上镜后退出时导致输尿管断裂。若术中有输尿管穿孔,未能及时发现仍然盲目进行操作,可引起输尿管完全断裂。术中可见断裂的输尿管随镜拉出,一旦发现输尿管断裂,需立即终止输尿管软镜操作,改为开放手术(自体肾移植、输尿管膀胱吻合术或回肠代输尿管术等)。

(6)器械折断于输尿管腔内:比较少见,一般为钬激光光纤误击导丝,导致导丝断裂,一旦发现,立即使用异物钳将其取出。

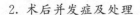

2. 术后并发症及处理

(1)感染:一般是在原有泌尿道感染的基础上,术中灌注导致肾盂压力升高,细菌或内毒素反流至血液或淋巴导致尿脓毒血症发生。有泌尿道感染应先给予抗生素控制感染;术前需行中段尿细菌培养及药敏试验,如果中段尿培养有细菌存在,选择敏感的抗生素控制感染。术中严格无菌操作,降低灌注压力。术后放置双J管引流通畅,并应用敏感抗生素积极抗感染治疗。若双J管引流后感染仍不能有效控制,必要时需要行肾穿刺造口引流。

(2)血尿:术后血尿一般是由于术中输尿管黏膜损伤导致,1~3d后可自行好转。嘱患者多饮水,出血较多时可适当应用止血药物。术中或术后即出现严重血尿时,要注意有无肾破裂可能,及时处理。

(3)输尿管狭窄或闭锁:为输尿管软镜操作后的远期并发症,其发生率为0.6%~1%。输尿管结石嵌顿伴息肉形成、多次SWL致输尿管黏膜破坏等是输尿管狭窄的主要危险因素。输尿管黏膜损伤、输尿管假道形成或者输尿管穿孔、尿外渗导致的输尿管周围纤维化等易导致输尿管狭窄。因此,在术中尽量避免输尿管损伤。使用输尿管通道鞘也可能会导致输尿管狭窄的发生。输尿管狭窄或闭锁的处理方法包括输尿管狭窄内切开或球囊扩张,如果狭窄段较长或腔内手术失败,则需要行开放手术治疗。如果狭窄段长度<3cm,可行狭窄段切除端-端吻合术治疗。如果输尿管狭窄长度超过3cm,下段输尿管长段狭窄行输尿管膀胱角吻合术,中上段长段狭窄可行回肠代输尿管术;也可考虑行自体肾移植手术。

八、输尿管结石气压弹道碎石术

输尿管镜对于治疗一些特殊的输尿管结石,有比ESWL及开放手术更多的优点,随着光纤技术的发展,现代输尿管镜多为一体式,克服过去分体式操作不便的缺点,因此得到更加广泛的应用。输尿管镜气压弹道碎石与液电、超声、激光碎石术相比,具有设备简单、效果佳、损伤小、价格低廉等优点。

(一)适应证与禁忌证

1. 适应证

(1)输尿管镜钬激光碎石术治疗输尿管中下段结石,特别是结石嵌顿时间较长,考虑有局部肉芽组织增生者。

(2)对于输尿管上段结石,输尿管上段的上中1/3可以使用顺行输尿管镜术,上段的下1/3亦可行逆行输尿管镜钬激光碎石术,但是仍有结石返回肾盂的可能。

(3)输尿管软镜和激光光纤的发展,可以使用输尿管镜术治疗输尿管上段和肾盂的结石。也适用于输尿管石街不能自行排出者。

2. 禁忌证

(1)对于上段输尿管结石:因反复地置入输尿管镜易致输尿管壁损伤,在术中

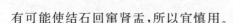

有可能使结石回窜肾盂,所以宜慎用。

(2)特殊患者:对于输尿管畸形、狭窄扭曲明显及有出血倾向的患者、泌尿系感染严重者一般不宜采用。

(二)术前准备

1. 全面检查 患者术前做心、肺、肾等脏器的常规检查,特别强调的是应做静脉肾盂造影或输尿管逆行造影术检查,以了解输尿管是否通畅,有否畸形。

2. 抗生素 一般患者无须术前预防用抗生素。术后可根据感染情况及细菌培养结果选择使用抗生素。

3. 器械 手术器械除常规准备内腔镜器械外,还应准备开放性手术器械。预防当出现输尿管穿孔等并发症时,采取中转开放手术治疗。

(三)手术步骤

1. 麻醉与体位

(1)麻醉:一般选用硬膜外麻醉,对于硬膜外麻醉有禁忌者,可选气管内插管全身麻醉。个别靠近输尿管出口的输尿管小结石可采用骶麻醉或表面麻醉。

(2)体位:平卧位,抬高患侧下肢,这样可拉直患侧输尿管。

2. 手术方法

(1)置镜:应用输尿管镜治疗输尿管结石,安全地置入输尿管镜是整个治疗过程的前提及关键。患者选择平卧位,抬高患侧下肢,这样可拉直患侧输尿管。目前较常用的方法,是用F3～4输尿管引导插入尿管镜。

(2)观察:即当输尿管镜进入膀胱后,少量放水,观察膀胱内情况、前列腺大小、三角区情况、有无赘生物、结石和憩室,当寻找输尿管出口成功后即关水,避免膀胱太胀而影响输尿管镜进入。向患侧输尿管插入F3～4输尿管导管,该管进入输尿管不宜太长,尤其当进管受阻时宜回退少许,避免人为造成输尿管屈曲。Wolf输尿管镜的镜体前端较细,且有一弯头,镜体向后逐渐变粗,可代替金属橄榄形头扩张器。当输尿管镜进入输尿管后需再次进镜时,可直接进镜。进镜时可用微电脑液压灌注泵或将灌水袋挂至距患者1.0～1.2m高处,用冲洗液水压扩张输尿管出口。采用"上挑法"旋转进镜。即在输尿管镜进入输尿管口时,先将输尿管镜尖端旋转至3点钟或6点钟位置,沿输尿管导管,将输尿管镜尖端插入输尿管口后,再将输尿管镜旋转回12点钟位置,将输尿管口挑起,完成输尿管镜通过膀胱壁段的过程。

(3)碎石:肉芽较多处,往往是输尿管结石的部位,加压灌水可看清楚肉芽、结石及输尿管腔。这时可用输尿管镜的前端挑起结石远端的肉芽组织,将弹道碎石探针的头端直接对准结石进行碎石。如结石活动时,应将碎石探针从结石侧方压住结石进行碎石。除非有较大且不能粉碎的结石,否则不需要用取石钳及套石篮取出结石,因为这些结石往往可自行排出。

(4)尿液引流:输尿管镜弹道碎石术后由于灌水进入肾、输尿管壁损伤、水肿及小结石阻塞等原因,易造成患肾引流不畅而继发感染及肾绞痛。可常规放置输尿管导管 1～2d 引流。

(5)放置双 J 管:除非输尿管壁有损伤或残留结石较多需 ESWL,否则不须放置双 J 管。

3. 注意事项

(1)进镜慎重:在进镜时不可过度用力。遇到狭窄部位或肉芽较多的位置时,宜停留在该处,加大冲洗液水压少许时间,待看清楚通道后,插入输尿管导管作指示,边插边前后推拉输尿管导管,如无阻力即可上行,否则退回加水压后重试。避免输尿管的损伤。

(2)输尿管腔的息肉不处理:除非较多且疑有恶变,否则不须特殊处理。对于较小可活动的结石,为防止结石滑入肾内,可适当选择头高位,并直接钳取。

(四)并发症及处理

1. 术中并发症及处理

(1)输尿管黏膜下损伤形成假道:常发生在输尿管口和输尿管扭曲成角的部位及结石嵌顿的输尿管处。黏膜下损伤是一种轻微输尿管损伤,如果能及时发现,将导丝或导管抽回,放回到正确的输尿管腔内。如不注意,将会造成"导丝切割伤",即术者在逆行插管时,未能及时发现导丝造成的黏膜下损伤,仍继续沿导丝进行扩张或逆行置入输尿管镜,损伤不断扩大、切割,很容易引起穿孔和撕裂。因此逆行插管时,动作要轻巧,插导管和导丝时,注意体会自己的手感,一旦遇到阻力就应停止,应在输尿管镜直视下插管,在清晰地见到正确的输尿管通道后再插上导丝。如发现导丝不在腔内而在黏膜下,应及时拔出,并将导丝放回正确的腔内。不要强行反复试插,必要时可先行输尿管逆行造影。

(2)输尿管穿孔:术中发生输尿管穿孔,除黏膜下导丝切割伤未加注意可能发生外,最常见的是在处理嵌顿的结石时,盲目地用取石钳取石,造成输尿管壁的损伤;或较长时间使用气压弹道碎石杆碎石造成。一旦发现输尿管穿孔征象,应立即沿导丝放入支架管引流,保持引流通畅,可自行愈合。若无法放置内支架引流,或估计穿孔较大时,应立即行开放手术处理,或行经皮肾造口术。

(3)输尿管撕裂:输尿管撕裂是术中最严重的并发症,可能发生在过大的结石强行拉出时,或在发生穿孔后未及时发现,盲目上镜取石时,或遇输尿管狭窄强行输尿管扩张或置入输尿管镜而造成的严重损伤。在行输尿管镜取石术中,只要术者操作谨慎、手术器械齐备则此并发症可以避免。

一旦发生输尿管断裂、剥脱,应在减少创伤、保留肾及其功能的基础上,尽快恢复输尿管的连续性。输尿管断裂时,应及早行输尿管断端吻合,缺损较长者可考虑游离肾,下移吻合或膀胱瓣管吻合,内支架引流 6～8 周,必要时行自体肾移植甚至切除肾。预防措施:出入镜切忌暴力或动作幅度过大,尤其是在输尿管跨髂血管段,遇到阻力应退镜观察片刻,麻醉充分后再进镜。入镜时感到管壁同向推动受阻时,不能强行进镜。退镜时阻力大,难以拔出时应注意插入导管引流肾内液体,减少肾内压力,充分麻醉和镇痛,输尿管内可注入液状石蜡或局麻药物,待嵌顿完全松解再旋转缓慢拔出镜体。难以退镜者应果断中转开放手术。

(4)结石移位:可能发生结石移位而导致碎石失败。原因包括导丝插入过深、结石小、活动度大、位置高、术中灌注压高及碎石探杆推动结石等,输尿管在麻醉作用下较松弛,结石移位可能性更大。除采用头高足低位及减少灌注压力外,术中导丝不宜伸入过长,尽量将导丝远端保持在视野之内,以免将结石上推。碎石针宜从侧面轻压结石,适当固定后再行碎石。对于较大且相对固定的结石使用连续脉冲效果好,而对易活动结石且上段积水严重者应采用单次脉冲碎石,以减少结石的移动,如碎石过程中结石上移,可用取石钳将结石下拉后再行碎石。

(5)术中出血:术中出现输尿管黏膜明显出血其主要原因是在处理输尿管息肉时,钳夹输尿管息肉,试图撕断息肉时发生出血,因此不主张钳夹息肉,主张用激光或电灼来处理输尿管息肉。目前认为只要将输尿管结石击碎或移位,输尿管腔通畅后,消除了局部刺激感染因素,留置双J管引流,输尿管息肉一般会自行萎缩消失。腔内出血时,不能急于操作,可先将镜体退出少许,以冲洗液灌注管腔,待视野清晰后再进行操作,避免误伤输尿管壁。严重出血应中止手术,以防进一步造成输尿管损伤。

2. 术后并发症及处理

(1)出血:输尿管镜取石术后,通常从支架管引流出淡红色尿液,一般在1~3d后转清。如结石合并息肉,取石后血尿时间可能会稍长一些。原则上不需要任何特殊的处理,不需要输血。

(2)输尿管狭窄和闭塞:输尿管腔内进行输尿管镜操作,输尿管黏膜的擦伤不可避免,由于黏膜修复很快,一般不会留下任何痕迹。但如果损伤了输尿管壁深层,术后瘢痕收缩,则容易引起输尿管狭窄。置镜时输尿管擦伤、输尿管缺血都可引起输尿管狭窄甚至闭锁。因此在行输尿管镜操作时,要小心谨慎,避免过多损伤输尿管黏膜。另外留置导管,特别要根据术中实际损伤的程度,选择不同类型导管及决定导管留置时间,对预防术后发生输尿管狭窄非常重要。根据输尿管狭窄的长度及程度选择合适的处理方法,如果狭窄段较短,可行内镜下切开或输尿管气囊扩张并放置内支架引流;如果狭窄段较长,或合并有输尿管周围纤维化,则应行开放成形手术。

(3)发热:术后引起发热和泌尿系感染是不常见的。若梗阻伴有感染,结石内包裹或表面附有病原菌,术中为保持视野清晰,高压水流灌注冲洗和扩张输尿管,致肾小管、淋巴管、小静脉及肾窦部反流,病原微生物进入血液循环系统,可引起反流性感染,造成术后发热,感染加重。为预防输尿管镜造成的反流性感染,术前应

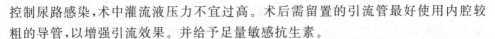

控制尿路感染,术中灌流液压力不宜过高。术后需留置的引流管最好使用内腔较粗的导管,以增强引流效果。并给予足量敏感抗生素。

(4)肾绞痛:术后肾绞痛的发作多是由于术前梗阻时间长,输尿管水肿,感染较重,手术时间长,或术中灌注压力过高,或术后有碎石下移、双J管扭曲或堵塞使尿液引流不畅引起,必要时可对输尿管结石先行 ESWL 术,术后 24h 再行输尿管镜下弹道碎石术。一旦发生可给予解痉治疗,病情平稳后结合 ESWL 治疗。

九、输尿管镜碎石取石术

(一)适应证与禁忌证

1. 适应证

(1)ESWL 或经皮肾镜碎石后形成石街。

(2)ESWL 定位困难。

(3)输尿管下段结石。

(4)结石梗阻造成上尿路扩张并影响肾功能。

2. 禁忌证

(1)ESWL 或经皮肾镜碎石后形成石街。

(2)ESWL 定位困难。

(3)输尿管下段结石。

(4)结石梗阻造成上尿路扩张并影响肾功能。

(二)术前准备

1. 查血、尿常规及出、凝血时间、肝、肾功能、血清电解质、二氧化碳结合力、血糖以及心电图、胸透等了解全身情况。

2. 尿培养加药物敏感试验为术后应用抗生素提供依据。

3. 查血钙、血磷、尿酸及 24h 尿液分析以了解结石成因。

4. B超检查了解肾、膀胱、前列腺情况,以发现其他伴发泌尿系疾病。

5. 做 X 线腹部平片及静脉肾盂造影了解结石大小、部位及有无伴发尿路梗阻。

6. 术前 1d 口服缓泻药排空肠道,术前 6h 内禁食、禁水。

7. 麻醉前再次拍 X 线腹部平片确定结石是否排出或移位。

(三)手术步骤

1. 麻醉与体位

(1)麻醉:硬膜外麻醉或全身麻醉,多选择硬膜外麻醉。

(2)体位:一般采取截石位,也可以采用 Trendelenburg 体位,即一种头低臀高的改良截石位,这种体位可以使肾向头端移动,输尿管伸直。或者健侧下肢抬高,患侧下肢的截石位便于操作,输尿管镜进入输尿管口的角度由锐角变为钝角,使镜体与输尿管能成为一条直线。

2. **手术方法** 消毒铺巾后,从尿道插入输尿管镜,由于输尿管口和壁内段是输尿管全程最窄处,F9 以上的输尿管镜多需行输尿管口及壁内段扩张后才能进境。一般须换用膀胱镜,通过膀胱镜插入球囊扩张器或金属橄榄头扩张器,导管扩张从 F8 开始扩张至 F14。可控液压扩张是一种最新安全的输尿管扩张方法,几乎无损伤,操作简便,在液压泵灌注生理盐水的液压水注的扩张下,经过患侧输尿管开口,从输尿管开口插入导丝或导管。

借导丝引导,用镜端挑起导丝,使镜头的斜面向上与输尿管口上唇相对,保持镜体和输尿管壁内段处于一条直线上,输尿管镜进入输尿管 1~2cm 后,将输尿管镜转回,使其斜面向下,使输尿管腔位于视野中央。镜体的推入必须在生理盐水灌注连续冲洗直视下进行。较小的结石可用取石钳直接取出,稍大的结石可用套石篮取出。如果结石较大且不规则,应用气压弹道、超声、液电或激光等方法碎石后,以超声吸引器吸出,没有超声吸引器的,也可再用取石钳或套石篮分次取出碎石。碎石取石完成后,如果输尿管有损伤或肾积水,应向输尿管内置入双J管或输尿管导管起到支架和引流作用。

手术过程中应注意患者的腹部变化,特别是有些输尿管狭窄或扭曲手术困难时,容易引起外渗,如发现腹胀及时停止手术,妥善处理。术中根据手术的需要随时调整手术床,如把输尿管上段结石推上肾盂时需头低臀高位,取输尿管下段小结石时需头高臀低位,对输尿管扭曲的患者把腰部拉直垫高 15cm,以便使输尿管延伸,方便进镜及取石。冬天注意保暖,特别是灌注泵的生理盐水不可太冷,冷刺激容易使患者寒战,导致输尿管痉挛,不利于输尿管镜的推进,可以把灌注用生理盐水加温至 18~23℃。

3. **输尿管镜取石术后处理**

(1)保持输尿管支架管及导尿管通畅,注意不要使支架管脱出。

(2)术后适当给抗生素预防和控制感染。

(3)拔支架管前一定要拍腹部平片,了解有无残留结石及排石情况,如有较大残留结石,则应在拔支架管前进行体外冲击波碎石治疗。

(4)注意收集排出的碎石做结石分析。

(5)出院前复查腹部平片,了解有无残留结石。

(四)术中并发症及处理

1. **输尿管穿孔**

(1)发生原因:输尿管穿孔多发生于膀胱壁段和邻近结石处,发生的原因与下列因素有关:①输尿管相对狭窄,输尿管镜从较宽处进入相对狭窄处易损伤输尿管黏膜,使输尿管镜从损伤处穿出;②操作技术不当,未遵循沿导丝前进的原则或盲目使用暴力;③邻近结石处输尿管炎症及肉芽使该处组织变脆,易受损伤。

(2)预防输尿管穿孔的方法:①一定要在窥视下进行治疗的全过程;②一定要

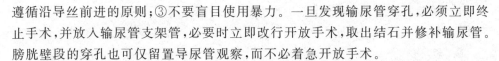

遵循沿导丝前进的原则;③不要盲目使用暴力。一旦发现输尿管穿孔,必须立即终止手术,并放入输尿管支架管,必要时立即改行开放手术,取出结石并修补输尿管。膀胱壁段的穿孔也可仅留置导尿管观察,而不必着急开放手术。

2.空气栓塞 经输尿管镜碎石过程中有时由于负压泵方向接反而误将空气正压挤入组织内,空气泡进入血循环后会栓塞于某些器官的小血管内,造成该器官的功能障碍,严重者可危及生命。

3.输尿管狭窄 输尿管镜取石术会造成一定程度输尿管损伤,一般都可在短期内自行修复而不留后遗症,部分患者在输尿管修复过程中会形成输尿管瘢痕狭窄,严重者可能会导致完全性输尿管梗阻和肾功能损害。预防输尿管狭窄的主要环节是尽量减少输尿管损伤和术后留置输尿管支架管,有时输尿管损伤者可适当延长留置输尿管支架管时间,最好留置双猪尾支架 2~3 个月。

4.感染 输尿管镜取石术后大部分患者都可能会有轻度发热症状,为正常手术后反应,一般 3~4d 后即恢复正常。部分患者可能会出现 38℃ 以上高热,应考虑感染的可能,需给抗生素以预防和控制感染。感染的发生可能与手术污染和高压灌注有关,严格的无菌技术和尽量避免高压灌注是预防感染的关键,术后留置输尿管支架管以充分引流尿液也是预防感染的重要步骤之一。

(五)术后并发症及处理

1.血尿 输尿管镜取石术后均有程度不等的血尿,不需特殊处理均可自愈。血尿较严重时可通过多饮水或输液增加尿量防止形成血块,不需要用止血药物。输尿管镜取石术后血尿一般与输尿管微小损伤有关,但血尿的程度并不与损伤程度成正比。

2.腰肋部痛 部分患者输尿管镜取石术后可能会出现患侧腰肋部疼痛不适,有时疼痛范围可延及同侧腹部。输尿管镜取石术后腰肋部痛可能是由术中高压灌注生理盐水引起。预防方法是术中尽量减少避免高压灌注,间断放水减压。预先放入输尿管导管可降低输尿管内压,也是预防输尿管内高压的有效方法之一。输尿管镜取石术后的腰肋部痛一般均可自行缓解,不需特殊处理。

十、输尿管镜下输尿管息肉摘除术

输尿管息肉常见的有两种,一种为原发性输尿管息肉,有很长的蒂,有的可长达 10cm,导致输尿管扩张、血尿、肾积水等;另一种为结石引起的炎性息肉,蒂短,个数多,黏膜脆,易出血,导致炎症性输尿管病理变化。目前这些输尿管息肉均可在输尿管镜下进行微创治疗。

(一)适应证与禁忌证

1.适应证

(1)诊断明确的原发性输尿管息肉。

(2)明确有蒂的息肉样早期输尿管肿瘤。

(3)结石滞留引起炎性息肉。

2. 禁忌证

(1)不能控制的全身出血性疾病。

(2)严重的心肺功能不全,无法耐受手术。

(3)未控制的泌尿道感染。

(4)严重的尿道狭窄,腔内手术无法解决。

(5)严重髋关节畸形,截石位困难。

(6)盆腔外伤、手术或放疗史。

(二)术前准备

1. 病理诊断应明确,输尿管息肉需与输尿管肿瘤鉴别诊断。近几年来发现输尿管肿瘤发病率有增高的趋向,术前输尿管镜检查取组织病理检查非常必要。对于输尿管肿瘤,只适合于明显有蒂、局限于黏膜的息内样肿瘤。

2. 有输尿管结石引起的炎性息肉,手术的准备同输尿管镜下气压弹道碎石术。

3. 常规检查患者的肝肾功能、凝血功能、心肺功能,了解患者能否耐受麻醉和手术。

4. 术前控制尿路感染,有感染者做尿培养、药敏试验。

5. 术前禁饮食,排空大便,必要时清洁灌肠。

(三)手术步骤

1. 麻醉与体位

(1)麻醉:同输尿管镜下气压弹道碎石术,主要是根据息肉的位胃,手术时间的长短选择。一般讲息肉位置高,体积大,所需时间长,手术难度高,可选择全身麻醉和连续硬膜外等麻醉;息肉小,位置低,手术时间短,可选择腰麻等麻醉。

(2)体位:麻醉后取膀胱截石位,健侧大腿充分外展,可使操作者活动范围充分。如病变位置较高,腰部可适当垫高。

2. 手术方法

(1)专用器械检查与调试:常规输尿管镜检查全套设备外,还需以下器械:①高频发器(电刀)或激光发生器、相应输尿管镜用的电极和光纤;②活检钳;③输尿管内双 J 管;④斑马导丝;⑤取石钳(输尿管专用)。

(2)取膀胱截石位,先做膀胱镜检查,了解膀胱情况有无异常,再进行患侧输尿管口扩张。

(3)进行输尿管镜检查,了解病变下方输尿管情况,向上直至病变部位,看到病灶后可拍照录像留下资料。

(4)在输尿管镜操作通道中,插入电极(电灼)或光纤(激光)直至接触到息肉。即可进行烧灼,从息肉末端逐步向根部进行。

(5)原发性息肉,最好在斑马导丝引导下输尿管镜上升至息肉蒂部进行烧灼,息肉可用取石钳取出,如不能上升至蒂部,只能从远端开始烧灼,直至蒂部、术前未明确病理时,烧灼前可取活检,但易出血影响视野。结石性炎性息肉常多发,应逐步进行烧灼,激光优于电灼。

(6)电灼或激光烧灼息肉的能量调节,应从低能量开始,调至刚好能起烧灼作用为好,不能过大。如能量过大会损伤输尿管,甚至引起穿孔。应当避免。这亦是手术操作的关键。

(7)息肉全部烧灼完后在输尿管镜直视下向肾脏推进,并置入斑马导丝再置入双J管内引流,留置4～6周拔除。

(8)术毕留置导尿管,3d后拔除。如有尿路感染,尿检阴性后拔除。

3. 术后处理

(1)常规应用抗生素5～7d,有尿感的患者按术前尿培养敏感试验结果用药。

(2)观察患者腰部腹部体征,鼓励患者多饮水。

(3)观察尿液,如有肉眼血尿应用止血药物。

(4)导尿管、双J管根据患者情况择时拔除,一般情况下导尿管3d内拔除,双J管4～6周拔除。

(5)如有尿路感染应及时控制。

(四)术后并发症及处理

1. 血尿 息肉本身易出血,烧灼后局部水肿等可导致出血,原发性息肉有时蒂部血管电凝后局部脱落可引起出血。但由于输尿管内置入双J管,多能自愈。术后可用1～3d止血药,双J管可用F_6。

2. 输尿管穿孔 主要是操作时使用能量过高。由于输尿管很薄,特别是在为了使视野清晰而加压冲水时,应严格用小能量进行烧灼。如发生穿孔,应在输尿管镜直视下向肾盂置入斑马导丝或其他导丝,在烧灼病变时应避免损伤导丝与输尿管,尽快结束手术,并置入双J管,双J管留置时间应为4～6周。术后防止感染,最好选择中段无侧孔的双J管,防止侧孔正好在穿孔处,引起尿外渗。

3. 输尿管狭窄 手术瘢痕可引起局部狭窄,常规应在术后3个月时IVP随诊,如有狭窄引起梗阻,可进行扩张治疗。

十一、输尿管镜输尿管狭窄 2μm 激光切开术

(一)适应证与禁忌证

1. 适应证

(1)输尿管狭窄引起明显的腰背部酸痛等临床症状、患侧肾功能损害、继发肾结石或输尿管结石的形成、泌尿系的感染。

(2)输尿管良性狭窄长度≤2cm。

2. 禁忌证

(1)严重的心肺功能不全及严重的全身出血性疾病,无法耐受麻醉和手术。

(2)未控制的泌尿道感染。

(3)严重骨盆和髋关节畸形,截石位困难。

(4)膀胱挛缩。

(5)严重输尿管狭窄长度>2cm,腔内手术及放疗引起的输尿管狭窄。

(6)UPJO 伴有位于后壁或者侧壁的异位交叉血管。

(7)先天性输尿管畸形。

(二)术前准备

1. 全身准备　包括血常规、尿常规、生化常规、凝血常规、心电图、胸片等。

2. 影像学检查　包括泌尿系 B 超,KUB,CTU 或静脉肾盂造影片(IVU),碘过敏或肾功能不全时,可行 MRU 检查,充分了解狭窄长度和程度,是否有高位连接,以选择正确的切开部位、长度和方向;CT 血管造影检查以了解是否有与 UPJ 交叉的异位血管,对于选择手术方式和避免术中出血有重要意义;双肾 ECT,了解患者肾功能情况。

3. 有泌尿道感染应先给予抗生素控制感染　术前需行中段尿细菌培养及药敏试验,如果中段尿培养有细菌存在,选择敏感的抗生素控制感染。

(三)手术步骤

1. 麻醉与体位

(1)麻醉:硬膜外麻醉或全身麻醉,多选择硬膜外麻醉。

(2)体位:取截石位。

2. 手术方法

(1)插入输尿管镜:在导丝或导管引导下逆行插入输尿管镜(对于输尿管下段狭窄可选用输尿管硬镜或半硬性输尿管镜,输尿管中、上段狭窄可选用半硬性输尿管镜或输尿管软镜),在导丝引导下输尿管镜到达狭窄部位。

(2)2μm 激光切开狭窄段:经输尿管镜置入 2μm 激光光纤,输尿管上段狭窄于侧壁或后外侧全层切开狭窄段,而跨过髂血管处的输尿管狭窄要在内前方切开或前外侧切开,以免损伤输尿管壁后方的髂血管。髂血管以下输尿管狭窄在后外侧切开,壁内段输尿管狭窄应在 6 点钟处切开。切开长度要超过输尿管狭窄段上、下段各 0.5cm,深度达到输尿管外膜周围脂肪组织。切开程度以能通过输尿管镜为标准。

(3)放置支架管:经导丝放置 7～9F 的双 J 管 6～12 周,或留置两条 4.5F 双 J 管 6～12 周。

(四)术中并发症及处理

1. 术中出血　输尿管上段狭窄于侧壁或后外侧全层切开狭窄段,而跨过髂血管处的输尿管狭窄要在内前方切开或前外侧切开,以免损伤输尿管壁后方的髂血管。髂血管以下输尿管狭窄在后外侧切开,壁内段输尿管狭窄应在 6 点钟处切开。如遇术中出血,可予 $2\mu m$ 激光止血。损伤大血管需开放手术处理。

2. 输尿管穿孔 常见的原因是手术操作动作粗暴、盲目操作、术中视野不清、$2\mu m$ 激光操作不慎等。若穿孔较小,术中注意控制灌注压力,短时间内快速完成手术。如穿孔严重,则留置导丝或导管于输尿管内,进行开放手术处理(如输尿管端-端吻合术等)。

3. 冲洗液外渗 需要充分引流腹膜后或腹腔的液体,必要时开放手术探查。

(五)术后并发症及处理

1. 感染 有泌尿道感染应先给予抗生素控制感染;术前需行中段尿细菌培养及药敏试验,如果中段尿培养有细菌存在,选择敏感的抗生素控制感染。术中严格无菌操作,降低灌注压力。术后放置支架管引流通畅,并应用敏感抗生素积极抗感染治疗。若支架管引流后感染仍不能有效控制,必要时需要行肾穿刺造口引流。

2. 狭窄复发 轻、中度狭窄复发,可再次行输尿管镜下 $2\mu m$ 激光内切开术,重度狭窄且长度 $>2cm$,则宜选择狭窄段切除及输尿管端-端吻合术。

第四章

经皮肾镜技术

第一节 概 述

一、经皮肾镜技术的起源与发展

经皮肾镜术技术是通过建立皮肤至肾集合系统的手术信道，放置内镜，对肾盏和肾盂内疾病进行诊治的一种方法。

经皮肾镜技术是腔内泌尿外科手术的一个重要部分，在治疗上尿路结石方面，与输尿管镜技术及体外冲击波碎石共同构成现代主要的治疗方法，已彻底改变了传统开放手术的外科治疗方式。通过经皮肾镜术、输尿管镜取石术及体外冲击波碎石术等综合处理方法，可以使90％以上的肾结石免除开放性手术。微创经皮肾镜技术(MPCNL)是传统经皮肾镜的改良方法，缩小肾穿刺造口通道直径，用输尿管镜或小号肾镜取石。近年来随着临床实践技术及器械的改进，其操作方法和治疗范围又有了很大进展，手术方法更加微创化。

经皮肾镜技术的历史可追溯到20世纪40年代，Papel 和 Brow 最早利用腔内镜从手术肾造口取出残留结石，1955年，Goodwin 提出经皮肾穿刺造口的方法，开始了经皮肾镜技术的新纪元。1973年之后，法、美、日等发达国家不断生产和改进各种硬性和可曲性肾镜，促进了这一技术发展。1976年，Ferstrom 报道了其经皮肾镜取石的经验。1982年后，我国北京、广州、南京等地相继开展该项手术，广州吴开俊、李逊改良了经皮肾造口的方法，创新了经皮肾穿刺微造口术和经皮肾微造口输尿管镜取石技术，引入了气压弹道碎石机和激光碎石机、输尿管内切镜和各种扩张导管设备，使治疗的成功率不断增加，并发症减少，治疗范围不断扩大，腔内泌尿外科专业得到迅速发展。

经皮肾穿刺造口术是腔内泌尿外科基本技术之一，是实现经皮肾镜技术的基础。安全、准确的造口不但为进一步的检查和治疗做准备，同时造口本身也是一种很好的治疗手段。它可有效地解决各种梗阻因素引起的肾积水、肾感染，甚至脓肾

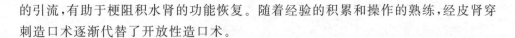

的引流,有助于梗阻积水肾的功能恢复。随着经验的积累和操作的熟练,经皮肾穿刺造口术逐渐代替了开放性造口术。

二、经皮肾镜技术专用设备及器械

(一)经皮肾镜

经皮肾镜包括硬性经皮肾镜和软性经皮肾镜。

1. 硬性经皮肾镜　硬性经皮肾镜由镜鞘、闭孔器、观察镜、操作件等部件组成。硬性经皮肾镜镜身用金属制成,不能弯曲,长为 20～22cm,其内有光学透镜和 12F 工作槽,取石钳、液电电极和气压弹道探针等器械可自由通过。镜鞘管径有 16.5～27F 等若干规格,常用的有 24F 和 27F 两种。镜鞘后端侧方设有灌注接口,灌注接口包括入口和出口两种。若采用连续灌注方法,可在低压状态下保持肾盂内手术视野清晰。观察镜与镜体之间成一定的角度,可将镜体后端作为操作接口,以便于硬性操作器械的进出。观察镜的视野角度有 0°、5°、12°、70°等几种;物镜的视野角度应调整在 25°～30°,以便于观察。微创肾镜镜体外径为 10～12F,视角为 10°,操作通道内可置入 6F 手术器械,该镜还配有环状手柄及锥状导入器,这些都为术者的操作提供了极大的方便。硬性经皮肾镜适用于微创经皮肾取石术,也可在标准肾镜无法进入狭小的肾盏时使用。

2. 软性经皮肾镜　软性经皮肾镜的镜鞘管径较硬性经皮肾镜的细,常用的规格为 15F 和 18F。软性经皮肾镜需要通过硬性经皮肾镜的镜鞘或通过扩张器放入肾盂,操作孔直径为 5～7.8 F。软性经皮肾镜可弯曲,向上可弯曲 150°～210°,向下可弯曲 90°～130°。其优点是可观察肾盂、肾盏的各个部分。

(二)穿刺引导设备

1. X 线机　双平面荧光透视是经皮肾镜常用的成像方法。

(1)优点:通过双平面荧光透视可较好地观察到小结石,在注入造影剂后,还可显示其周围结构,能清晰定位,很适合初学者操作。

(2)缺点:无法直接观察结石周围的组织和结构;必须要进行膀胱镜检查和输尿管逆行插管,用灌注造影剂或空气来观察目标肾盂;此外,长期接触放射线对人体有一定的负面影响。通过适当的方法,可以将 X 线的放射性伤害减少到最小。以下方法可以减少医生的放射线接触量。

①减少曝光时间:只在定位或操作的几个关键步骤才使用双平面荧光透视,可以明显减少 X 线照射量。

②由于 X 线照射量与距离的平方成反比,故可增加与放射源间的距离来减少 X 线照射量。增加与放射源距离的方法是最为经济有效的方法之一,它能明显减少操作人员的 X 线照射量。

③使用有效的防护:当无法减少曝光时间或增加与放射源距离时,就必须采取

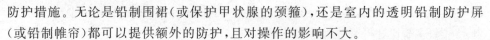
防护措施。无论是铅制围裙(或保护甲状腺的颈箍),还是室内的透明铅制防护屏(或铅制帷帘)都可以提供额外的防护,且对操作的影响不大。

④X线装置的设计及摆放。X线装置中的影像增强器加衬了铅板,可减少显像时的散射线。将影像增强器放置于患者上方,X线管隔于操作台下,便可以明显减少X线照射量。放置影像增强器时应尽可能降低高度,以阻挡散射线对操作者的照射。

2. 超声 B型超声(B超)机定位具有实时监测、避免医生和患者受到放射线的辐射及避免进行穿刺损伤肾后结肠等特点。配合超声穿刺探头可提高经皮肾穿刺的成功率,但在置入导丝、扩张通道过程中不易实时进行监视。

3. CT 在特殊情况下可以使用CT引导获得经皮肾通路,这些特殊情况如脾大、异常体形(如严重的脊柱后突、极度病态肥胖等)、以往有多次腹部外伤史的患者。同时,随着CT评价肾结石运用的增多,不常见的患有肾后位结石的患者也容易得到鉴别,并能在CT引导下直接进行经皮肾穿刺。最后,同时存在肾周病变(如肾周脓肿或尿性囊肿)的患者,可以通过CT做出诊断,并为建立肾集合系统的有效引流及放置肾造口管提供可靠的监视。

(三)穿刺器械

1. **穿刺针** 穿刺针一般均由针鞘和针芯两部分组成。

常用的穿刺针有普通穿刺针(PTC针)和TLA/PCN穿刺针,以及Cope导入系统。PTC穿刺针的规格有G16,G18,G20,G24几种,常用的规格为G18,其针鞘可插入直径为0.889mm(0.035in,1in=2.54cm)的金属导丝。TLA/PCN穿刺针的规格为G18,全长15cm或20cm,通常由金属末端呈三角菱形的针芯、针鞘和Teflon外鞘(3.6F)组成。当针鞘内径为4F时,可通过直径为0.889~0.965mm(0.035~0.038in)的导丝。Cope导入系统由规格为G21的穿刺针、Cope扩张器(6.3F)和一个加强套管组成,该针鞘也可通过直径为0.965mm(0.038in)的导丝,Cope扩张器(6.3F)内带一个加强套管,其尖端下方有侧窗,可允许直径为0.965mm(0.038in)的导丝由此侧窗通过。

PTC穿刺针的优点是可用于肾积水较少时和在B超引导下穿刺。而TLA/PCN穿刺针或Cope导入系统的优点是常用于肾积水较多、X线定位穿刺和操作较为简单时。

2. **扩张器**

(1)筋膜扩张器:筋膜扩张器由不透X线的聚乙烯制成,型号规格有8~30F,每种型号以2F递增,长20~30cm。每根扩张器的尖端逐渐变细,管腔可通过直径为0.965mm的导丝。12F以上的型号配有可剥离的塑料薄鞘作为工作鞘,以通过此鞘入镜进行手术操作,这也是目前国内使用最为普遍的扩张器,我国主要采用8~20F型号的筋膜扩张器进行微穿刺经皮肾镜术和肾穿刺造口术。

（2）金属扩张器

①非套叠式金属扩张器：非套叠式金属扩张器由 9～25F 的单根扩张管组成。扩张管呈中空管状，带有球形尖端，可以通过导丝，一般从 12F 开始扩张，然后逐渐递增，但每根扩张管都可经 9F 扩张管套入，扩张至需要的通道大小。这种扩张器的缺点是更换每根扩张管时易出血，目前已经很少使用。

②套叠式金属同轴扩张器：套叠式金属同轴扩张器由一根 8F 带尖端圆钝的中心导杆和周径从 4F 逐渐增至 24F 或 26F 的扩张器组成，形如拉杆天线或老式的单筒望远镜，扩张时无需取出上一次的扩张器，只要按顺序依次推进更大口径的扩张器即可。和非套叠式金属扩张器相比，可以减少手术中出血的情况。

③Amplatz 扩张器：Amplatz 扩张器由聚乙烯或 Teflon 材料制成，型号规格为 8～34F，从 10F 开始，以 2F 逐渐递增扩张，24F 以上的 Amplatz 扩张器的外层均配有一根较短且前端呈斜面的 Teflon 工作鞘，当扩张至所需通道大小即可保留 Teflon 工作鞘于肾集合系统内，然后通过该鞘插入肾镜进行各种操作。主要用于标准的经皮肾镜术的经皮肾通道的扩张和建立。

④同轴胆道扩张器：同轴胆道扩张器由不透 X 线的 Teflon 材料制成，型号规格为 8～18F。从最小的 8F 开始扩张，每次递增 2F，第一根扩张器周径 8F，尖端细，可通过直径 0.965mm 的较长导丝。其余扩张器可依次按周径顺序通过，不需取出更换，故可减少出血和扩张器从肾盂脱出。一般常用于小儿经皮肾镜和纤维肾镜的检查和治疗。

⑤气囊导管扩张器：气囊导管扩张器由气囊扩张器、导管和压力表三部分组成。导管长度为 60cm，周径为 9F。气囊位于导管的前端，用加强的尼龙或 Marlex 网制成，长度为 4～10cm，充气后直径可达 8～10mm。气囊两端各有一个不透 X 线的标志，气囊膨胀后的压力为 911.9～1722.5kPa。在用气囊导管扩张器时，先扩张通道至 12F 后留置直径为 0.965mm 的导丝（0.038in），再将 24F Amplatz 扩张器及其配套的 28F Teflon 工作鞘套在 9F 导管上，顺工作导丝送入通道。完成气囊扩张后，将 24F 扩张器及 Teflon 工作鞘经扩张气囊推入至肾集合系统内，气囊放气后取出气囊扩张器和 24 F Amplatz 扩张器，Amplatz 扩张器可快速扩展和建立通道。气囊导管扩张器具有出血少、痛苦少的优点，但价格昂贵，不能反复使用。

3. 导丝 导丝一般用超滑导丝。

4. 操作鞘 Teflon 操作鞘有一定韧度，既可以保持窦道，又可以适当变形，对肾损伤小，还利于结石的取出。

（四）辅助器械

取石钳、套石篮、输尿管导管、D-J 管、肾造口管、尿管等。

（五）碎石设备

气压弹道碎石、超声碎石、激光碎石等。

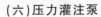

（六）压力灌注泵

保持视野清晰，冲出碎石。

（七）其他器械用品

手术刀、缝针缝线、持针器、导流贴膜等。

（八）辅助药品

抗生素、止血药、地塞米松等。

（九）灌注液

一般用生理盐水，加热到37℃左右。

三、经皮肾镜设备保养及维护

经皮肾镜手术器械的彻底清洗是保证消毒和灭菌成功的关键。经皮肾镜手术器械比普通手术器械的构造复杂、精细，有细小的管腔，易残留污物和细菌，既影响化学消毒剂的灭菌效果又影响器械的使用寿命，还间接给手术带来后患。因此，清洗经皮肾镜器械应遵循清洁、消毒规则，确保手术安全，对预防医源感染的发生起到非常重要的作用。具体清洗措施如下：术后立即清洗，由泌尿外科腔镜器械清洗组员负责，手术完毕用流动水冲洗腔镜器械表面血渍，用高压冲洗枪冲洗管腔及关节部位，清洗后将腔镜器械放入盛有酶制剂的超声清洗机内清洗15～20min，再用流动水冲洗干净、擦干，用吹风机吹干管腔及关节部位的水分。特殊感染患者使用手术器械的清洁、消毒处理：此类手术最好安排在当天手术的最后一台，手术完毕先将腔镜器械放入含有效氯500mg/L的含氯消毒溶液内浸泡30～60min，然后按一般清洁消毒处理。

（一）经皮肾镜手术器械的消毒

1. 高压蒸汽灭菌法　虽然该方法是目前最安全可靠的灭菌法，但经皮肾镜器械属于高度密集精密仪器，许多部件不耐高温，高压后会缩短器械的使用寿命，因此仅用于相对不太精密的全金属超声探针、金属肾造口器等少部分器械。

2. 低温消毒　低温消毒包括环氧乙烷消毒、等离子灭菌器灭菌。不耐高温的手术器械用此消毒方法，如经皮肾镜镜头、光导线源、电凝线、超声及弹道转位器，各种导丝及筋膜扩张器。

（二）经皮肾镜手术器械的保养

1. 注意保护肾镜。镜面用95％乙醇棉块清洁后再用软布擦干，保护帽套套住，避免碰撞致使镜片模糊不清，影响清晰度。

2. 摄像头、冷光源、电源线需要用软布擦干，电源线不可折叠，无角度盘旋放在盘内。

3. 器械清洁干燥后打开关节部——上油，并活动数下，待油充分渗入后擦干，保持其开关及关节部位的灵活性，以防锈蚀。

4. 各类器械使用及清洁时,应轻拿轻放,不得掷、射或相互碰撞,不可一手拿多样器械,以免滑落损坏。

5. 各类有腔的导管,使用完毕后,应及时将管腔清洗干净,防止血液、碎石、分泌物堵塞,洗涤后擦干、上油。

(三)经皮肾镜外围设备的保养

1. 激光设备机壳清洁。使用潮湿的柔软棉布擦拭设备外壳与控制屏,再用干棉布擦拭干燥或置于干燥处自然风吹干。不要用浓缩的清洁剂或将清洁剂直接喷向设备的机壳和控制屏,否则将可能损坏机壳、控制屏和内部的电子器件。

2. 足踏开关要注意防水。尽管足踏开关本身有防水设计,但在操作中,由于经皮肾镜取石手术需要大量等渗液冲洗术野,术中难免有冲洗液溅流到足踏开关,因此,用防水塑料袋包裹以防漏电、防腐蚀更为安全。

3. 由于钬激光设备对环境、电源要求高,设备不能随意搬动及碰撞。

4. 经常检查设备电源线及足踏板等处的连接线是否正常及有无扭曲打折,如果发现有破损,及时与对方工程师联系处理。

5. 手术过程注意保护好光纤,不要拉扯磕绊,不要碰撞光纤和机器的连接部,也不要在光纤上悬挂其他东西。

6. 可重复使用的光纤,每次使用前,必须用配备的光纤检测镜检查光纤端面(连接设备的一端),必须干净明亮,如果有灰尘,请用棉签蘸无水乙醇(浓度＞95％)擦拭干净,如果发现有擦不掉的痕迹或瘢痕,不得再使用。

(四)经皮肾镜手术器械的管理

1. 专人管理 经皮肾镜价格昂贵,结构复杂,应由专业性强的人员管理,定时保养维护,减少损耗。建立器械使用登记手册,确保经皮肾镜使用安全。

2. 制定并执行消毒和管理制度 经皮肾镜器械是精密仪器,专人管理者要按内镜清洗消毒技术操作规范要求,制定严格的经皮肾镜使用和消毒制度,规范经皮肾镜的管理,正确选择消毒方法,严格操作规程,避免院内感染。经皮肾镜器械管理和使用人员要掌握经皮肾镜的特性,术前做好充分准备,确保经皮肾镜手术的顺利进行。

第二节 经皮肾镜的操作方法

一、经皮肾镜检查术

(一)适应证与禁忌证

1. 适应证

(1)来自输尿管以上部位不明原因的血尿如特发性大量血尿患者,可用肾镜检查。

(2)肾盂内各种病变,如肾盂肿瘤、肾乳突坏死、肾盂黏膜白斑病、囊性肾盂炎等,可采用肾镜检查,做病检或必要的治疗。

(3)肾盂及输尿管上段结石或异物的检查及治疗。

(4)不明原因的肾积水和输尿管狭窄。

2. 禁忌证

(1)绝对禁忌证

①未纠正或不能纠正的出血性疾病。

②未控制的高血压和糖尿病。

③非梗阻或败血症引起的未控制的尿路感染。

④结石同侧有脾大或肝大。

⑤肾结核。

⑥同侧上尿路患过移行上皮癌做过局部切除或经输尿管电灼。

⑦孤立肾。

⑧对造影剂过敏。

⑨患者极其肥胖,从腰部到肾超过 20cm。

⑩不能合作者。

(2)相对禁忌证

①肾位置高,进路需在第 12 肋以上。

②凝血机制不完全正常或有氮质血症。

③先天异常,如蹄铁肾或盆腔异位肾。

④肾活动范围很大。

⑤嵌顿很紧的输尿管结石。

⑥肾内集合系统很小或肾内有分叉。

(二)术前准备

经皮肾造口前,需检查血、尿常规、肝肾功能,血清电解质、出凝血时间及尿培养。检查血型,对体质较弱、贫血或估计手术较为困难的患者,术前应备血。

术前还需摄腹部平片、尿道造影正侧位片以及斜位片,有助于术者了解肾盂肾盏的解剖结构,确定经皮穿刺的径路。术前尿常规正常、尿培养阴性,于经皮肾造口开始之前 30min 静脉滴注抗生素并持续到术后 3～5d。如果尿培养有细菌存在,应在术前 2～3d 开始,静脉给予抗生素,术后继续给药至体温恢复正常,改为经口服尿路抗感染药直至拔除肾造口管后 5～7d。

(三)经皮肾镜检查术的灌洗液

凡是腔内泌尿外科的操作,为了保持内镜视野的清晰,都需要大量的灌洗液,经皮肾镜检查术的操作也不例外。在肾镜检查过程中,往往有相当量的灌洗液流入到肾周围组织中被机体吸收掉,如果吸收的灌洗液量很大,则灌洗液的成分及温度对机体的水、电解质内环境平衡的维持有较严重的影响。

如果肾镜检查操作时间短,应用普通蒸馏水作为灌洗液,一般不会引起并发症,如果操作时间长,机体吸收灌洗液量大,可有溶血和低钠血症的危险。国外开始有人选用甘氨酸作为灌洗液,由于价格较贵且无必要,又有稀释血液引起低钠血症之虑而弃之不用。如果单纯进行肾镜检查术而不进行高频电流器械操作的话,一般应用静脉用的生理盐水即可。由于生理盐水有一定的侵蚀性,所以 X 线检查台必须有良好的防水保护装置,以免生理盐水灌洗液的流入,造成对 X 线机器设备的损坏。

在肾镜检查过程中,将生理盐水加热至接近人体的温度,以 37℃为宜,以减少机体温度的过度下降,不至于使患者发冷,出现寒战,影响肾镜检查操作的进行。灌洗液瓶的高度距离人体 40~60cm 即可,压力不宜太高,以减少机体对灌洗液的吸收。有缺血性心脏病、心肌病或心脏瓣膜疾病的患者,应严格监控灌洗液的出入量,对于这些患者,过量灌洗液的吸收可造成循环系统负载过重,有导致左心衰竭的危险。

(四)患者的麻醉与体位

1. 麻醉　若是单纯经皮肾造口,可以在局部麻醉下完成。如果经皮肾造口作为肾镜取石前的准备,因皮肾通道扩张较粗,术中操作时间较长,局麻下操作,患者常感疼痛难以耐受。通常可采用连续硬膜外麻醉,方法简便,麻醉范围易于调整,维持时间较长。如果长时间俯卧位,亦可使麻醉平面上升引起呼吸抑制、术中应密切注意。一般不用腰麻,因麻醉后患者体位变动较大,麻醉范围不易控制。麻醉过高,加上患者俯卧位,极易引起呼吸抑制。如果患者显示出不太合作或有肺功能不全、心血管疾患,可以施行全身麻醉,在调节呼吸方面可能较为安全。

2. 体位　一般取肾区腹侧垫高完全俯卧位或患侧垫高30°俯斜位。采取哪种体位,需根据肾的解剖位置、肾盏定向而定。这些可根据术前的尿路造影片确定。其次,尚需考虑到肾盏与检查台的夹角,以有利于穿刺进针、扩张、取石等操作,通常取完全俯卧位,肾区腹侧用可透 X 线的软枕垫高。穿刺针与 X 线检查台或体表呈 45°~50°夹角,经后肾盏穿向肾盂。如果取患侧垫高 30°俯斜位,则后肾盏与 X 线检查台约呈 80°角,此时,穿刺针几乎可以垂直向台面方向穿刺,经后肾盏进入肾盂,也可将患者倾斜至 60°角,穿刺针垂直向台面方向穿刺,经前肾盏进入肾盂。

(五)留置输尿管导管

1. 留置输尿管导管的目的

(1)可行人工肾盂积液,以便于穿刺和明确穿刺是否成功。

(2)留置的输尿管导管在手术中有定位作用,同时在碎石治疗过程中可防止小碎石向输尿管远端移位。

2. 留置输尿管导管的方法

(1)麻醉成功后患者取截石位,可通过膀胱镜和(或)输尿管镜向患侧输尿管逆行插入输尿管导管。

(2)输尿管导管型号以 5～7F 为宜,既便于逆行注液形成人工肾盂积液,又能防止小碎石向输尿管远端移位。

(3)置入的输尿管导管长度依患者身高而异,一般以可至肾盂、能通畅引流又不引起肾损伤出血为宜。

(4)留置膀胱导尿管,将输尿管导管远端固定在导尿管上。

(六)建立经皮肾穿刺信道

1. 超声引导下经皮肾造口术

(1)超声装置:选用线阵实时超声成像仪或扇形实时成像仪均可。它能实时地观察监视引导穿刺全过程,可显示穿刺针行走途径和针尖到达部位。

(2)穿刺探头:可选用专用穿刺探头,也可以用附加导向器装置的普通扫描探头。

超声引导下经皮肾穿刺一般不需要注入造影剂显示收集系统,所以在肾盂、盏系统不佳及严重氮质血症而又对造影剂过敏时,超声引导定位穿刺更有其优越性。操作过程中,不需要放射保护,因而使用简便、安全、可靠。

(3)穿刺针:可选用 16～18G 普通穿刺针(PTC 针)。

(4)器具消毒:穿刺探头手术前用甲醛密封熏蒸 24h。穿刺针、导丝及扩张器等可于术前 2h 用 75％的乙醇或氯己定消毒液浸泡消毒。

(5)操作方法:超声定位后,在穿刺处做皮肤小切口。穿刺经路选在肾的中下盏为宜。在超声引导下,固定好穿刺探头,在患者吸气屏气间隙将穿刺针迅速刺入收集系统。局部麻醉下经皮肾造口最大优点是患者处在清醒状态下,可根据呼吸方式调整肾,使其处在最佳位置进行穿刺。穿刺成功,拔除针芯,有尿液自针鞘内流出。将直径 0.97mm“J”形导丝经针鞘插入肾盂,若能进入输尿管内更好。拔出针鞘,以导丝为轴心,按顺序先后套入半弹性聚乙烯或 Teflon 扩张器,逐级扩张穿刺通道。扩张过程中助手一定要扶持固定住导丝,以免滑脱出来。扩张器在通过腰背筋膜时往往阻力较大,可采用边旋转边前进的手法将其沿着导丝缓慢滑入肾盂内,防止扩张过程中导丝发生扭结。穿刺通道扩张的程度可根据肾引流目的而定。若单纯引流,可将通道扩张至 F10～12,然后将 F8～10 猪尾管或 Cope 导管套在导丝上置入肾盂内。拔出导丝,用缝线将肾引流管固定在皮肤上,并连接到无菌引流袋上。若长期引流,可将皮肾通道扩张至 F16,置入 F14 的 Councill 导管或Malecot 导管。

2. X 线监视下经皮肾造口术 在 X 线荧光透视下经皮操作,穿刺前必须显示收集系统。一般可以采用以下几种方法,使穿刺目标明确。

（1）如果患者肾功能正常，静脉注射 60％～70％泛影葡胺 40ml，或静脉快速滴注上述浓度的泛影葡胺 80～100ml。对碘过敏者，可用 Omnipagtle 40ml 静脉注射。在给药 5～15min 内，可清楚显示出收集系统。为了充分利用收集系统显影，给药时间最好在患者已躺在 X 线检查台上，穿刺前的准备工作已妥当的时候进行。

（2）如果患者肾积水明显，静脉尿路造影方法显影不满意时，可用 22～23 号细的肾穿刺针直接试穿刺入肾，再经穿刺针注入造影剂。有条件时可在超声引导下进行肾穿刺造影，则穿刺成功率高，且可减少 X 线对术者的照射。

（3）应用输尿管逆行插管注入造影剂，输尿管逆行插管，要使导管的尖部尽可能放置到肾盂输尿管的连接处。插入输尿管导管除了经导管注入造影剂，使肾盂肾盏显影，利于定位穿刺外，还有以下几种作用。第一，导管可以阻止结石碎片掉入输尿管内。当然，这种作用如使用带输尿管气囊导管效果则更好。第二，插管有可能将上段输尿管结石推入到肾盂内便于取出。第三，在行经皮肾镜检查时，可较容易的用其鉴别出肾盂输尿管连接部。

（4）对较大不透 X 线的完全铸型结石，一般不需另行静脉尿路造影或输尿管逆行插管注入造影剂显示收集系统。可以直接以电视屏上结石阴影为目标穿刺进针。当碰到结石后，即证明穿刺成功，随即进行扩张，经皮操作多能成功。

（5）操作方法：腰部穿刺通常在腋后线与第 12 肋缘交叉点以下 2cm 处。用小刀将穿刺处皮肤切开 1～1.5cm 切口。然后用弯血管钳将皮下组织、肌层直至腰背筋膜撑开，以利下一步扩张器的扩张。穿刺在超声穿刺探头引导下进行，或在 X 线荧光透视下用造影剂显示收集系统后进行。如果有肾积水，可先用 22 号标准规格的细针试做定位穿刺。穿刺成功后，注入造影剂显示收集系统。根据患者体位，使穿刺针与 X 线检查台或患者体表呈一定角度或几乎垂直穿入欲穿刺的肾盏。当穿刺进入肾时，转动"C"臂 X 线机透视监控装置，核对针尖确实处在欲穿刺的肾盏时，将穿刺针向前推进 2～3cm。一旦穿刺成功，拔出针芯即可有尿液或造影剂自针鞘内流出。如果无造影剂流出，可用 1 支 5ml 或 10ml 的注射器接到穿刺针上，然后一边回抽一边前后小距离移动穿刺针，直至抽出尿液和造影剂。如果多次穿刺引起肾内出血，自针鞘内流出的为血性液体，则难以判断穿刺是否成功。在这种情况下，可通过穿刺针注入少量造影剂，看是否能显示出收集系统或造影剂外溢形成一片模糊影像。此外，还可以经逆行输尿管插入导管注入造影剂或生理盐水，看能否从穿刺针鞘内流出。经上述措施，如果确无尿液和造影剂被抽出或吸出的为纯血液，注入造影剂又不能显示收集系统，则需要重新穿刺。

证实穿刺针成功地进入收集系统，如果作为单独肾内减压，或顺行肾盂穿刺造影，或肾盂穿刺肾盂压力流量的测定，只要拔出针芯针鞘，保留 Teflon 外鞘即完成了经皮肾穿刺的操作。

（七）扩张肾通道

即单纯肾造口引流皮肾通道的扩张。穿刺成功以后，经针鞘插入 1 根软"J"形导丝至肾盂或输尿管内。单纯肾引流，一般放置F8～10肾引流导管即可。皮肾通道扩张可用半硬弹性扩张器。通道比较容易扩张到F10～12。为防止导丝弯曲或扭结，每次均应在X线荧光透视下进行。扩张器通过腰背筋膜与肾包膜时常有阻力感，应将扩张器边旋转边推进，直至肾盂内。同时助手应将导丝向外轻轻牵拉，使导丝保持一定张力。这样有利于扩张器沿导丝进入肾盂。需注意的是，导丝置入收集系统内必须有足够的长度。此外，必须在X线监视下，术者要严密观察扩张器推进与导丝被牵拉状况，以防导丝脱出肾外。应用血管扩张器或筋膜扩张器扩张，每扩张1次，均需取出前1根扩张器，在导丝上再套入口径大一号的扩张器。因此扩张过程中，极易造成导丝弯曲、扭结的危险。一旦导丝弯曲或扭结，扩张器将不能进入集合系统，必须更换导丝。方法是在扭曲的导丝上套上1根F5导管，并将其送入收集系统内，抽出扭曲的导丝。如果需要继续扩张，为了避免再度发生导丝扭曲，可改用1根较硬的环扭导丝取代软"J"形导丝，通过F5导管置入收集系统内拔出导管，套上扩张器继续进行扩张。当皮肾通道扩张到F10～12时，可用口径较小的肾造口管，例如，F8～10猪尾管，Cope环形导管及口径相适宜的其他类型的肾引流管，套在导丝上置入肾盂内。为防止滑脱，可用缝线固定。

如果为了放置肾镜检查或经肾镜取石术，特别是行一期或延迟的二期经皮取石术，皮肾通道往往需要扩张较粗（F20～34），扩张通道要求技术较高。为了确保通道扩张成功，一般需要放置好2根导丝。1根作为扩张用的"工作导丝"。另1根作为备用，以备"工作导丝"万一滑脱造成皮肾通道迷失时，仍可以沿其寻找到正常通道，重新置入扩张器进行操作，称为"安全导丝"。我们通常用肾造口穿刺针进行穿刺。穿刺成功后拔出针芯及针鞘，保留Teflon外鞘。经外鞘插入1根0.089cm或0.097cm的软"J"形导丝至肾盂内，并尽可能插到输尿管内直至其下段。真正扩张通道之前，还需要放置1根导丝。用Teflon扩张器套在已置入的导丝上，从F5开始扩张，逐渐递增扩张至F10～12。固定好导丝，拔出扩张器，将F8 Aamplatz的工作导管或F8同轴胆管导管套在导丝上插入收集系统内。然后把F10或F12的宽腔导管套在F8导管上同轴送入肾盂内，取出F8导管，通道内保留宽腔的F10或F12导管。将第2根导丝经宽腔导管插入收集系统，一般选用较硬的环扭导丝或硬性的Lunderquist导丝。这第2根导丝即为"工作导丝"，作为扩张通道之用。取出宽腔导管，将"安全导丝"固定好，以防止滑脱出。选用扩张器顺序套在"工作导丝"上将通道扩张至F24～34。根据使用不同类型的扩张器，一般有以下2种扩张方法。

1. 应用叠进（套入）式金属扩张器扩张　先将F8中心金属导子套在"工作导丝"上，在X线荧光监视下顺导丝放入肾盏内，固定其深度。助手应牢靠扶持住金属导子，使其不能随着扩张器向前推进或向后退出。术者推进扩张器遇到腰背筋膜、肾包膜有阻力时，应一边旋转扩张器一边推进，使每根扩张器远端进入的深度，

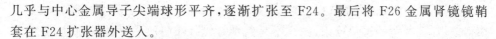

几乎与中心金属导子尖端球形平齐,逐渐扩张至 F24。最后将 F26 金属肾镜镜鞘套在 F24 扩张器外送入。

2. 应用半硬弹性扩张器扩张　在工作导丝上套上 F8 长的 Teflon 工作鞘插入收集系统内,再将 Amplatz 扩张器套于 F8 工作导管上,顺序逐级扩张。较之筋膜扩张器直接套在工作导丝上扩张发生导丝扭结的危险性要小。当用扩张器将皮肾通道扩张到适当大程度时(F24～30),根据需要可将相应配套的 Teflon 工作鞘(F28～34)套在扩张器(F24～30)上,一同缓慢旋转插入收集系统,使 Teflon 工作鞘的尖端超过扩张器。扩张完毕后,取出扩张器工作导丝与 F8 工作导管。

在扩张皮肾通道整个过程中,必须注意要使每 1 根扩张器经过相同的径路进入肾收集系统内。此外,还要注意到以下技术细节,可使操作更为容易。

(1)皮肤切口大到足以允许最大号的扩张器顺利通过。以防止较粗的扩张器被卡在皮肤切口处。

(2)应用弯曲管钳将皮下组织、肌层、腰背筋膜撑开,以减少对扩张器的阻抗。

(3)最初顺导丝插入 F5 Teflon 扩张器及置入 F8 Teflon 工作导管、应用筋膜扩张器或应用叠进(套入)式金属扩张器插入 F8 中心金属导子,均应在 X 线荧光监视下仔细进行操作。以免导丝弯曲或发生扭结,使扩张变得困难甚至无法进行。

(4)扩张之前,工作导丝的软尖必须进入输尿管内,实在进入不了输尿管,至少应在肾盏或肾盏内盘绕达 10～15cm 以上,以免扩张时退缩至肾包膜外。

(5)每次更换扩张器时,助手应在靠近皮肤处扶持住导丝,以免取扩张器时一并将导丝带出。

(6)扩张时扩张器应按顺序逐渐放置进行,如越级扩张,通道阻力较大,不易通过,且易造成组织损伤。

(7)如果皮肾通道弯曲,宜选用半硬性扩张器。如果径路瘢痕组织较多则不宜选用半硬弹性扩张器,而选用金属扩张器更好。

(八)硬性肾镜检查术的操作

肾镜的检查一般需在 X 线荧光透视下进行,有助于了解肾镜与结石、导丝在收集系统内的位置关节。关于硬性肾镜放置到肾收集系统内,根据所选扩张器的不同,放置方法也略有差异。如果选用单根金属扩张器扩张通道完毕,拔出最后 1 根扩张器,必须将有中空锥形的闭孔器与镜鞘同轴套在工作导丝上,一边旋转一边推进将闭孔器同镜鞘放入到收集系统内,固定好镜鞘,使其保留在皮肾通道内。然后将闭孔器连同工作导丝一道拔出,再将肾镜插入镜鞘放入肾盂内。如果选用叠进(套入)式金属扩张器,待通道扩张完毕,将镜鞘套在最大号金属扩张器外面送入肾盂内,拔出所有扩张器及工作导丝,将肾镜放入镜鞘内即可开始下一步操作。应用 Amplatz 扩张器,通道造设完毕后常保留 Teflon 工作鞘,拔除扩张器及导丝后,可直接将肾镜经 Teflon 工作鞘置入收集系统内操作,所以甚为方便。

硬性肾镜放入收集系统后,由于肾盂肾盏的解剖结构较之囊状的膀胱腔要复杂得多,加上肾镜的视角较小,往往不易判别肾镜处在肾收集系统的何处,最好的方法是寻找到安全导丝,并沿着导丝设法找到肾盂输尿管连接部并进入上段输尿管,此时可以看到逆行插入的输尿管导管。然后将肾镜缓缓退到肾盂输尿管连接部,再后退 0.5～1.0cm,如果看到光滑平整,略显白色,上有正常纤细血管走行的肾盂黏膜,即可证实肾镜是在收集系统内。以肾盂输尿管连接部(肾盂出口)为标志,按顺序行肾盂及各个肾盏检查,重点检查病变处。由于硬性肾镜的不可曲性,对平行于肾通道的邻近肾盏难以观察到,如有必要,另选肾盏穿刺造设通道,放置肾镜进行检查。

肾镜插入收集系统后,开始观察时,常因出血导致能见度差或视野被血凝块遮蔽而无法观察,此时,可加快灌洗液的冲洗速度,并经肾镜插入一根导管将血凝块吸出,或用鳄口钳将血凝块挟持拖出,可使视野迅速变得清晰。检查过程中,如果肾镜连同镜鞘或 Teflon 工作鞘后撤太多,进入肾实质或肾周脂肪囊内,可以看到红色易出血的肾实质或淡黄色似海绵状发亮的组织。如果经肾镜直视下能看到肾创口,可将镜鞘或 Teflon 工作鞘挪置创口处轻柔稍稍用力将其重新置入收集系统内。如果肾实质大量出血遮蔽了术者的视野,则应重新置入导丝,将镜鞘与闭孔器套在导丝上,在 X 线荧光透视下沿原通道置入肾内。

应用硬性肾镜检查,操作必须轻柔,切忌使用暴力,否则,有可能造成肾盂穿孔及出血,甚至有撕裂肾实质的危险。

(九)可曲性肾镜检查术的操作

应用可曲性肾镜检查之前,术者应当熟悉自己所使用的器械,了解清楚其性能与操作方法。首先要调整好观察镜的焦距,可将一块纱布敷料放在肾镜的物镜前方约 1cm 处,然后旋转目镜端焦距调节器,直至观察镜能够看清纱布敷料的纤维为止。

术者用右手握住镜柄,并把拇指放在转向器上,左手轻轻扶持住纤维镜身。可以从观察镜的视野内看到黑色三角形定向标志物,有的肾镜则没有。尖端弯曲转向可根据镜柄上侧臂操作孔道的位置来判断。肾镜尖端弯曲转向始与侧臂操作孔道处在同一平面上,也就是说将侧臂操作孔道朝上或朝下,调节转向器时,则尖端弯曲转向只能向上或向下。将肾镜旋转 90°使侧臂操作孔道处在水平位置,此时调节转向器时,则尖端弯曲向左或向右。可曲性肾镜尖端向上下或左右弯曲度数不相等,通常向一侧弯曲度数较大,向另一侧弯曲度数则较小。观察中若需要尖端弯曲度较大,除了调节调向器外,还需要旋转镜身本身。

可曲性肾镜可以通过金属肾镜镜鞘或 Teflon 工作鞘放入收集系统内。在检查时术者可根据需要,使其尖端呈直线 0°(直视),也可以使其尖端弯曲成 30°,以利于观察整个收集系统。选择并调节好观察度数,将转向器上锁卡扣住即可固定尖端,使其处于直线状或呈某一定角度的弧。肾镜插入收集系统后,直视下沿着安全导丝寻找到肾盂输尿管连接部,然后外撤少许即进入到肾盏内。对收集系统的观察一般需从纵向和水平 2 个方向进行,依次观察肾盂、上极、中部、下极的各个盏颈和它的盏。须注意的是,当将弯曲的肾镜尖端从检查的肾盏内撤出时,需做与进入肾盏时同样的操作,但调节转向器方向要相反,以免损伤或撕裂盏颈。

可曲性肾镜的操作,应在 X 线荧光透视下进行注入造影剂显示集合系统,有助于发现了解肾镜尖端在收集系统内的位置或状态,以免插得过深发生扭曲,损坏器械。在 X 线监视下有助于引导肾镜进入直视下不能进入的区域,可预先把导丝置入欲行检查的肾盏或输尿管中,然后把肾镜套在导丝上,在荧光透视下有可能成功送入。

应用可曲性肾镜在检查操作过程中,必须动作轻柔仔细,任何暴力都有可能损伤其内的光导纤维束,缩短其使用寿命。

二、经皮肾镜取石术

(一)适应证与禁忌证

1. 适应证

(1)各种肾、输尿管上段结石,都是经皮肾镜的适应证。下列几种要首选经皮肾镜:①＞2.5cm 肾结石,尤其是铸型结石;②复杂肾结石、有症状的肾盏憩室结石、肾内型肾盂合并连接部狭窄的结石等;③胱氨酸结石、ESWL 无效的一水草酸钙结石。

(2)输尿管上段或连接部狭窄。

(3)取肾盂、输尿管上段的异物。

2. 禁忌证

(1)未纠正的高血压、冠心病、心力衰竭、急性感染和糖尿病。

(2)严重的脊柱畸形不能俯卧或伴有明显的肝脾大,肾高位,使穿刺造口时相对不安全。

(3)不能控制的出血性疾病或出血倾向是唯一的绝对禁忌证。

(二)术前准备

1. 常规检查准备 术前根据患者状况,进行 X 线、B 超、CT 或 MRI 及同位素等技术检查和实验室检查,以明确诊断和了解患者各脏器功能情况。

(1)X 线检查:腹部平片及切层片可以明确大小、形状、数目和位置。静脉肾盂造影了解双肾功能,收集系统结构形态与结石的关系、结石的位置与第 12 肋的关系,有助于术前选择经皮肾穿刺最佳径路。手术当日复查腹部平片,明确结石位置有无变化。

(2)B 超检查:适用于 X 线检查不够明确、阴性结石、急危重患者、重度肾功能不全患者、对静脉造影剂过敏患者。

(3)CT和MRI检查:有助于明确显示肾解剖及肾与周围组织之间关系,特别在危急或复杂情况下,腹部CT或MRI检查是一个重要的诊断方法。

(4)核素(同位素)扫描检查:术前使用核素扫描技术检查有助于了解肾功能。

(5)实验室检查:术前还必须进行心肺功能和肝肾功能检查,做血、尿常规及出凝血时间检查。

2.患者准备

(1)思想准备:术前应将手术的必要性告知患者,并让患者了解手术过程、术后可能出现的情况、术后应如何配合治疗以及如何休养才能尽快恢复等问题,消除患者的恐惧心理,稳定情绪,使患者休息充分,提高患者对手术的耐受程度。

(2)皮肤准备:将手术区域的毛发剃去,并洗干净。

(3)术前用药:术前可用镇静或催眠药物,静脉使用广谱抗生素预防感染。

(4)器械准备:包括肾造口通道扩张器、术中定位用的X线机、肾镜或输尿管镜、气压弹道碎石机或钬激光机以及取石钳等。

3.治疗泌尿系统感染 术前尿常规异常和发热者,使用敏感抗生素;怀疑肾积脓者,先穿刺引流,感染控制后二期手术。

(三)手术步骤

1.麻醉与体位

(1)麻醉:单纯肾造口在局麻下即可完成。一期PCNL采用连续硬膜外麻醉,可以保证长时间手术,利于患者屏气配合操作。经皮肾镜操作中患者体位变动大,腰麻平面不稳。另外对血压影响大。

(2)体位:麻醉后先截石位,留置F5~7输尿管导管和尿管。

输尿管导管的作用是:①注水增加肾盂内压力,利于穿刺成功;适当注入造影剂可使目标肾盏显影,引导穿刺方向;②可以作为辨别肾盂输尿管的标志;③碎石过程中防止碎石进入输尿管;④通过导管加压注水,利于碎石从操作鞘中排出。

肾穿刺和操作体位:采用俯卧位,将腹部垫高。

2.手术方法 PCNL的关键是建立并维持合理的经皮肾造口通道。镜下辨认肾盂、肾盏、输尿管的方向对于寻找结石也非常重要。然后,要掌握有效的碎石取石方法。

(1)选择穿刺入路:常规选择第12肋缘下与腋后线交界处,通过肾后外侧:经肾实质进入收集系统,避免直接刺入肾盂。因为直接穿刺肾盂在扩张时易损伤肾血管,通道的建立亦难以成功。肾盂的结石选经下盏或中盏进入,中盏的结石选择直接穿入,上盏和下盏的结石可选经下盏穿入,相对来说选择积水明显的肾盏更方便建立通道,且较易进入相邻各盏。多个位置的结石或鹿角形结石可能需要2条或3条穿刺造口通道。

（2）显示收集系统：需要根据影像设备选择显示收集系统。进行穿刺前要辨认穿刺目标。显示的方法有：①静脉肾造影，手术时从静脉注入造影药，待肾收集系统显影。此方法方便，但在肾功能不正常时显露不清，而且显露时间较短。②输尿管逆行插管注入水或造影药，能清楚显示收集系统并适当扩张，有助穿刺成功，并可阻止小碎石进入输尿管——最常用；肾镜观察时见有输尿管作标志有助于镜下解剖位置的辨认，并可根据需要多次重复注入造影药，将收集系统显示清楚。

（3）建立经皮肾穿刺造口通道：在已选好的穿刺点皮肤上做一小切口，用带针芯的穿刺针按拟定位置刺入收集系统，取出针芯，见有尿液流出为穿刺成功。将金属导丝经针鞘插入肾收集系统，并保持一定深度，最好能进内，这样导丝在扩张通道过程中不易脱出和扭曲。

放置好导丝后，退出针鞘，按由小至大的顺序用扩张管逐一沿导丝将穿刺道扩大到能插入肾镜或输尿管镜，退出扩张管，留置工作鞘和导丝。

（4）碎石与取石：将镜经工作鞘放入肾收集系统内，观察找到结石并调整好工作鞘的位置，用碎石器将结石击碎后用取石钳钳出。在这个过程中，选择一期取石关键在于建立通道后没有明显的活动性出血，留置一条金属导丝作为安全导丝至关重要。万一工作鞘脱出可沿导丝再次进入肾收集系统内，如无安全导丝留置，工作鞘脱出后再次进入肾收集系统就很困难，往往需要重新穿刺造口。使用钳子钳夹结石时要注意不要将导丝夹在一起。在取石过程中，助手要固定好工作鞘和导丝，以免脱出。如术中出血明显，视野不清，可中止手术，放置肾造口管，待二期取石。二期取石一般在造口 5～7d 后进行，由于造口管的形成，不易出血，此时术野较清楚，不易损伤肾收集系统，较为安全。

3. 注意事项

（1）通道通畅：切开皮肤时应将浅筋膜一同切开，要使扩张器通过时阻力最小。导丝插入位置应足够深，同时应设置"安全导丝"，以免因导丝脱出而失去通道。

（2）避免假道：扩张器每次均应沿同一通道进入肾收集系统，避免形成假道，扩张期间，如有导丝有扭曲成角或脱出，应及时更换新导丝。扩张时应根据通道处组织状况选择不同的扩张器，尽可能使用自己较为熟悉的扩张器。

（3）固定导丝：每次退出扩张器时，应让助手在靠近皮肤处固定导丝，以免随扩张器一并带出。

（四）术中并发症及处理

1. 术中出血　经皮肾镜手术过程中均有少量出血，发生大出血为 1% 左右，原因多为在扩张或取石时损伤肾动脉后支或撕裂肾实质所致。

穿刺要选在第 12 肋缘下 1～2 横指近腋后线处，能经肾外后侧"无血管区"进入收集系统，穿刺入路偏中易伤及肾动脉分支，取石时要注意勿误夹肾组织，出血量较多时可中止手术，置入肾造口管并闭合，压迫止血，出血一般可在数分钟内得

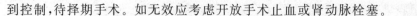

到控制,待择期手术。如无效应考虑开放手术止血或肾动脉栓塞。

2. 肾盂穿孔 器械移动幅度过大容易造成穿孔,可注入造影剂明确。发现肾盂穿孔立即停止手术,放置输尿管支架管及肾造口管,充分引流。二期治疗结石。

3. 稀释性低钠血症 水吸收过多所致。停止手术,急查电解质,给予高渗盐水、利尿、吸氧等治疗。

4. 邻近脏器损伤 第 11 肋间穿刺可能损伤胸膜,利用超声引导穿刺可以避免。一旦发现患者气胸,立即停止手术,按气胸的处理原则治疗。损伤肠管,保守治疗常有效。

(五)术后并发症及处理

1. 术后出血 延迟出血发生在术后 3 周内,发生率约 1%,原因有感染、假性动脉瘤、动静脉瘘等。

多经非手术治疗治愈。如果出血量大或多次发生出血,需考虑开放手术或肾动脉栓塞。

2. 肾周积脓 重在预防。术前准备充分,术后保持输尿管导管、肾造口管通畅。

三、经皮肾镜下输尿管狭窄 2μm 激光切开术

(一)适应证与禁忌证

1. 适应证 原发或继发的输尿管上段(L_4 平面以上)良性狭窄,UPJ 狭窄。移植肾输尿管-膀胱吻合口狭窄。尿道改流手术后的输尿管-肠管吻合口狭窄。输尿管良性狭窄长度≤2cm。合并上尿路结石者,可同时处理伴发的结石。

2. 禁忌证 严重的心肺功能不全及严重的全身出血性疾病,无法耐受麻醉和手术;未控制的泌尿道、感染;脊柱严重后凸畸形不能俯卧者;重度糖尿病、高血压未纠正者;极度肥胖,腰部皮肤与肾距离>20cm,建立经皮肾通道困难者;严重输尿管狭窄长度>2cm,腔内手术解决困难;输尿管肿瘤性狭窄;纤维索带、肿瘤等外源性压迫导致的输尿管梗阻;以及合并肾下极迷走血管需矫正者。

(二)术前准备

1. 常规检查

(1)全身准备:包括血常规、尿常规、生化常规、凝血常规、心电图、胸片等。

(2)影像学检查:包括泌尿系 B 超、KUB 及 CTU 或静脉肾盂造影片(IVU),碘过敏或肾功能不全时,可行 MRU 检查,充分了解狭窄长度和程度;CT 血管造影检查以了解是否有与 UPJ 交叉的异位血管,对于选择手术方式和避免术中出血有重要意义;双肾 ECT 以了解患者肾功能情况。

(3)有泌尿道感染应先给予抗生素控制感染;术前需行中段尿细菌培养及药敏试验,如果中段尿培养有细菌存在,选择敏感的抗生素控制感染。

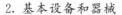

2. 基本设备和器械

（1）建立经皮肾通道器械：18G 穿刺针、0.035in 金属导丝、8～16F 筋膜扩张器、14F 或 16F Peel-away 鞘。

（2）输尿管镜或输尿管软镜：一般可选用输尿管硬镜，移植肾输尿管-膀胱吻合口狭窄、尿流改道后的输尿管-肠管吻合口狭窄应选择输尿管软镜。

（3）2μm 激光、灌注泵、电视监视系统。

（三）手术步骤

1. 麻醉与体位

（1）麻醉：通常选用气管插管全身麻醉，也可采用连续硬膜外麻醉。

（2）体位：俯卧位，肾区腹部下垫一软枕，使腰背部成一平面。

2. 手术方法

（1）建立经皮肾通道：术前先行输尿管逆行插管，导管最好能通过狭窄处，以便术中定位。在 B 超或 C 形臂机监视下，常选第 11 肋间与腋后线的交点，穿刺肾中盏入路，依序扩张，建立经皮肾输尿管镜通道。

（2）2μm 激光内切开输尿管狭窄段：顺 Peel-away 鞘插入输尿管镜，经肾盂出口向下找到输尿管狭窄处，插入导丝通过输尿管狭窄段；在导丝引导下，上段输尿管狭窄于其外侧方将瘢痕组织或输尿管壁全层切开，直达输尿管周围脂肪。长度要超过输尿管狭窄段上、下段各 0.5cm，深度达到输尿管外膜周围脂肪组织。切开程度以能通过输尿管镜为标准。

（3）放置输尿管内支架管和肾造口管：经导丝放置 7～9F 的双 J 管 6～12 周，或留置两条 4.5F 双 J 管 6～12 周。经皮肾通道留置 16F 肾造口管，3～5d 后拔除。

（四）术中并发症

1. 术中出血　多因穿刺建立经皮肾通道时损伤肾血管和穿刺过深导致集合系统穿孔。必须注意穿刺时宁浅勿深。若出血影响视野和操作，可暂封闭通道待15～30min 后观察，若出血停止，继续手术；若出血不止，需及时终止手术，经 Peel-away 鞘插入相应口径的肾造口管，夹闭 60～120min，出血一般可自行停止，等 5～7d 后再行手术治疗。极少情况下，出血难以控制需介入栓塞止血或开放手术处理。

2. 肾集合系统穿孔　发生原因多为穿刺或扩张通道过深损伤肾盂、肾盏所致，必须注意"宁浅勿深"原则。若出现出血多导致视野不清，需及时终止手术；手术时间长可能外渗灌注液多，术后保证通畅的肾造口管引流。

3. 邻近脏器的损伤　发生于建立经皮肾通道时，主要是邻近的胸膜、结肠和右侧肝、左侧的脾损伤，虽发生率低，但可致严重后果。如出现气胸可放置胸腔闭式引流。术中发现结肠损伤，可先保守治疗：造口管留置于结肠内；另穿刺肾盏扩张通道置入肾造口管,尽量放置输尿管内双 J 管通畅引流尿液;禁食;静脉给予广谱抗生素;3~5d 后行结肠造口管造影,见结肠内壁瘘口愈合,可将造口管拔出到结肠外,2~3d 后再拔除造口管。若结肠穿孔后感染不能控制,则需及时开放手术治疗。

4. 术中通道鞘脱出　最好的预防方法是术中留置一安全导丝于通道鞘内,如通道鞘脱出,可在导丝引导下尝试输尿管镜下寻找和恢复原通道。

(五)术后并发症

1. 术后出血　若血尿颜色深和血凝块形成,其出血多来自肾穿刺通道上,应夹闭肾造口管压迫止血,忌冲洗。若效果差或术后突发较大量出血,多由于假性动脉瘤和动静脉瘘形成,应及早行肾动脉造影做高选择性肾动脉栓塞治疗。

2. 术后发热、感染　有泌尿道感染应先给予抗生素控制感染;术前需行中段尿细菌培养及药敏试验,如果中段尿培养有细菌存在,选择敏感的抗生素控制感染。术中严格无菌操作,降低灌注压力。术后保证引流管通畅。

3. 术后尿外渗　多因术中留置肾造口位置不当,术后双 J 管血凝块堵塞而导致输尿管内切开处发生尿外渗,可在 X 线透视下调整肾造口管位置,保证尿液引流通畅。

4. 术后输尿管狭窄复发　轻、中度狭窄复发,可再次行输尿管镜下 $2\mu m$ 激光内切开术,必要时可行开放手术处理。

第五章

腹腔镜技术

第一节 概 述

一、腹腔镜技术的起源与发展

(一)腹腔镜外科的起源及发展

腹腔镜已有百余年的历史,早期主要作为腹腔疾病的诊断手段。直到 1987 年法国人 Mouret 成功完成了腹腔镜胆囊切除术(LC)后,腹腔镜才真正进入了以干预性治疗为主的现代腹腔镜外科时代。LC 的成功引发了外科技术的革命,以腹腔镜为主的微创外科,必将得到更充分的发展。

腹腔镜外科的发展经历了诊断性腹腔镜、治疗性腹腔镜以及现代腹腔镜 3 个时代。技术发展的直接动力来源于技术目的与手段的矛盾,渐进式和跳跃式的交替是腹腔镜外科发展的趋势,科学与技术的统一构成了腹腔镜外科发展的辩证过程。

(二)腹腔镜手术在泌尿外科的发展

腹腔镜泌尿外科手术中开展最早的手术是 1976 年 Cortessi 为 1 例成年人双侧隐睾患者进行腹腔镜探查,仅用于隐睾症的诊断。20 世纪 80 年代以来,由于人工气腹装置,高清晰度人体腔内影像系统和腹腔镜专用器械的开发和应用,腹腔镜技术已由最初用于诊断,发展到可以治疗腹腔、盆腔和腹膜后腔器官疾病的新时代。1979 年,Wickman 使用腹腔镜做输尿管切开取石术;1985 年,Eshghi 使用腹腔镜做盆腔肾的切开取石;1988 年,Weinberg 通过经皮肾造口管在内腔镜下以超声吸引装置施行了半肾切除。Sanchaz 于 1990 年最先报道腹腔镜精索静脉结扎术。1991 年,Bloom 首次报道腹腔镜睾丸固定术;1991 年,Schuessler 报道了腹腔镜盆腔淋巴结切除。Gaur 于 1992 年设计了简洁实用的腹膜后气囊分离器,并于1993 年完成经腹膜后途径行腹腔镜下肾切除手术。用腹膜后气囊分离器推开腹膜后再予充气,建立并维持腹膜后良好手术视野空间的技术,使腹腔镜在泌尿外科的应用范围不断扩大,腹腔镜技术在泌尿外科领域的应用从此得到了飞速的发展。那彦群 1992 年率先首次报道腹腔镜淋巴结切除和精索静脉结扎成功。李汉中等于 1994 年首次报道了 8 例腹腔镜肾上腺肿瘤切除术。2002 年,高新报道国内首例前列腺癌腹腔镜根治手术;2004 年,黄健首次报道膀胱全切术。

2000 年,机器人被首次引入腹腔镜下泌尿外科手术。2003 年,Menon 报道了机器人的辅助腹腔镜前列腺癌根治术的有效性及其应用潜力。

二、腹腔镜技术专用设备及器械

(一)摄像系统

摄像系统是腹腔镜系统的核心部件,决定着腹腔镜成像的效果,其性能是腹腔镜系统档次的最主要决定因素。该系统由腹腔镜、摄像头、摄像机、冷光源和监视器组成,并可外接录像机、光盘刻录机、打印机,甚至电脑等进行图像的存储、剪辑和处理。

1. 腹腔镜　现在使用的腹腔镜大多为 Hopkins 柱状透镜组组成的硬质镜,其光传导性能良好并有广角镜头的效果,根据镜体的直径有 2～10mm 多种型号。2mm 腹腔镜因其较细,多称为微型腹腔镜或针镜,根据物镜镜面的角度又有 0°镜和 30°镜、45°镜等前斜腹腔镜。0°镜较易掌握,而 30°镜可以达到更加满意的手术显露,目镜可与摄像头连接,侧面有光缆接口。有些 10mm 直径的腹腔镜镜体内有供器械进出的通道,以便进行简单的操作,这类腹腔镜又叫操作镜。

2. 摄像头和摄像机　摄像头通过转接口与腹腔镜的目镜相连,摄像头内的电荷耦合器(CCD)将从腹腔镜获取的光信号转变为电信号传入摄像机进行信号处理。摄像头内 CCD 有单个的,称为单晶片摄像机;也有 3 个的,称为三晶片摄像机。数字化的信号处理器能使图像更加清晰和逼真,三维立体腹腔镜的镜体内有两组透镜组,同时获取两组信号。经过信号处理器进行加工处理后显示于监视器上,术者通过特制的偏光眼镜观察,可以达到接近实物的立体效果。

3. 冷光源　冷光源发出的强光束经光缆和腹腔镜传入腹腔,为腹腔提供照明,常用的冷光源有卤素灯、金属卤素灯和疝灯。卤素灯色温差,寿命短,但价格便宜;疝灯的色温可达 6000K,寿命长,可达 500h,更适合临床使用,但价格昂贵;金属卤素灯的性能和价格介于两者之间。冷光源的光亮度的调节有手动调节和自动调节两种,自动冷光源可与摄像机相连,进而根据图像的情况自动调节光亮度。

4. 监视器和外接记录设备　摄像机输出的图像信号可输入监视器进行同步显示,也可以输出到打印机进行图像打印,还可以输出到录像机、光盘刻录机以及电脑等进行同步的连续的图像存储,临床上常用的监视器是(14 或 20in),甚至更大的彩色监视器,监视器分辨率一定要高于摄像机分辨率。

(二)进腹系统

该系统用于建立手术操作的空间和形成通过腹壁进行手术操作的通道,最常采用的是气腹系统及穿刺套管。

气腹系统是通过向腹腔内注入气体，使腹腔内维持一定的压力，用来建立手术空间。通常选用的建立腹腔空间的气体是二氧化碳，因其不助燃，吸收后易于通过肺排出，即使形成小的气栓也可很快吸收，不至于产生严重后果。安全的腹腔压力是 2.1kPa(16mmHg)以下，通常使用的压力在 1.6～1.9kPa(12～14mmHg)，此时，在腹腔空间的任何一个位置的压力都是基本相同的，因此腹腔表面脏器的显露是均匀的，通过改变体位，必要时配合使用牵开器，可以获得满意的手术暴露。气腹系统由气腹机、二氧化碳钢瓶、气腹管、气腹针组成。一般建立手术空间是由气腹针连接气腹管注气的，通常使用的弹簧气腹针都是 Veress 针。而在手术过程中，气腹管则与穿刺套管的侧孔相连而持续注气，以维持腹腔内的压力。

现在临床使用的多是自动气腹机，每分流量 10L,16L,20L 和 30L 不等。16L/min 的气体流量即能满足腹腔镜手术的需要，但在手术复杂、穿刺孔较多、套管气密不佳时则可能需要更高的流量。全自动气腹机注气达到预设压力后能停止充气，超过预设压力时除自动停止充气外还能报警，低于预设值时会自动补充。有些气腹机还有自动排气和气体加热功能，安全性能得到了提高。

穿刺套管(Trocar)是腹腔镜和手术器械从外界进入腹腔的通道，由穿刺锥和套管两部分组成。穿刺锥的前端为三棱形或圆锥形；一种安全型穿刺锥带弹簧保护装置，其刀片藏在其钝性前端的内部，遇到阻力时刀片突出，在突破组织后刀片自动弹回并锁住，即使再遇到阻力也不再突出，以避免腹腔内脏器损伤。穿刺套管带阀门的侧孔可用于注气和排气。活栓型的套管多用于观察孔，利于保护腹腔镜物镜镜面，自动活瓣型的套管多用于操作孔，利于进出器械。Hasson 套管是一种特制的穿刺套管，用于"开放法"进腹，可防止穿刺套管的滑脱和漏气。套管直径有 5mm,10mm,12mm,15mm 等规格。2mm 套管用于针镜手术时通过针状手术器械，而 18～20mm 的套管用于扩张穿刺孔以便取出标本或通过大型号的吻合器。转换器用于通过较粗套管进入较细器械时保持气密性。

(三) 能源系统

能源系统用于为手术器械提供能源，以在腹腔镜下进行分离、切割、止血等操作。最常用的能源是高频电流，此外还有超声、激光、热能、水刀、气刀等。

1. **高频电刀** 又称高频电流发生器，是腹腔镜手术最常用的切割和凝固设备。单极高频电刀产生的电流经过一个作用电极，将局部组织切开，凝固或边切边凝。单极电刀通过接触身体负极板完成回路。电切的输出有单纯电切和混切，电凝的输出则有点凝和面凝。多数腹腔镜手术器械可与单极高频电流发生器连接，从而在操作过程中完成电凝。

2. **超声刀** 超声刀是应用超声频率进行机械振荡，使组织内的水分汽化，蛋白氢键断裂、细胞崩解，从而完成切割和凝固，其输出功率可以调整，低功率时用于组织的凝固和止血,高功率则可以完成切割。完成切割的速度与手柄夹持的力度有关,夹得越紧,切割速度越快。超声发生器有与之配套的腹腔镜手术器械。超声手术器械有超声剪、超声剥离刀、超声分离钩和超声凝固球等。

3. Ligasure 中文名称是电脑反馈控制双极电刀系统,是对双极电刀系统改进的成果。Ligasure 能让被切割的血管胶原蛋白和纤维蛋白熔解变性,血管壁熔合形成一透明带,产生永久性管腔闭合。

(四)器械系统

1. 分离钳 有直分离钳和弯分离钳,用于手术中组织的分离,通电时可以对其所夹持的组织进行电凝。

2. 抓钳 用于夹持组织,分为损伤抓钳和无损伤抓钳两类。有的带锁便于固定。有弹簧手柄的抓钳握力小,损伤小,便于左手操作。

3. 剪刀 用于锐性切割组织,有直剪、弯剪、钩剪等。

4. 施夹器和钛夹 用于血管和较小管道组织的夹闭,有大、中、小 3 种。

5. 电凝器 根据其前端的形状称为钩状、铲状和球状电凝器。分别用于带电的切割和电凝。

6. 冲洗/吸引器 操作端有两个管口,分别接冲水管和吸引管,操作手柄处有转换开关或活栓,用于冲洗和吸出创口内积血和积液。

7. Hem-o-lok 用于血管和较大管道组织的夹闭,有大、中、小 3 种。顶端有锁,不易脱落。可用专用器械松解取出。

三、腹腔镜设备及器械的消毒、保养及维护

腹腔镜设备器械精密度高且价格昂贵。掌握正确的清洗、灭菌及保养的方法,不仅能确保手术中器械良好、有效的工作状态,而且能延长器械的使用寿命,保证灭菌效果,减少手术感染的发生。腹腔镜设备器械的消毒、保养管理,应由责任心强、业务熟练的护士专职负责。配套设备放在多层台车上,每一台车配有使用情况记录本,专职护士定期检查设备的性能,发现问题及时检修,清点器械的数目,提高使用的安全性,避免不必要的意外。操作人员必须熟悉并按规程操作,减少因操作不熟练而造成的损坏。腹腔镜设备可使用低温消毒箱(环氧乙烷)消毒、万福金安消毒液[主要成分为二氯异氰尿酸钠及缓蚀增效剂(2000mg/L)]浸泡、等离子灭菌。金属器械可用高温高压灭菌法消毒(有塑料外套的除外)。气腹管、光源线、冲洗管道及超声刀可用等离子灭菌。若采取浸泡消毒,浸泡时应将器械轴节打开,管腔应充满消毒液,各种电源接头勿沾上消毒液或水。

(一)摄像系统

1. 腹腔镜

(1)消毒方法:可用高温高压、戊二醛浸泡、低温熏蒸方式消毒,禁止使用会严

重损坏内镜的碱性消毒剂。由于腹腔镜内部为真空,建议只采用同一种方法进行消毒不要用交叉的方法进行消毒,以延长腹腔镜的使用寿命。当高温高压消毒完镜子后,一定要让镜子自然冷却,禁止用冷水冷却。

(2)清洗和保养方法

①在清洗和消毒的时候,建议把腹腔镜和别的手术器械分开,用塑料盆清洗。

②消毒前要把镜头清洗干净,否则异物在消毒后会积累在镜头上,以至影响图像质量。镜面用湿的脱脂棉球沿一个方向擦拭干净后,以擦拭镜纸擦干;当镜头上异物过多时,可用棉签涂一些腹腔镜专用清洁剂在镜面上,然后用清水清洗干净。该清洁剂仅适用于异物过多而造成的镜头模糊,无须每次清洗都用。有管腔和器械通道的,一定要用专用柔性毛刷或注射器冲洗、通液后进行消毒处理,然后干燥、保存。

③腹腔镜消毒后,如长时间不用,应涂抹医用液状石蜡或腹腔镜专用护理液;软性纤维镜表面禁止涂抹液状石蜡和凡士林,以免镜体表面出现膨胀、软化。

④放置在安全不易滑落的地方进行保存,尽量不要经常变换消毒方法,这样对腹腔镜的密封有好处。

⑤使用前可用纯净水冲洗,用干纱布擦干即可使用,手术中由于镜面接触组织造成图像模糊,可用蘸有聚维酮碘的棉纱进行擦拭。

⑥如器械通道或回水管有组织堵塞,请用酶分解液浸泡,再用柔性毛刷清理器械通道,如阻力太大不可强行通畅。禁止使用超声波清洗腹腔镜。尽量不要用生理盐水清洗,否则容易产生锈迹。软性纤维镜在消毒完毕后应展开保存,避免弯曲变形。

⑦有器械通道的腹腔镜在插入和拔出器械时,一定要检查器械前端是否张开,当前端张开请恢复原状,再插入或拔出,避免器械前端划伤内镜镜片和器械通道。

⑧当手术中图像模糊起雾,先将内镜从光学接口上取下,用干净纱布擦拭镜体两边的玻璃镜面和光学接口上的玻璃镜片,安装后再进行焦距调节。

⑨如无图像或图像发黑,检测光源、摄像、监视器是否正确开启。特别是光源是否正常工作。也可取下内镜,对准有光的地方用眼睛观察,如果图像仍然不清或图像显示不正常,证明内镜已经存在问题。

⑩如颜色失真,请进行白平衡校准,调整好焦距对准白纱布点击白平衡按钮进行白平衡校准,白平衡后图像颜色显示仍不正常,请检查监视器设置。

2.摄像头和摄像机

(1)摄像头不可以进行高温高压消毒,否则会造成摄像头的损坏。

(2)光学接口和连接线不建议消毒,每次使用时,可用灭菌塑料防菌套套上,这样可以延长光学接口的使用寿命。如必须消毒请用低温熏蒸的方法。

(3)插口不能强插拔,要对准12点钟的位置进行直插直拔、轻拿轻放,定期做白平衡校准。光学接口要防止接触液体,如不慎接触葡萄糖一类的液体,请术后立即用干布擦干光学接口表面,防止卡口结晶致运动不灵活。禁止将调焦头及连线浸泡消毒。摄像头线和光缆不要小角度弯曲。

3. 冷光源

(1)光缆不可用浸泡或高温高压方法消毒,如需消毒请用低温熏蒸或淡乙醇擦拭后,用防菌套套上。

(2)使用者要细心记录光源灯泡的使用时间,临近使用寿命时准备备用灯泡。一般灯泡寿命:卤素 50h,氙灯 500h,由于光源灯泡有使用寿命的限制,建议不使用时立即关闭光源。如果报警灯亮,则说明灯泡的使用寿命已到,须更换备用灯泡。

(3)光源在每次关机后,必须要隔 10min 以上才能再开。

(4)灯的亮度在觉得光线足够的情况下尽可能调低,因为太亮会造成光纤和腹腔镜发热。

(5)清洁后存放光缆时要把连线盘成圆圈,严禁折叠、扭曲,盘旋弯曲度应＞90°,直径 20～30cm,以防止光纤折损,影响使用效果及缩短使用寿命。

4. 监视器和记录设备

(1)由于监视器在安装时由厂家工程师已经调整到最佳显示状态,所以不建议使用者自行调试。

(2)如监视器不显示,请检查插线板和电源线的连接,显示器开关是否处于打开状态、摄像系统是否处于打开状态、摄像系统的输出是否正确地连接到监视器的输入端口。

(3)颜色失真后可将摄像系统的光学接口对准颜色比较鲜明的物体或图片,通过监视器上的菜单进行对比度、饱和度、亮度的调节。

(4)避免强磁物体靠近监视器,定期做消磁保养,摄像头线和光缆不要小角度弯曲。

(二)进腹系统

1. 气腹机

(1)气腹管用低温熏蒸方式消毒,不可高温高压。

(2)二氧化碳气体必须符合医用标准,气体输出调整到 1.5MPa 以内,建议准备一瓶备用气。

(3)手术时压力不足请检测气腹管是否弯曲打折,气腹针是否堵塞,患者腹部是否被压上很重的手术器械。

(4)压力建议调整为 1.7kPa(13mmHg),流量建议调整为 15L/min,每次手术前检查瓶内气体剩余量,接近 3 个大气压时准备一瓶二氧化碳气体,核实减压阀的输出值在 1.5MPa 以内,使用完毕后要先关闭二氧化碳瓶的供气口,将气腹机打到高流量状态,待听到气量不足报警声后关闭气腹机,以释放出气腹机内的剩余气体,避免气腹机在闲置时处于高气压状态。

2. 穿刺套管 穿刺锥、转换器上的密封圈、橡皮帽,如有老化、裂口时应及时更换,以免造成术中漏气而影响气腹效果。

(三)能源系统

1. 高频电刀和双极电凝

(1)进口电刀线可用高温高压方式消毒,但建议采用低温熏蒸方法进行消毒。

(2)电刀的器械、电极使用完毕可用清水浸泡后,用软质毛刷或纱布擦拭干,有积碳的器械不要用硬金属或手术刀片剐蹭。

(3)高频器械(刀笔、电极)建议使用3‰的过氧化氢(H_2O_2)清除表面的凝结残留物和积碳,避免锐器损伤器械,影响手术效果。

(4)手术中一定要保障器械的干燥,时常检查患者负极板的贴敷情况,禁止重复使用一次性负极板。

(5)电刀报错后,要先停止输出,记下错误代码,关闭设备后咨询维修厂家。

(6)发现有跳火、冒烟、炸响、异味等现象时,要立即关机,防止因短路损坏仪器,缩短仪器的使用寿命。

2. 超声刀

(1)超声刀主机应插入专用电源出口,在按 STANDBY 后开始测试,测试时刀头必须在空气中,钳口张开,测试可由足控或手控操作。必须完成整个测试过程,测刀头应张开不要闭合和空踩,也不要碰到金属。

(2)持续工作超过 10s 后对刀头的损伤是最大的,一般 7s 就会断,尽量放开,再二次工作。使用时最好把组织钳夹刀头前 2/3 的部位进行操作,使用时每隔 10~15min 时,把刀头浸在水中,踩足挡并轻轻抖动,把刀头里的组织和血液冲出,以免堵塞。

(3)工作时绝对不允许旋转刀头,否则严重损伤刀头。咬住组织不可以上挑,提醒医生把组织拉紧保证一定的张力。

(4)使用完毕后按 STANDBY 键,5min 后关闭主机。刀头用完后宜马上清洗,清洗 10mm 刀芯时,用软布轻擦去刀头表面的组织残渣和凝结物,切忌用刷子刷洗,以免损伤硅胶环影响功能,浸入多酶溶液浸泡、清洗、干燥保存。

(5)使用超声刀前应熟悉其拆装及操作规程,术中长时间不使用超声刀时,可将其调至 STANDBY 状态。操作过程应注意保护好手柄轴线,防止被尖锐器械刺破。清洁刀头时不能用力地擦、刮,防止损坏防粘层,然后用软布擦干或吹干各部件,放置时应盘旋放置,保持线圈直径达 15~20cm,防止导线折断。

(6)常用于超声刀的消毒方法:环氧乙烷或者低温等离子灭菌。

(7)安装刀片时不能使用暴力,应用扭力扳手将其卡紧。清洗时应轻拿轻放,避免重压或掉落地面使刀具变形。

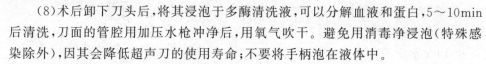

（8）术后卸下刀头后，将其浸泡于多酶清洗液，可以分解血液和蛋白，5～10min后清洗，刀面的管腔用加压水枪冲净后，用氧气吹干。避免用消毒净浸泡（特殊感染除外），因其会降低超声刀的使用寿命；不要将手柄泡在液体中。

3. 能量平台

（1）刷洗保养器械时，注意不要损坏电极特殊涂层，不可使用传统的电刀清洁片、刀片刮除，可使用酶清洗剂浸泡并用软布擦拭。

（2）使用 Ligasure 器械后闭合前端的槽、手柄连接部分的小空隙里会填塞很多残留组织，可用小尖镊子夹取组织、水枪冲洗，然后用酶清洗剂浸泡 5～10min 清水冲洗、软布擦拭，动作要轻稳，不可暴力，不可刮除。

（3）如果血管闭合器械插到相应的智能接口上，显示"器械不可使用"的标志，那么器械损坏需更换。

（4）使用时先插好电源，再开主机电源开关，开机自检，调节能量输出功率，一般设定为 2～3 个能量棒，组织较少时 3 个能量棒，钳口不要接触金属物如止血钳等。

（5）单独使用双极电凝时不用负极板，避免造成意外电灼伤。

（6）在使用过程中保持电极干净，残留组织过多可导致输出无效。使用完毕，先关主机的开关，再拔插头。

（四）器械系统

1. 器械清洗

（1）洗手护士在手术台上应及时擦净手术器械上血迹，避免血迹黏附器械上形成血痂，造成术后清洗困难，损害器械。

（2）术毕将术中所有器械取出后放入流动水中彻底冲洗。为增加金属器械的使用寿命建议使用软化水或者蒸馏水，冲刷干净后再进行消毒。

（3）请勿将金属器械泡在生理盐水中，如器械长时间接触生理盐水，不锈钢器械表面会出现点状腐蚀和裂纹腐蚀。

（4）器械可拆卸部分必须按厂家规定，拆开清洗，器械的轴节部、弯曲部、钳端齿槽处用软毛刷彻底清洗，管腔用腔镜专用的清洗枪反复冲洗，将清洗后的器械擦干。

（5）难以清除污渍的不锈钢器械，可用自动超声器械清洗。

（6）超声清洗 5～10min 后，用吸水性强的清洁软布擦干水迹，管腔内的水珠用高压冲洗枪、气泵等吹干。

（7）涂润滑剂，能迅速地在器械表面形成稳定的保护层，使其清洁润滑便于保管，延长器械的使用寿命，同时使器械操作起来手感更好。

2. 器械的灭菌　腔镜器械是直接穿过皮肤进入人体的器材，属于高度危险性物品。所有器械均须灭菌后方可使用。预先用物理方法，彻底消灭掉与手术区或伤口接触物品上的微生物。消毒完毕后一定要擦拭干净,清除水分,干燥消毒处理,不要隔夜,避免器械腐蚀生锈。

(1)高压蒸汽灭菌:普通手术器械、各种型号硅胶管、冲洗吸引管、非一次性使用的穿刺锥及标有 Autoclave-334/273F 的腹腔镜器械,均可采用高压蒸汽灭菌。

(2)环氧乙烷气体灭菌:有胶质或塑料、硅胶成分的器械建议使用低温熏蒸的方法,不宜用高压蒸汽灭菌的腹腔镜、摄像头、光源导线、电凝导线等首选此法灭菌。

(3)戊二醛浸泡灭菌:浸泡灭菌时间为 10h,药液宜每周更换 1 次,可用于腹腔镜器械及管道的灭菌。

第二节 腹腔镜的操作方法

一、腹腔镜手术的准备工作

(一)腹腔镜手术的适应证

1. 肾上腺外科手术 肾上腺囊肿、原发性肾上腺皮质腺瘤、体积较小的无功能肾上腺肿瘤、直径<4cm 的嗜铬细胞瘤可采用腹腔镜手术治疗。肾上腺复发肿瘤、恶性肿瘤、体积较大的肿瘤不应采用腹腔镜手术。皮质醇增多症患者因肥胖,肾上腺周围脂肪较多,寻找及暴露肾上腺有一定困难,经慎重选择腹腔镜手术,特别是经后腹腔途径。

2. 肾手术 目前腹腔镜开展了肾切除术、保留肾单元的肾部分切除术、肾癌根治性切除术、肾囊肿去顶术、肾盂输尿管成形术、肾下垂复位固定术、活体供肾取肾术等。体积较小且无粘连的无功能肾或萎缩肾是腹腔镜肾切除术的理想病例。较大肾癌、肾周围粘连严重以及急性肾感染时不宜选用腹腔镜手术。

3. 输尿管手术 通过腹腔镜可以治疗肾盂输尿管连接部梗阻和输尿管狭窄,还可以治疗腹膜后纤维化、下腔静脉后输尿管所致的输尿管梗阻。对于输尿管结石,腹腔镜输尿管切开取石术不推荐为首选治疗方法。

4. 膀胱手术 不伴有膀胱出口梗阻且憩室口较小的原发性膀胱憩室可以通过腹腔镜治疗。其他腹腔镜手术有膀胱部分切除术、膀胱憩室切除术、肠道膀胱扩大术、输尿管膀胱抗反流术等。

5. 前列腺手术 主要是前列腺癌根治性切除术。

6. 淋巴结清扫术 包括盆腔淋巴结清扫术和腹膜后淋巴结清扫术。盆腔淋巴结清扫术只作为前列腺癌患者临床分期判断的手术。

7. 隐睾探查或切除术 对高位隐睾可采用腹腔镜在腹腔内寻找。

8. 精索静脉高位结扎切除术 用于治疗原发性(非梗阻性)精索静脉曲张,双

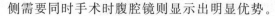

侧需要同时手术时腹腔镜则显示出明显优势。

(二)腹腔镜手术的禁忌证

1. **绝对禁忌证** 腹腔镜手术绝对禁忌证有：①患有严重出血性疾病、心肺疾病和不能耐受麻醉和手术的其他全身性疾病时，不应进行手术。②手术通路、手术部位或器官急性感染时不应选用腹腔镜手术，如腹腔感染、肾周感染、泌尿系感染等。既往肾周、肾感染或二次手术估计局部粘连较重者慎用腹腔镜手术。③既往腹腔内感染或手术，有腹腔内粘连者最好不选择腹腔途径，腹膜后途径则不受此项限制。④过度肥胖者因脂肪组织较多，显露泌尿系较困难，应慎用腹腔镜手术。

2. **相对禁忌证** 腹腔镜手术相对禁忌证有：①原有腹腔内炎症、手术、创伤史，明显肠扩张；②特别肥胖者；③有肝硬化和肝门脉高压症；④有心肺功能不全者；⑤未纠正的凝血功能障碍。

(三)腹腔镜手术前准备

1. **肠道准备** 腹膜外腹腔镜和腹膜后腹腔镜，不需要进行肠道准备。经腹的腹腔镜手术，温和的机械性肠道准备可用作肠道减压。通常，手术前 1d 给予清质流食和双醋苯啶栓或半瓶枸橼酸镁。充分的机械性肠道准备（如 2～4L 聚乙二醇，3oz 的磷酸钠口服溶液，随后进清质流食并用快速灌肠剂）和抗生素（如新霉素 1g 口服，和甲硝唑 500mg 口服，去手术室时静脉加用 1g 头孢替坦）应用。根据病理或腹腔镜手术经验来决定是否需要术前放置输尿管支架（如肠道膀胱扩大术或肠管成形术）。

2. **血液制品准备** 血型鉴定对于大出血机会较少的腹腔镜诊断或手术就足够了（如精索静脉曲张切断术、盆腔手术）。更大的腹腔镜手术（如腹腔镜肾切除术），特别是术者学习阶段的早期，应该像其他开放大手术那样在术前准备 2 个单位的红细胞悬液。患者也应可选择采集 2 个单位血用作自体血回输。这在医师最初进行腹腔镜大手术时是最为重要的；有经验之后，"血型鉴定和留存血样"就足够了，因为行腹腔镜大手术如根治性肾切除术或根治性肾输尿管切除术的患者需要输血的机会很小（3%～12%），估计平均失血量介于 106～255ml。相似的，腹腔镜前列腺癌根治术的输血率也很低（在有经验的中心为 2.5%），这样血型鉴定和留存血样就足够了。

3. **可选择的术前腔内泌尿外科操作和放射学检查** 术前的计算机体层扫描（CT）、三维螺旋 CT 血管造影和磁共振显像（MRI）对描述手术部位与邻近器官和（或）血管间的解剖关系是有帮助的。对于行腹腔镜肾部分切除术或存在肾盂输尿管连接部梗阻的患者，术前的螺旋 CT 动脉造影和三维重建是至关重要的。它们可以描绘肾的血管系统，并可以在肾肿瘤的病例中清晰的描绘拟切除的解剖层面。对于后者，还要显示冠状位和矢状位的图像。对较大的肾恶性肿瘤（如＞10cm）行腹腔镜肾切除术时，可以考虑行术前的肾动脉栓塞；它可以让外科医师在行经腹的

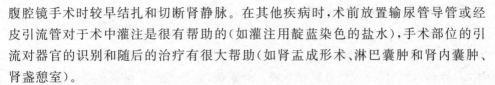

腹腔镜手术时较早结扎和切断肾静脉。在其他疾病时,术前放置输尿管导管或经皮引流管对于术中灌注是很有帮助的(如灌注用靛蓝染色的盐水),手术部位的引流对器官的识别和随后的治疗有很大帮助(如肾盂成形术、淋巴囊肿和肾内囊肿、肾盏憩室)。

不透明的和透明的各种导管都可放置入输尿管,以便于在腹腔镜肾切除术、肾盂成形术、肾输尿管切除术、输尿管松解术、输尿管切开取石术和腹膜后淋巴结清扫术中识别和切开输尿管。根据病理和术者先前的腹腔镜手术经验来决定是否需要术前放置输尿管支架。

(四)腹腔镜手术的麻醉及体位

1. 腹腔手术的麻醉

(1)腹腔镜手术麻醉方式:一般采用气管插管全身麻醉,常用方式为静吸(静脉口吸入)复合麻醉＋肌松药＋气管插管＋间歇正压通气或双向高频喷射通气。精索静脉高位结扎、隐睾探查切除、肾囊肿等较容易且手术时间短的可选用腰麻或连续硬膜外麻醉。

(2)腹腔镜手术诱导麻醉:静脉诱导或吸入诱导麻醉均可。常选用芬太尼、阿芬太尼作静吸复合麻醉和诱导联合用药的首选。

(3)腹腔镜手术维持麻醉:维持麻醉一般使用氧气、氧化亚氮、吸入麻醉药辅以肌松药、吗啡类药物。

2. 腹腔手术的体位　泌尿外科腹腔镜手术中,经腹腔途径常采用仰卧位,而腹膜后途径为侧卧位。

(1)仰卧位:上腹部手术常采用头高足低位;下腹部手术或盆腔手术则采用头低足高位;左或右侧腹部手术则将患侧身体抬高 30°～45°,以利于术野暴露。

(2)侧卧位:泌尿外科最常用的体位,适用于肾上腺、肾等腹腔镜手术,患侧在上,健侧在下。

二、腹腔手术入路

(一)经腹腔途径

1. 经腹腔途径腹腔镜手术优点　经腹腔途径可进行所有的腹腔镜手术。该径路优点是解剖标志清楚,手术空间大,视野清晰,必要时可同时处理双侧病变,所以早期的泌尿外科手术均经腹腔路径进行。

2. 经腹腔途径腹腔镜手术缺点　经腹腔途径腹腔镜手术的缺点为所需信道较多,需 4～5 个,而且存在着易损伤腹内脏器、污染腹腔、引起肠麻痹,甚至有肿瘤种植危险。腹腔有外伤、手术史或粘连时不易操作。泌尿系统为腹膜后和腹膜外器官,经腹腔手术路径远,对腹腔干扰大,因此,目前泌尿外科腹腔镜手术多采用腹膜后途径。既往有腹部手术和腹部感染病史不宜采用。

（二）经腹膜途径

1. 人工后腹膜腔　腹膜后间隙多系疏松组织，无重要血管神经组织。1992年，Gaur率先利用类似血压气泵和袖带样结构的腹膜后气囊分离器先扩张后腹膜间隙，形成人工后腹膜腔，再建立气腔。有报道，利用侧卧位借助重力使腹腔内脏器移向对侧，可以直接应用镜体直视下建立腹膜后间隙（IUPU法）。

2. 后腹腔镜手术与经腹腔腹腔镜手术比较　后腹腔镜手术与经腹腔腹腔镜手术比较，前者对腹腔内脏器干扰小，并减少内脏损伤的可能；与易于鉴别肾动脉，以及处理肾背侧病变，不受或少受腹腔内既往有手术、创伤、感染等病史影响；CO_2吸收量小，可防止细菌、尿液对腹腔内的影响，减少了胃肠反应及术后腹腔感染和粘连的机会；并发症少，恢复快。与经腹腔途径相比，其主要缺点是：存在解剖标志不明确、操作空间受限、止血不便，工作信道间距较近，立体感欠佳等缺陷，给手术操作带来一定困难；对过度肥胖、既往腹膜后手术史、双侧病变需同时处理者，宜选用经腹腔途径手术。若腹膜一旦漏气，须中转开放手术。

3. 建立后腹腔操作方法　建立后腹腔的操作常用的有两种方法：①腋后线肋缘下切一小口，用手指伸入腹膜后间隙分离后放入水囊撑开再置套管；②将气腹针插入腹膜后间隙充气，再穿刺插入套管直接分离。用第1种方法能保证水囊置入腹膜后间隙，操作较容易，但较烦琐。切口较大时会有漏气现象，需用丝线缝1～2针收紧切口。实际操作中可以根据情况灵活选择或联合应用两种方法。

4. 后腹腔镜手术常见并发症　后腹腔镜手术常见的并发症：①皮下气肿，一般都能够自行吸收，严重时可导致纵隔气肿及气胸的发生；②术中高碳酸血症，导致苏醒困难，因此，术中当CO_2分压过高时要停止气体的灌注；③术后继发性腹膜后间隙出血，原因有术中的止血不彻底或穿刺信道的出血未引起注意，可通过术毕的认真检查来预防；④术后肠麻痹肠胀气，其发生与手术时间长，腹腔神经丛受刺激有关，一般不需要做特殊处理，必要时可行胃肠减压治疗；⑤气胸，与术中损伤膈肌或穿刺时损伤胸膜反折有关，一般通过穿刺抽气或闭式引流解决。

三、腹腔手术基本操作

（一）穿刺

1. 穿刺用套管类型　常用的套管有重复试验的前端锥形套管、带有保护鞘的一次性使用套管和钝头套管（Hasson套管）3种基本类型。

2. 经腹腔途径穿刺体位　经腹腔途径穿刺患者取平卧位。

3. 经腹腔途径气腹针的插入方法　一般先在脐上缘或脐下缘做一长1cm左右的皮肤切口在这个位置，腹膜附着于腹白线，易于进针，而且腹白线上血管少，不易发生穿刺点渗血。再以布巾钳夹住切口两侧皮肤，向两侧提起以固定腹壁。应避免腹壁牵拉过高，使脐周围腹膜呈伞状隆起，如此气腹针易插入腹膜外间隙。然后,术者握住 Veress 气腹针的针柄,腕部用力垂直或略向脐部方向插入腹腔。因气腹针先后穿过腹白线和腹膜,常有 2 次突破感。

4. **气腹针插入验证方法** 气腹针是否进入腹腔,可用以下方法来证实。

(1)抽吸试验:用注射器抽取 5～10ml 生理盐水,经气腹针推入,如无阻力且反复抽吸无注入盐水抽回,说明针尖位于游离腹腔内;如抽回注入盐水,提示针尖在腹膜外间隙,需重新穿刺;如抽出血液或肠液,提示针尖位于血管或肠腔内,应重新穿刺,并检查损伤器官,必要时需中转开放手术。

(2)充气试验:估计气腹针位于腹腔内后,将注气管与气腹针相连,开始充气并观察腹内压的变化。如针尖位于游离腹腔内,初始充气时腹内压不应超过 1.3kPa(10mmHg),随充气量增加而腹内压逐渐升高;如果初始充气压力就高于此数值,可能气腹针与网膜或肠管贴附或腹部肌肉松弛不够,可上提腹壁或调整气腹针位置;如果腹内压仍高于此数值,表明气腹针位于腹膜外间隙或其他有限的空间。

(3)叩诊试验:游离腹腔充气后,腹壁均匀膨隆,肝浊音界消失。如果腹壁不对称膨胀,提示腹膜外间隙充气或气体被注入胃肠道内。

5. **经后腹腔途径穿刺体位** 患者取传统腰部手术体位,腰部抬高,使腰背筋膜略有张力即可,一是容易定位,二是气腹针易插入。

6. **经后腹腔途径气腹针插入方法** 一般在髂嵴上缘 2cm 与腋中线交叉点处垂直插入气腹针,待针刺有突破感后即停止。除了盲目穿刺外,也可以做一小切口,分开肌肉,到达后腹腔,在直视下置入 Hasson 套管。因 Hasson 套管与腰背筋膜不完全闭合,易漏气,须用缝线紧密缝合切口,漏出的 CO_2 易进入皮下组织被吸收,引起高碳酸血症,增加麻醉危险。

(二)建立人工气腹

人工气腹的建立是进行腹腔镜手术的重要步骤,其目的在于避免套管插入腹腔内时损伤腹腔内脏器或引起出血,从而使腹腔内保持充分空间以便于观察和操作。气腹建立的失败或不适当是腹腔镜手术难以顺利进行和发生并发症的常见原因之一,故熟悉建立人工气腹的操作方法和要点有助于顺利进行手术和减少并发症。

1. **建立人工气腹常用的气体** 建立人工气腹常用的气体为二氧化碳(CO_2),二氧化碳有不助燃、无毒、在血液中溶解度高、不容易发生气体栓塞等优点。因此,二氧化碳气腹不影响电刀或者激光的使用,即使有少量二氧化碳吸收入血,也不会引起气体栓塞。但如果腹压过高、手术时间过长、手术中有大静脉损伤时,可引起二氧化碳积聚,发生酸中毒或气体栓塞。特别是患有糖尿病、心肺功能不全或休克的患者更应加以注意。手术时应采用过度换气的方法,这样可增加二氧化碳的排出,当手术结束后,应将腹腔内的二氧化碳排出,以减少其吸收。虽然二氧化碳可引起刺激和疼痛,但如果适当麻醉和镇痛,患者一般不会感到不适。气腹首次充气量因体格大小、胖瘦、腹壁弹性大小和是否有腹腔积液而不同,多数患者首次充气3～4L即可,需时3～5min,充气时要密切观察两侧腹壁是否均匀膨起,并通过叩诊以了解气体分布情况。完成人工气腹的建立并开始进行腹腔镜手术后,气腹机将根据腹压自动补充气体以维持足够的气腹压力和容量。

2. 建立人工气腹的方法

(1)穿刺法:以使用 Veress 气腹穿刺针最为安全、适用。用于腹腔镜手术的改良 Veress 气腹穿刺针针尾有两处接头,可同时接至二氧化碳充气管及腔内测压管。

在进行腹腔镜检查时腹壁穿刺点一般以脐下正中线上 1/3 处作为首选,或在左、右侧髂前上棘连线的外 1/3 处进针。切开皮肤及皮下组织后,术者与助手在脐旁以布巾钳夹住皮肤及皮下组织并向上牵引,共同提起腹壁。穿刺针垂直或向足端方向斜 45°刺入腹壁,进入腹腔时有突破和针轴弹簧释放感。若以注射器接空针抽吸无血,或以 10ml 生理盐水顺利注入无阻力、回抽无水或无内容物,即可确保气腹穿刺针在腹腔内;若连接气腹机以 1L/min 流速注气,腹压在 1.3kPa(10mmHg)以下,腹部均匀膨胀,叩诊肝浊音消失,全腹呈鼓音,即可证实气腹穿刺针在腹腔内,未穿入脏器。腹压设定在 2kPa(15mmHg)以下。

(2)切开法:在拟定置入套管的部位做一个 10～15mm 的切口,切开皮肤、皮下腱膜层,钝性分开肌肉层并于直视下打开壁腹膜,然后伸入手指探查以确定是否进入腹腔。确认无误后,置入套管,即可建立气腹。

(三)视野与持镜

1. 手术野显露的方法

(1)改变患者体位:体位改变后,游离的脏器沿重力作用向地位方向移动,腹内气体起到推压作用,使术野显露。上腹部手术可采用头高足低位(约 30°),下腹部或盆腔手术用头低足高位;腰部手术则将患侧身体抬高。

(2)器械推压牵拉:为了使视野更好,可用器械牵拉、推压一些非游离的脏器或丰满的脂肪组织。在推压、牵拉时使用钝头无损伤抓钳、扇形拉钩或剥离棒,不能使用锐利器械,以免发生脏器损伤。

(3)排尽脏器内气体:将胃内气体和液体排尽有利于上、下腹部手术野的显露。下腹部手术还需排空膀胱。

2. 持镜 腹腔镜犹如手术者的眼睛,而熟悉腹腔镜的特点、熟练掌握持镜技术是学习腹腔镜手术至关重要的第一步。

首先,应了解腹腔镜的特点和性能,根据不同手术的需要选用合适角度的腹腔镜。在腹腔镜的摄像头上都有一个标志,按照标志的设定要求进行操作便可使监视器的画面处于正常位置。转动摄像镜头可使操作画面旋转或倒置。角度镜可以借助转动镜身从不同角度观察组织的不同方位,有利于弥补 0°腹腔镜的不足,并且

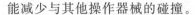

能减少与其他操作器械的碰撞。

泌尿系统腹腔镜手术常常选用30°腹腔镜。使用前须用柔软纱布擦拭腹腔镜的目镜与物镜。接好冷光源光导束及摄像头后,调好焦距与白平衡,这样才能使监视器上的图像清晰自然。腹腔镜镜身的温度与室温相同,低于体内温度,当腹腔镜通过套管进入相对高温的体内时,物镜镜面可能会因起雾而导致视野图像不清。因此,在腹腔镜进入体内前常常浸入在温生理盐水中加热或将防雾剂擦在物镜表面以防止起雾。

在实际手术中,持镜一般是由第一助手来完成的。持镜的基本要求是能够保持图像处于最佳位置,不能随意抖动,并根据手术的需要及时调整视野的远近、大小。监视器中央的亮度最好,图像最清晰,故术者操作时应将操作画面放在监视器的中央。正如其他内镜一样,腹腔镜所显示的画面可随着物镜与目标术野的距离大小而变化。距离远时视野扩大,图像缩小;距离近时则视野变小,图像放大,以利于精细操作。持镜者应根据手术的需要改变腹腔镜的位置。持镜时应避免直接照在金属器械上,因为腹腔镜照到金属套管或器械上时反射光很强,将发生反馈作用而导致光源变弱,使得其他部位的图像变暗。手术中腹腔镜的物镜可能因被血液或者电灼产生的烟雾玷污,使视野变得不清楚,此时应及时拔出腹腔镜,在体外用温生理盐水浸泡、擦拭。

(四)腹腔镜分离技术

腹腔镜分离技术是手术中的最基本操作之一,与开放手术相同,包括锐性分离和钝性分离。

1. 锐性分离 锐性分离是指利用刀、剪等利器进行的分离。腹腔镜手术中为了减少出血、保证视野清晰,各种血管钳、剪刀等器械均可与电凝器相连,因此,利用通电的剪、钳或电凝钩的分离也属锐性分离。此外,超声刀分离也应列入锐性分离的范畴。

(1)电凝分离:电凝分离是腹腔镜外科中最常用的分离方法,具有凝固血管和切断组织的作用。由于电凝分离是先凝固后离断,电凝时对周围组织有热辐射传导作用,可能会损伤周围脏器,所以,每次操作时必须先夹住或钩住薄层组织,再轻轻提起,使组织保持一定张力,确认无重要结构后再行短时通电,必要时可多次通电,一次凝固的时间越长则周围组织受热损伤的范围越大。解剖不清或一次凝固组织过多不但会使电凝止血效果不好,而且可能误伤周围脏器。长时间带电操作或电凝器走向失控是电凝器误伤附近脏器的常见原因。因此,带电的电凝器一定要在腹腔镜的监视下活动。

腹腔镜使用的电凝器有单极电凝器和双极电凝器两种。单极电凝器的电凝作用强,可以同时起到电凝和切断的作用。由于它有电流通过身体,故偶有发生电伤的可能。双极电凝器比单极电凝器安全,因为它是用正、负两电极同时夹住欲凝固的组织,电流仅通过凝固组织局部,而不通过全身。但因它仅有凝固作用且凝固速度较慢,故使得对一些不能夹住的组织难以发挥止血作用。

钩形电凝器是最为常用的单极电凝器。使用钩形电凝器时一般先用钩尖分离并挑起欲切断的组织,然后电凝并切断。钩形电凝器具有分离层次较清楚、对深部组织损伤少的优点,但要求每次挑起的组织要薄而少且不能带上深部组织。钩形电凝器还可用钩子的横部进行分离,先将钩子的横部摆在欲分离组织的表面,然后通电,与钩子的横部接触的组织便可凝固、分离。在使用钩子的横部进行电凝分离时切记不可用力下压,否则会导致电凝切开的组织过深,容易造成深部组织损伤。

有些术者习惯用电凝铲进行分离,不带电时可用电凝铲剥离含血管少的疏松组织,带电时可用电凝铲电凝切断有血管的组织。近年来,有针状电凝器推出,针尖的接触面小,对周围组织的损伤也小,可以分离得更精细。

(2)超声刀分离:1992 年,腹腔镜超声刀问世。经过几年的实际应用,发现超声刀集切割分离、凝固止血、钝性分离等多种功能于一身。腹腔镜超声刀的功率为 55.5kHz,通过肉眼看不到的高频机械振动能使细胞内的蛋白质变性,从而达到凝固止血(可凝固直径<3mm 的血管)和切割分离的作用。由于超声刀作用于组织是通过机械振动,并无电流流过全身,因此,超声刀没有电烧伤周围组织和电流影响全身的危险,可以应用于安装有心脏起搏器的患者,并且可在重要神经、血管组织旁进行分离。超声刀在手术过程中产生的烟雾较少,手术野清晰。

单叶超声刀或钩状超声刀的工作方式在分离时和钩形电凝器切割分离时一样,需要被切割的组织保持一定的张力,否则效果不好。另外,在使用双叶超声刀时两叶应夹住所要切割的组织。因超声刀的操作面积大,故其对游离或疏松的组织进行分离切割较易,而对粘连紧密的组织则较难。由于超声刀的切割速度比单极电刀慢,因此,在分离血管较少的组织时,使用电凝钩比使用超声刀快捷且简便。

(3)冷刀剪切:由于腹腔镜手术不能像开放手术一样方便地进行结扎,因而直接用冷刀进行剪切的操作应用不多。由于冷刀剪切不会对邻近组织产生热损伤,故常用于精细结构的分离,以及应用于离断已经被阻断的血管等。最常用的器械是腹腔镜剪,某些情况下(如输尿管切开)则需要用到腹腔镜切开刀。

2. 钝性分离 钝性分离是指利用钝性器械对组织进行分离,包括用血管钳、分离棒及冲洗吸引管等器械,沿组织间隙及肿物表面的剥离或分离。形成腹膜外间隙的气囊扩张分离也是一种钝性分离的方法。钝性分离主要用于有层面、无血管的疏松组织间隙之间的分离,如脏器的表面、有包膜肿瘤、脂肪组织、腹膜后间隙、盆腔腹膜外间隙等。这种分离方法的优点如下。

(1)组织层次清楚、容易区分正常或病变的组织。

(2)创伤小而且安全、不易损伤血管神经等重要组织。

(3)沿正确层次分离,可快速显露手术野。分离时要找准平面、用力适度、逐渐

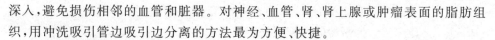

深入,避免损伤相邻的血管和脏器。对神经、血管、肾、肾上腺或肿瘤表面的脂肪组织,用冲洗吸引管边吸引边分离的方法最为方便、快捷。

(五)腹腔镜止血技术

1. 物理能量止血法　腹腔镜外科手术中常用的物理能量止血法有电凝止血、超声止血和激光止血。各种物理能量对组织的加热程度和速度不同,外科医生应了解各种物理能量设备的性能、局限性和潜在的危险性,并谨慎选用止血器械以减少或避免并发症的发生。

在手术前应常规仔细检查有绝缘膜器械的绝缘膜是否破损,对于不能保证绝缘的器械最好暂不使用,如果必须使用,应注意防止漏电。手术中须精确地捕捉目标组织,电凝器到达目标组织后再行通电,切忌电凝器在带电情况下在腔内活动,以免误伤其他部位的组织。在使用电凝器进行操作时要特别注意及时断电和在视野范围内活动。可以少量多次电凝,以免误伤周围组织。电凝器的凝固止血或切开效果依靠的是电热作用,而不是依靠术者的力量。切开时既应保证切开组织有一定张力,又不使电凝器弹开到视野外;电凝时应保证既要达到止血目的又不损伤周围组织。由于单极电凝器、"J"形超声刀和激光没有加压作用,它们只能凝固小的血管或较少量的渗血,而双极电凝器和超声刀均有加压作用,故其对中小血管有较好的止血效果。使用超声刀或双极电凝钳时要确实完整地夹住所要凝固的血管;否则,可能会使血管破裂出血。使用超声刀止血时,开始应先用适当强度抓紧血管,再慢慢收紧并一直持续到血管切断。

电凝和超声止血的效果较好,是临床上常用的止血方法。而激光止血则由于设备昂贵使用较少。

2. 机械止血法　机械止血法主要包括夹闭止血、内镜钉合切开器止血,以及结扎或缝扎止血。

(1)夹闭止血:夹闭止血一般适用于对较大血管止血。最常用的是钛夹,也可用可吸收夹。由于钛夹与人体相容,故可以长期留在体内。钛夹的存在有干扰磁共振成像的可能。多聚夹(Hem-o-lok 夹)由多聚化合物制成,前端带有锁扣,可牢固地夹住较大直径的血管,且 X 线能穿透,也不会干扰磁共振成像。为保证止血效果,应根据血管的管径选择合适长度的止血夹,如肾动脉一般用 10mm 的止血夹、肾静脉需用 12～15mm 的止血夹。

(2)内镜钉合切开器止血:内镜钉合切开器原来是用来做肠封闭和肠吻合的器械,其钉合止血效果良好。其钉仓长度有 30m,60mm,90mm 3 种,适用于对有较大或较多血管的组织的止血,如肺血管、脾门血管或肾门血管等的钉合止血。钉合时要注意将欲钉合的组织包括在内,手术前要选用与其匹配的套管,一般选用直径为 12mm 的套管。需注意的是,将动、静脉钉合在一起可能形成动静脉瘘。

(3)结扎或缝扎止血:结扎或缝扎止血仅在出现夹闭不可靠、组织短或水肿的情况下使用,但不适合在夹闭时使用。如果有血管断端,可用已做好的内镜套(Roeder 线套)套扎;无断端的血管则需用线绕过血管,然后在体内或体外打结;一些不便于夹闭或结扎的出血点可用缝扎的方法止血。

(六)腹腔镜缝合、打结技术

1. 缝合

(1)器械:缝合用的器械包括缝针、缝线和持针器。为便于缝针能进入腹腔,初期使用的缝针是直针带线,但在腹腔镜下不太适合使用直针进行缝合,稍后可改成前端稍弯的雪橇针带线。开放性手术常用的弯针在通过套管时需要把针体稍稍扳直。针大小和形状的选用原则与开放性手术的相同,最常用的缝线是针带线。人工合成可吸收的编织缝线(如 Dexon 线等)比较结实而且便于打结,目前常在腹腔镜手术中使用。开放性手术使用的丝线也同样适用于腹腔镜手术中的缝合;用丝线打结后比较牢固,但由于它有质地软、不光滑、易于粘连在一起的缺点,故不便于打结。缝线在体内的长短要依打结的方式确定:体外打结的缝线必须两端皆留在体外,可以借助推杆将线结推入体内;体内打结的缝线在体内宜短,一般不超过10cm,过长则难以操作。持针器最好是一叶活动,另一叶固定,其咬合面与开放性手术所用的持针器相同,但其横径不能超过 5mm,否则难以通过套管。腹腔镜的持针器还具有打结用途。

(2)一般技巧:进行缝合时,一般将腹腔镜通道放在两手操作通道的中间比较有利于操作,在某些特殊情况下可以做出调整:使用 30°腹腔镜比 0°腹腔镜能获得更好的视角;两手的套管理想距离以两手器械之间能形成 45°的夹角最为理想;进行缝合操作时器械与缝合平面的夹角不应>55°,否则操作会比较困难。

(3)持针技巧:与开放性手术不同,在体内持针也是一项需要练习才能掌握的技术。使用自动复位持针器可以使缝针与持针器之间的夹角自动校准到 90°,但在实际手术中常常需要调整缝针呈各种角度以利缝合,因此,熟练的腹腔镜外科医生在进行复杂的缝合时一般很少使用自动复位持针器。调整持针部位和角度的技巧如下。

①主器械夹持缝针的适当部位,辅助器械牵拉靠近针尾的缝线,以调整缝针方向。

②辅助器械先夹持缝针前部,并进行旋转以获得最佳角度,主器械牵拉缝线以调整缝针方向,然后夹持缝针适当部位。

③直接以主器械夹持缝针适当部位,然后轻轻以缝针体部触碰腹壁或其他相对安全的组织,以获得最佳角度,但此方法速度最快,但有一定难度和损伤组织的危险,建议达到熟练程度后再使用。

(4)缝合技术:腹腔镜的缝合技术与开放性手术的类似,需要双手操作,有时还需助手辅助。右手握持针器用来夹针缝合,左手最好也握一把前端有适当弯度的持针器。持针器在靠近针尾处夹住缝线比夹住缝针更便于针和线插入,并通过套管后再进入腹腔。一般习惯于左手的持针器夹住要缝合的组织,右手的持针器夹针。缝针垂直刺入要缝合的组织,右手的持针器协助拔针。注意进针和出针都要采用旋转的力量来完成,以免撕裂组织。针拔出后不要直接钳住缝针来拉线,应钳住缝针后的缝线来拉动尾部缝线,然后按术者的习惯进行体内或体外打结,根据实际需要做连续缝合或间断缝合。

2. 打结

(1)器械:打结用的器械主要是持针器和弯钳,体外打结则需要推管,通过推管推动滑结到结扎组织处。

(2)方法:体内缝合后可选用体外打结或体内打结。体内打结应用较多,与体外打结比较起来既方便又省钱,是腹腔镜外科医生必须掌握的技术。若使用体外打结,则缝线的两端皆在体外,留在体外的两线端打结后用推杆或用打结钳将线结推到缝合组织处并扎紧。体内打结时术者多用持针器或小直角钳,而助手常用一把弯钳,以备协助固定或牵拉缝线。

①体外打结法:早期多用滑结,但滑结有松脱的危险。常推荐的是在体外打外科结,因为外科结更为牢靠。用于结扎操作时,需先把缝线的一端通过套管送入体腔内,将缝线的另一端留在体外。在体内的一端绕过欲结扎的组织后,将缝线通过同一套管拉出体外。接着在体外打一外科结,拉直两线,用推杆尖端环形部分抵住一根缝线将线结推至结扎部位并拉紧,或用打结钳的前端两叶抵住线结并将其推至结扎部位,张开两叶使结打紧。第一结完成后,退出推杆或打结钳,再打第二个结,并用上述方法将线结推入体内扎紧。一般2个结即可,对于重要结构的结扎则需打3个结。

Roeder结是一个多重滑结,有成品出售,也可以在手术中自行完成,以专用的推杆或Trocar内芯推入体内打紧。

Jamming Anchor结是在缝针线尾先打一个活结线圈,在体内缝过组织后再将缝针穿过线圈,此时同时拉紧线头和活结线尾,即可得到一个相对紧的线结。

②体内打结法:随着腹腔镜操作技术的日益成熟,体内打结已经成为腹腔镜外科医生的一项基本功。体内打结主要用于缝合或结扎。打结的方法与开放性手术相似。选用小直角钳或大弯度弯钳操作更便于绕线,打第一个结时可采用外科结,即线在钳上绕2圈后,再拉线尾打结。在术中可根据具体情况采用右手器械持线绕左手器械,或者左手器械持线绕右手器械。张力较大时,需要助手用弯钳固定线结。在没有助手帮助固定线结时,可以先打一个滑结暂时拉紧后再打第二个结。

由于持针器与缝合组织呈垂直状态时不便于打结,所以在手术前安排通过持针器的套管位置要适当远离缝合的组织,使持针器与缝合组织之间成锐角,并且通过持针器的两套管与腹腔镜成等角,这样便于进行打结操作。采用间断或是连续缝合,则类似于开放性手术。Aberdeen 结可用于连续缝合,在手术中也有一定参考价值。

第三节　腹腔镜肾上腺及肾手术

一、肾上腺及肾的腹腔镜解剖学

(一)肾上腺腹腔镜解剖学

1. 经腹膜后途径　在腹膜后间隙,扩张后仅能看到腹膜外脂肪组织,肾上腺区的空间相对狭小,不便于操作。一般情况下,肾周筋膜切开后,不应在脂肪堆中盲目寻找肾上腺,而是在肾内上方的肾周脂肪囊与肾周筋膜前层之间进行分离,肾上腺的腹侧面紧贴肾周筋膜前层,以疏松网状组织相连,在肾周筋膜前层与肾上极脂肪囊腹侧之间分离,能比较便捷地找到肾上腺腺体。在肾外上方的肾周脂肪囊与肾周筋膜后层之间,向内分离至肾上极内侧,并向上分离肾上腺的外侧面,扩大肾上腺区的操作空间。在分离的过程中要注意避免损伤腹膜。

肾上腺的动脉分为上、中、下 3 支,这些动脉在腹腔镜下一般是难以找到并确认,而只能见到一些小血管,典型的"梳状"动脉有时可以辨认。肾上腺周围的血管网非常丰富,术中结合使用钝性和锐性分离位于分离层面内的小血管以及肾上腺的小血管,以免渗血影响操作。较大的肾上腺静脉通常只有 1 支,即肾上腺中央静脉。在切除肾上腺时,左侧应该注意保护左侧肾静脉,右侧肾上腺中央静脉短,要特别注意保护下腔静脉。

游离肾上腺时,右侧应该注意其前方的十二指肠和前上方的肝;左侧应该注意避免损伤脾血管和胰腺尾部。左侧肾上腺与左侧肾上极重叠在一起,其下极非常接近肾门,游离时应该注意肾门处的肾血管,特别是瘤体较大或瘤体在肾上腺下极时。

2. 经腹腔途径　处理右侧肾上腺时,首先暴露出肝内下方的胆囊,此处可以看到一腹膜隆起,为右肾上极的所在部位,两者之间的凹陷即为右侧肾上腺所在。当肾上腺肿瘤较大时,有时此处可见到隆起的肾上腺。沿升结肠外侧及肝结肠韧带处切开侧腹膜,将结肠肝曲和十二指肠推向内侧,进入腹膜后间隙,可见到被肾周筋膜(Gerota 筋膜)覆盖着的肾上腺,其右侧深部为膈肌,左侧是下腔静脉。

处理左侧肾上腺时,先沿结肠脾曲进入腹膜后间隙。在肾周筋膜外,向内游离并推开降结肠至肾门水平。在肾静脉的上方切开肾周筋膜,即可游离肾静脉和中央静脉。胰腺和脾静脉均位于肾上腺静脉起始部的前面,应避免损伤。

(二)肾腹腔镜解剖学

1. 经腹腔途径　腹腔镜下,一般是沿着 Toldt 线切开侧腹膜及融合筋膜进入腹膜后间隙。Toldt线是指结肠系膜直血管外侧的无血管平面,即升结肠与降结肠的系膜后层和腹膜壁层融合的交界线,通常被描述为壁腹膜在升、降结肠外侧的腹膜返折线。沿 Toldt 线切开侧腹膜,先见到是一层腹膜外脂肪,其下方为融合筋膜(fusion fascia)。融合筋膜是由十二指肠、胰腺、升降结肠等次生腹膜后位器官的系膜在胚胎发育过程中与腹后壁的腹膜融合而成,其深面即是肾周筋膜的前层。融合筋膜和肾周筋膜前层之间为一无血管间隙,在右侧,可将升结肠、十二指肠、胰头和胆总管向内游离,显露右侧肾门前方和下腔静脉;在左侧,沿此平面向上可将降结肠、胰腺尾部和脾向内游离,显露左侧肾门前方和腹主动脉。由于融合筋膜和壁腹膜的间隙内有次生腹膜后位器官和血管,故手术时不应在此间隙内进行游离。

在肾周筋膜的外侧,可见到一层纤维膜,即为侧椎筋膜。侧椎筋膜是独立于肾周筋膜的一层纤维膜,是腹横筋膜的延续,在肾脂肪囊水平附着于腰方肌外缘,与腰方肌筋膜相延续。侧椎筋膜在深面与肾周筋膜后层之间也形成一无血管平面,其内无脂肪;在浅面与胸腰筋膜和前腹壁肌之间形成一容纳肾旁脂肪的间隙。手术中一般不需要切开侧椎筋膜进入肾周脂肪层,而可以在其与肾周筋膜后层之间的无血管平面游离肾外侧和后外侧。

融合筋膜、肾周筋膜、侧椎筋膜组成一个无血管三角。沿 Toldt 线切开结肠外侧间隙即可进入此三角。肾周筋膜前层与融合筋膜之间(肾周筋膜前间隙)、肾周筋膜后层与侧椎筋膜之间(肾周筋膜外间隙)、腰大肌腰方肌与肾周脂肪之间(腰肌前间隙),都存在着无血管平面。这些层面即为肾手术时经腹腔途径的正确游离平面。

沿 Toldt 线切开结肠外侧切开侧腹膜、腹膜外脂肪、融合筋膜,进入肾周筋膜、融合筋膜、侧椎筋膜三角,沿肾周筋膜前间隙向内侧游离肾前面到达肾蒂前方;沿肾周筋膜外侧间隙向后侧游离肾外部到达腰方肌的外侧缘;并在腰肌前间隙内游离肾后部显露肾蒂后方。

2. 经腹膜后途径　在腹膜后首先看到的侧椎筋膜外间隙内的肾旁脂肪。自上而下将整块肾旁脂肪翻转下垂于髂窝。清理肾旁脂肪后,可以在腔镜观察下清楚辨认膈肌、腰大肌、腹膜返折线等。手术沿腰方肌外缘纵行切开侧椎筋膜与腰方肌筋膜连接部,可见腰方肌前面的肾周筋膜后层,两者间有少许疏松结缔组织连接,很容易分离。切开肾周筋膜后,即可见到肾周脂肪和肾。沿肾周筋膜前间隙和腰肌前间隙游离出肾的前部和后部。腹腔镜下,可以见到侧椎筋膜与肾周筋膜并不是相互融合,而是分为两层。

二、腹腔镜肾上腺切除术

(一)适应证与禁忌证

1. 适应证　对于患有高血压,同时 CT 等影像学检查发现肾上腺有增生性疾病者(包括腺瘤及结节样增生),即可考虑腹腔镜手术治疗,其化验检查仅作参考。

2. **禁忌证** 既往曾行腹腔开放手术,怀疑腹腔粘连严重者;肾上腺恶性肿瘤侵犯周围组织者;不能耐受手术者为本病的禁忌证。

(二)术前准备

1. **一般准备**

(1)同一般手术术前准备:"三大"常规,肝肾功能、电解质、血糖、凝血功能测定、胸片、心电图等。

(2)血清相关内分泌激素:肾素-醛固酮、ACTH,儿茶酚胺、皮质醇及节律的测定。

(3)影像学检查:B超、CT,MRI等,有条件可行^{131}I MIBG检查。

2. **特殊准备** 肾上腺疾病分两类,一类为无内分泌功能,其术前准备同一般的腹腔镜手术,少数静息性嗜铬细胞瘤,术前可无任何症状,应予注意;另一类为有各种不同分泌功能的病变,术前需要根据其病理生理特点的变化,予以纠正。

(1)原发性醛固酮增多症:患者血清钾低,易诱发心脏骤停,故术前应予纠正。术前低钠高钾饮食并口服补钾,每天4~6g,口服螺内酯40~160mg,3/d,控制高血压和低血钾后执行手术。

(2)嗜铬细胞瘤:血中儿茶酚胺的持续高分泌使外周小血管长期处于收缩状态,血压持续升高常伴阵发性发作,形成危象,但有效循环血容量却绝对不足。因此术前应给予充分的对抗儿茶酚胺药物准备,达到舒张血管,降低血压,恢复有效循环血容量,纠正心律失常,改善心功能的目的。

①控制血压:应用α受体阻滞药,代表药物如酚苄明,口服起始10mg,逐渐增加剂量和频率,直至血压平稳为止,一般在2~6周,剂量为40~80mg/d,也可用哌唑嗪、特拉唑嗪、多沙唑嗪。部分患者仍不能有效控制血压,可加用钙离子拮抗药、血管紧张素还原酶抑制药(卡托普利)等。

②改善心功能:血压得到控制后,部分患者仍有心动过速,可加用β受体阻滞药,以降低心率,常用的有普萘洛尔,初始剂量为10mg,2~3/d,阿替洛尔50mg,2~3/d,如有心肌供血不足应给予极化治疗,改善心肌供血和心功能。

③纠正低血容量:体内儿茶酚胺类物质增多,可使全身血管床处于收缩状态,有效循环血量绝对减少,随着血管舒张,高血压状态逐步纠正,血容量不足会逐渐恢复,术前无需特殊补充。少数特殊患者,或口服降压药不能控制血压,或无法进食,或平时血压正常,高血压危象发作后随即出现严重休克等,可选择于术前3d开始静脉输入降压药,舒张血管控制血压正常的同时扩充患者血容量,补充适量晶体和胶体溶液。2500~3000ml/d,连续3d,可极大增加患者术中、术后的安全性。

④术中不使用阿托品。

(3)皮质醇增多症:预防性补充激素、控制血压、纠正高血糖、维持水电解质酸碱平衡。氢化可的松术前晚 100mg,术前 100mg,术中 100mg,术后当天再给 200～300mg。因为氢化可的松在体内半衰期短,疗效持续时间短,所以术后要持续静脉滴注,防止用药间期出现肾上腺皮质功能不全甚至危象。以后每 2～3 天减 25～50mg 氢化可的松,或改用地塞米松肌内注射。患者能进食后,口服泼尼松 3～6 个月。在肾上腺皮质功能未恢复之前,若出现肾上腺危象可快速滴氢化可的松 100～200mg 处理。

(三)手术步骤

1. 麻醉与体位

(1)麻醉:全身麻醉。

(2)体位:健侧卧位(或平卧位,患侧垫高 30°)。

2. 手术方法

(1)经腹膜外腹腔镜手术 Trocar 位置的建立:于腋后线第 12 肋缘下纵行切开皮肤 2cm,分开皮下组织、肌层、腰背筋膜,伸示指于其下前推腹膜,置入扩张水囊,充气 700ml,5～10min 后取出。在手指引导下于腋前线第 12 肋缘下,腋中线髂嵴上 2cm 处各穿刺置入 5～10mm 及 10mm Trocar 并固定,置入 10mm Trocar,后腹膜压力保持在 1.6～2kPa(12～15mmHg)。

(2)经腹腔上尿路腹腔镜手术各 Trocar 的建立:根据手术需要选择健侧卧位,后仰 30°～45°,绕脐环切开皮肤 1cm,气腹针建立人工气腹。初次充气达到 2.67kPa(20mmHg)可以形成饱满而紧张的腹部,便于 Trocar 的穿入。第一个穿刺点选择脐环处,第 2 个穿刺点选在患侧肋缘下腹直肌外侧缘,第 3 个穿刺点选在腹直肌外侧缘脐下 5～6cm。Trocar 间距离一般应＞8cm,根据需要增加 Trocar 数目。通常情况下,术中气腹压力设定为 1.6～2kPa(12～15mmHg)。不同的学者根据自己的临床经验来选择 Trocar 的位置。

(3)经腹腔腹腔镜下肾上腺切除步骤

右侧:①右侧肾上腺沿升结肠旁沟 Toldt 线打开后腹膜,并向上顺肝下缘游离升结肠,可游离并横断肝三角韧带,向头侧牵拉肝;②向下方推开升结肠和十二指肠,显露肾上极;③确认下腔静脉与肾动静脉,打开脂肪囊,确认肾上腺,沿肾上腺边缘游离,找到并结扎肾上腺中央静脉;④沿肾上腺内侧向下腔静脉边缘游离,再游离肾上腺与肾上极之间的界面,最后游离肾上腺上方,去除腺瘤。

左侧:①将结肠侧方的侧后腹膜打开;②左侧肾上腺的游离先用超声刀切开膈脾韧带,沿降结肠旁沟 Toldt 线打开后腹膜,游离结肠牵向内侧,沿该切开线向上顺脾游离,注意勿伤及脾动静脉,使脾及结肠离开左肾上极,于左肾上极内侧分出肾上腺;③先将肾上腺肿块下方与肾上极分离,再将肾上腺内侧与腹主动脉分离,用 Hem-o-lok 结扎肾上腺中央静脉,分离肾上腺肿块后方无血管区域后将肾上腺上方与膈肌分离,去除肾上腺。

（4）经后腹腔腹腔镜手术步骤：①看清膈肌、腰大肌，清除腹膜外脂肪；②看清腹膜线，靠腹膜线下方或腰大肌上方打开肾周筋膜，上至膈肌顶，下至髂窝上缘水平；③先将肾内侧与腹膜的界限分开，找到肾上腺肿块；④分出肾上极后方与腰大肌之间的无血管界面，将肾上腺肿块后方分出；⑤分离肾上腺与肾上极；⑥托起肾上腺将腺体及肿块内侧与下腔静脉或腹主动脉分离，结扎肾上腺中央静脉；⑦将膈肌与肾上腺连接处分离，切除肿瘤。

（四）术中并发症及处理

无论是腹腔镜还是开放式肾上腺手术，都可能发生邻近器官损伤、出血、腹膜破裂、皮下气肿等并发症，尤其源于肾上腺静脉、下腔静脉、腰静脉及肾静脉损伤的出血可能会导致肾上腺手术中的灾难性后果。

1. 术中出血　对于出血的处理要沉着，在负压吸引的帮助下准确寻找，明确出血的部位，迅速判断能否单纯用腹腔镜来处理，特别是对腔静脉及肾血管的损伤，如果腔镜下处理有困难则应迅速中转开放手术处理。不太严重的腺体撕裂出血可暂不处理，继续分离它处，忌讳反复在原处止血。对较小出血可使用钛夹或Hem-o-lok 夹闭，下腔静脉损伤要放置无损伤血管钳夹闭后缝合或急诊转开放手术。切忌结扎肠系膜上静脉，如需要阻断应尽早恢复肠血供。标本离断后仍有局部渗血者，可用止血海绵或生物胶处理，忌用电凝盲目止血。

2. 脏器损伤　肝、脾的撕裂损伤，使用氩气等离子束凝结止血及使用止血药（如甲基纤维素），更严重的出血可能需要使用钝尖肝针止血缝合，或作脾缝合，脾切除术。胰损伤，胰尾损伤可行胰腺末端切除术，胰管损伤需行修补术，术后要留置引流管。若不能确定胰腺损伤，建议留置闭式负压引流管，术后引流管中液体若三酰甘油含量高，提示胰腺损伤，此时应禁食及肠外营养，减少胰液分泌。肠道损伤时建议转开放手术。

3. 血压波动　嗜铬细胞瘤术中常见高血压危象，需控制血压，常用短效 α 肾上腺素受体阻滞药或硝普钠。结扎肾上腺静脉时血压可能发生骤降，结扎前最好能预先通知麻醉师预防。

4. 腹膜破裂　腹膜破裂的常见原因是腋前线套管针的盲目置入及切开肾周筋膜最上端时误伤所致，仔细操作多能避免。也有因为操作器械的盲目置入捅伤，所以主张直视下置入机械，特别是初学者。二次手术或后腹膜粘连者也易发生腹膜破裂。腹腔内充气，后腹膜空间会被挤压变小，操作更加困难，是初步开展后腹腔镜手术者手术失败的重要原因，可增加一个通道帮助牵开腹膜，暴露手术野，完成手术。

5. 皮下气肿　主要原因是第一个 Trocar 闭合不好所致。我们的体会是只缝合肌层而不缝合皮肤及皮下组织，而且在置入 Trocar 后再打结，这样能较好闭合。小范围的皮下气肿不需要特殊处理，术后可迅速消失。但对手术时间较长者，尤其是膈下游离气体较多时,术中要注意血气及气道压力的变化。特别警惕纵隔气肿的发生,这是因为左右肾上腺后上方正对着肋腰三角,此处为胸腔的薄弱部位,可能造成气胸和纵隔气肿。一旦发生气胸及纵隔气肿,应立即停止充气,寻找原因并做相应处理。

6. 其他　此外,应注意血中 CO_2 蓄积、高碳酸血症的发生,此时可加大通气。也应警惕气体从血管断端进入,发生肺栓塞;或受气腹及体位等影响,静脉血淤滞,血管栓塞等腹腔镜手术特有的并发症发生。

(五)术后并发症及处理

1. 术后出血　如引流管每小时均有 100ml 血性液,应积极手术探查,可能存在活动性出血。

2. 脏器损伤　如引流管内流出液体为肠液或化验胰淀粉酶高,则可能有相应脏器损伤,需进一步多学科一起处理。脾损伤可能需二次手术。

3. 肠梗阻　近期需注意肠道损伤,及腹膜破口嵌顿疝。探明原因后进一步处理。

4. 肺栓塞　发生率 0.1%,死亡率较高,需及早处理。

5. 纵隔气肿及胸膜损伤　术后出现呼吸困难,发绀,血氧饱和度低,应注意纵隔气肿及气胸的发生。床头 X 线片确诊后考虑是否引流气体。

6. 皮下及阴囊气肿　一般多可自行吸收。

7. 切口愈合欠佳　多见腋后线第 12 肋缘下切口,与此处留置引流管有关。

8. 肿瘤沿 Trocar 通道播散　发生率极少。

9. Trocar 伤口感染或延迟愈合　对于肥胖患者要警惕腹膜后腔和皮下脂肪的液化渗出。

三、腹腔镜嗜铬细胞瘤切除术

(一)适应证与禁忌证

1. 适应证　单侧或双侧肾上腺嗜铬细胞瘤,以及部分异位嗜铬细胞瘤,可采用腹腔镜手术治疗。

2. 禁忌证　临床考虑为恶性嗜铬细胞瘤者,应视为腹腔镜手术的禁忌证。复发性嗜铬细胞瘤因与周围组织粘连,分离困难,不宜行腹腔镜手术。嗜铬细胞瘤瘤体较大(>6cm)时血供通常会很丰富,肿瘤暴露、分离操作难度加大,应视为腹腔镜手术的相对禁忌证,但对于腹腔镜手术经验丰富者并非绝对禁忌证。

(二)术前准备

嗜铬细胞瘤不仅发生于肾上腺,也可发生于肾上腺以外,由于腹腔镜手术无法利用手的触觉进行腹腔内探查,因此术前应进行详细的影像学检查,了解有无多发或异位肿瘤,以及肿瘤与周围器官的解剖关系。

充分的术前准备是减少术中血压剧烈波动、提高手术安全性、降低死亡率的重要保证。在应用肾上腺素能受体阻断药和加压素以前,嗜铬细胞瘤手术死亡率高达 30%,术前没有明确诊断的嗜铬细胞瘤手术病例死亡率高达 50% 以上。近年来由于对嗜铬细胞瘤诊断水平的提高、对嗜铬细胞瘤病理生理改变的认识、充分的术前准备和术中麻醉处理、围手术期监护水平的提高,嗜铬细胞瘤手术病死率已降至 1% 以下。

1. α 受体阻滞药

(1)酚苄明,为长效 α 受体阻滞药,是目前应用最普遍的嗜铬细胞瘤术前准备用药,口服每次 5～20mg,2～3/d。

(2)哌唑嗪,长效 α 受体阻滞药,口服每次 1～2mg,1～2/d。

(3)特拉唑嗪,长效 α₁ 受体阻滞药,口服每次 2～4mg,1～2/d。

嗜铬细胞瘤患者术前应用 α 受体阻滞药应维持 1～2 周,使血压下降,血管床舒张,起到术前扩充血容量的作用。

α 受体阻滞药要注意到以下问题:首次剂量不宜太大,尽量睡前服药,以避免直立性低血压;用药后有心率加快者,可加用 β 受体阻滞药。

2. β 受体阻滞药　常用药物为普萘洛尔,口服每次 10mg,3/d;美托洛尔,口服每次 25mg,2/d。术前用药 2 周左右,控制心率<90/min。

3. 钙通道阻滞药　通过阻滞钙离子进入细胞内而防止儿茶酚胺释放和阻断 α 受体的缩血管作用,使血内儿茶酚胺含量降低,血管扩张而血压降低。可单用或与 α 受体阻滞药合用。常用药物为氨氯地平,口服每次 10mg,1/d。

一般患者术前准备需用药 1～2 周,合并儿茶酚胺心肌病者,准备时间应延长,以确保手术安全。

(三)手术步骤

1. 麻醉与体位

(1)麻醉:嗜铬细胞瘤患者一般应选择全身麻醉,全身麻醉可减少患者精神紧张或主观不适引起的应激反应,保证手术中肌肉松弛,保持呼吸道通畅,便于及时处理和抢救术中胸膜损伤,探查多发肿瘤,处理术中可能出现的各种紧急情况。术中应行中心静脉压、动脉压实时监测,以便及时准确地应用血管活性药物,保持术中血压的平稳,防止因血压的剧烈波动而造成心脑血管意外。术中降压可用酚妥拉明或硝普钠,升压用麻黄碱或多巴胺、去甲肾上腺素及快速输液等,术中密切监测生命体征,根据血压、中心静脉压和尿量调整输液量和血管活性药物的用量。

(2)体位:经腹径路腹腔镜手术可采取健侧卧位或倾斜 45°的健侧卧位。经腹膜后径路腹腔镜手术需行健侧卧位,腰桥抬高使患侧腰部充分伸展。也可采取俯卧位经腹膜后入路行腹腔镜手术。

2. 手术方法

（1）经腹腔途径手术步骤：一般来说，左侧嗜铬细胞瘤手术放置 3～4 个 Tro-car。右侧嗜铬细胞瘤手术放置 4 个 Trocar。穿刺套管的位置选择，应遵循腹腔镜手术普遍原则，即各 Trocar 之间及 Trocar 距手术脏器之间均需保留足够的距离，各 Trocar 之间尽可能呈三角形分布，以减少腹腔镜操作器械相互干扰，影响手术操作。沿肋缘下穿刺放置各操作套管的设计有利于需要中转为开放手术时改为肋缘下斜切口。

①右侧嗜铬细胞瘤手术

置入套管：套管置入位置有多种不同的选择。这里重点介绍 4 点穿刺法，第 1 点在右侧腹直肌外侧缘、平脐水平，第 2 点位于右腋前线上、平脐水平，第 3 点位于右侧腹直肌外侧缘、肋缘下 2cm 处，第 4 点可定在腋中线上、肋缘下 2cm，具体位置根据患者体型、肿瘤的大小及位置做适当调整。先经第 2 点穿入 Veress 针建立气腹，维持气腹压力于 2kPa（15mmHg）。再从第 1 点位置插入 10～12mm 套管，置入 30°腹腔镜，探查腹腔证实无脏器损伤后，在腹腔镜引导下作第 2，3，4 点穿刺。第 2，第 3 套管用于手术操作，优势手操作通道用 10～12mm 套管；非优势手操作通道用 5mm 套管，第 4 个通道用 5mm 套管，用于置入直抓钳，钳头包绕纱布后推开肝。

显露肾上腺：先探查腹腔确定有无妨碍手术的粘连和其他异常，如有则需先分离。于右结肠旁沟切开侧腹膜，将升结肠向内侧游离，暴露出右肾表面的肾筋膜。切开肝的三角韧带，将肝右叶向上轻柔地推开，使整个肝右叶向上翻起，暴露出肝脏面。将十二指肠降部向内侧推移，显露下腔静脉。打开肾筋膜和脂肪囊，显露右肾门，沿下腔静脉向上游离可见到右肾上腺中心静脉，并由此向外在肾脂肪囊中找到金黄色的右肾上腺及嗜铬细胞瘤。

切除肾上腺：在右肾上腺中心静脉的下腔静脉端以 2 个钛夹（或 1 枚）钳闭、肾上腺端 1 个钛夹钳闭后剪断，并由此开始游离肾上腺的内侧缘，用电凝钩或超声刀进行游离。进入肾上腺的动脉多而细小，超声刀可有效控制出血，一般不需使用钛夹。先处理上方来自膈下动脉的分支，再向下切断肾上腺中动脉和来自肾动脉的肾上腺下动脉，应注意勿损伤肾蒂。游离内侧缘后将覆盖在肾上腺表面的肾周脂肪提起，切开肾上腺和右肾上极之间的肾筋膜和脂肪，此处有一些来自肾包膜和周围脂肪的小血管。肾上腺外侧缘基本无血管，游离后即将整个肾上腺切除。

切除嗜铬细胞瘤：如肿瘤位于内侧支、外侧支或肾上腺尖部可行嗜铬细胞瘤及肾上腺部分切除，找到肿瘤后，于肿瘤的上、下缘和前、后表面以超声刀或电凝钩进行分离，与肿瘤连接的肾上腺组织可用超声刀切断或双极电凝凝固后切断，也可用钛夹钳夹后剪断。

取出肾上腺及嗜铬细胞瘤：降低气腹压力，仔细探查术野，彻底止血。将切除肾上腺或肿瘤装入标本袋中,可用小塑料袋或橡胶袋作标本袋。然后从第一个穿刺口连同套管一并取出,如标本较大,可适当扩大切口,必要时在标本袋内分割成若干小块后分别取出。创面放置多孔引流管一条,自穿刺孔引出。

②左侧嗜铬细胞瘤手术

置入套管:左侧采用三点穿刺法,第1点在左侧腹直肌外侧缘、平脐水平,第2点位于左腋前线上、平脐水平,第3点位于左侧腹直肌外侧缘、肋缘下2cm处,具体位置根据患者体型、肿瘤的大小及位置做适当调整。先经第2点穿入Veress针建立气腹,维持气腹压力于2kPa(15mmHg)。再从第1点位置插入10～12mm套管,置入30°腹腔镜,探查腹腔证实无脏器损伤后,在腹腔镜引导下作第2,3点穿刺。主操作孔置入10～12mm套管;次操作孔安放5mm套管。如术中显露困难,可在腋后线、肋缘下2cm处再置入一个5mm套管用于将肾或脾推开显露肾上腺位置。

显露肾上腺:先探查腹腔确定有无妨碍手术的粘连和其他异常,如有需先分离。辨认清楚脾、肝左叶、结肠脾曲及降结肠等器官。于降结肠外侧旁沟以电凝钩或超声刀切开侧腹膜,将降结肠向内侧游离,继续向上剪开脾外侧及上方的腹膜,利用重力使脾、胰尾向内侧翻转,暴露出左肾上极前内侧面的肾筋膜;切开肾上极内侧的肾筋膜和脂肪囊,从中找到金黄色的左肾上腺,并向下显露左肾蒂。也可先找到左肾静脉,沿肾静脉上方找到肾上腺中央静脉,继而找到肾上腺。

切除肾上腺:从肾上腺的上缘开始游离,超声刀或钛夹处理来自膈下动脉的小分支;同样游离内侧缘,处理来自主动脉的小分支。在左肾上腺的下缘和左肾静脉间辨认、游离出肾上腺中央静脉,在其肾静脉端以3个钛夹钳闭、肾上腺端1个钛夹钳闭后剪断。左肾上腺下缘可能会有其他一些来自左肾动静脉的小血管,以超声刀处理可减少出血。最后将外侧缘游离,取出整个肾上腺。如先找到肾上腺中央静脉,则可先处理中央静脉,再向上游离肾上腺动脉及周围组织。

切除嗜铬细胞瘤:同右侧嗜铬细胞瘤手术。

取出肾上腺或肿瘤:降低气腹压力,仔细探查术野,彻底止血。将切除肾上腺或肿瘤装入标本袋中,从第一个穿刺口连同套管一并取出,如标本较大,可适当扩大切口,必要时在标本袋内分割成若干小块后分别取出。创面放置多孔引流管一条,自穿刺孔中引出。

(2)经腹膜后途径手术步骤:手术步骤左右侧手术方法基本相同。

①Trocar的定位:第1点在腋后线上、12肋缘下2cm;第2点在腋前线上、12肋缘下2cm;第3点在腋中线上、髂嵴上方2cm;第1,2点为操作通道,第3点为腹腔镜通道。优势手用10～12mm套管,非优势手用5mm套管。

②创建腹膜后工作空间:按前述Trocar定位,于第1点处切开皮肤约15mm,然后用长弯钳顺肌纤维方向钝性分离进入腹膜后间隙,伸入示指扪及腰大肌后,用

示指将其前方组织向腹侧尽量推开;在示指引导下,在第2,3点分别切开皮肤并置入相应的 Trocar;最后退出示指,放置第1点的 Trocar。从第3点的 Trocar 充入 CO_2,维持压力 2kPa(15mmHg),置入腹腔镜后直视下分离即完成腹膜后工作空间的建立。

与经腹腔手术不同,它的视野角度是从上往下看肾脏及肾上腺,而经腹膜后途径是从肾的背侧及从下往上看手术视野,所以腹膜后入路很关键一点是要保持正确的视野方向,而最好的解剖学标志就是腰大肌。

③暴露肾上腺区:沿腰大肌向上分离至肾上腺位置,打开肾周筋膜及肾周脂肪囊,一旦分离彻底及解剖标志定位清楚后,肾上腺区即可清楚显露。

④寻找肾上腺:可在脂肪堆中找到肾上腺,应注意肾上腺组织所特有的金黄色。由于是从外侧角度视野,注意左侧肾上腺静脉在肾上腺基底部的内下方,如果有困难,可先找到左肾静脉,再沿其汇合处,找到肾上腺静脉及肾上腺。右侧肾上腺静脉相对较短,且右侧肾上腺比右肾上极更靠近内侧,所以右侧腹膜后路径手术相对困难,术中注意将右肾向内侧及下方推压开,并及早确定下腔静脉位置,沿下腔静脉向头侧方向,于右肾静脉上方易找到右肾上腺静脉。

⑤肾上腺或肿瘤切除:行嗜铬细胞瘤切除及肾上腺全切除,肾上腺腺体较脆,容易出血,术中应注意避免钳夹,可将其抬高,用电刀或超声刀沿其基底部逐一分离,大血管可再上钛夹。行腺体完全切除时,可先找到肾上腺中央静脉。上3个钛夹,近端2个,远端1个,然后剪断,提起中央静脉远端,向上游离整个肾上腺。行嗜铬细胞瘤切除时,游离腺瘤周围组织及血管,遇较大血管或肾上腺组织用超声刀切断。

⑥取出腺体:将切除的腺体或肿瘤置入贮物胶袋里,检查创面以确认无活动出血,然后从10mm的套管切口取出标本,放胶管引流,退镜,关闭切口。

(四)并发症及处理

1. 术中并发症及处理

(1)经腹腔途径手术并发症及处理

①下腔静脉损伤:下腔静脉损伤是肾上腺手术中最严重的并发症,可发生在穿刺气腹针或第1个套管时,右侧肾上腺手术时较为常见,因此,穿刺成功后应马上进镜观察,如发现腹腔内严重出血应马上开腹止血。此外,由于右肾上腺中央静脉很短,直接汇合入下腔静脉侧后壁,在游离肾上腺、分离中央静脉及牵引、拨开下腔静脉时,由于过度牵拉,就可能撕破或撕断肾上腺中央静脉。当发生中央静脉出血时,在血泊中盲目钳夹、电凝和使用钛夹止血,常是造成下腔静脉损伤大出血的真正原因。在使用电凝钩或超声刀游离肾上腺时也可能损伤下腔静脉。如发生下腔静脉损伤,应先用纱布压迫出血点,若能清楚确认出血点,且术者腹腔镜下缝合技术娴熟的话,可以在镜下用无损伤血管缝线予以缝扎止血;否则须果断地迅速中转

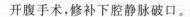

开腹手术,修补下腔静脉破口。

②脾血管损伤:左肾上腺手术中,游离并向内侧翻开胰尾是显露左肾上腺的必要条件。当肾上腺位置较高或肿瘤较大时,游离胰尾的范围相对较大,此时容易损伤行经胰腺上缘后方的血管。脾血管损伤后出血汹涌,此时应一边在腹腔镜下试行钳夹出血点或压迫止血,一边做好迅速开腹止血的准备,证实为脾血管损伤后一般需行脾切除术。

③胰腺损伤:胰腺被膜及其腺体组织均较脆弱,手术中不宜直接钳夹牵拉。左肾上腺手术时,打开左肾筋膜后,可用抓钳提拉筋膜开口边缘间接牵引胰腺,协助显露。如发现胰腺损伤,除修补外,还应放置多孔引流管一条,术后监测血、尿淀粉酶,禁食,并应用抑胰腺分泌的药物。

④胃肠道损伤:在游离结肠、十二指肠时,不应直接钳夹肠管或用力撕扯,避免损伤造成胃肠破裂;穿刺建立气腹时也可能损伤肠管;还应注意电凝钩误伤胃肠。如发生胃肠道损伤,视具体情况行修补或造口术。

⑤肝损伤:右肾上腺位置高或肿瘤较大需游离推开肝右叶时,应使用腹腔镜三叶牵开器,使牵拉力均匀分布作用于肝。若使用普通腹腔镜手术器械推挡,较细的器械杆作用于肝某一点,或因为助手在肝的牵引器械不能进入视野之内的情况下,牵拉肝过于用力或用力不当,就可能造成质脆的肝被膜损伤出血。如损伤较小可用生物蛋白胶或吸收性明胶海绵、止血纱布压迫止血;如创面较大撕裂较深,可在镜下缝合止血,必要时开腹止血。

(2)经腹膜后途径手术并发症及处理

①出血:最常见并发症之一,多因损伤肾上腺中央静脉、下腔静脉或其分支等原因造成,出血后视野一片模糊,往往令经验不足的医生手忙脚乱,此时切忌在出血处盲目钳夹,否则可能造成进一步的创伤和出血。应一边用吸引器将出血吸净,一边在显露清楚的情况下用抓钳将出血点夹紧,然后电灼止血或上钛夹。多数出血都能制止或自动凝固,除非伤及大血管,一般出血量不多,无需输血。

②腹膜破裂:是经腹膜后入路的一种特有的并发症,主要与置套管针误穿腹膜或术中解剖标志辨认不清而误伤有关。此时需避免冲洗术野,仔细辨认各器官以防误伤腹腔内脏器。腹膜破裂通常不需特殊处理,若充入的 CO_2 过多进入腹腔内而导致腹膜后工作空间受压过小,则多需增加 1 个通道协助牵引暴露以完成手术,或扩大腹膜破口,相当于中转成经腹入路手术。

③心肺及循环功能影响:CO_2 充气后患者心率明显加快,PaO_2 明显升高,后腹腔入路的患者升高较快,同时 pH 下降,合理掌握手术适应证,熟练操作,缩短手术时间,同时加强生命体征和血气监测,术后可适量给予碱剂。

④伤口感染:常见原因是异物残留,包括自制水囊的手套碎片、术野内的小缝线头、小纱布块碎片等,另一发生感染的原因是引流不畅,如引流管经腋后线的套

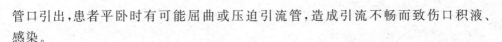

管口引出,患者平卧时有可能屈曲或压迫引流管,造成引流不畅而致伤口积液、感染。

⑤肿瘤种植:在恶性肿瘤的手术中并不少见,这主要跟恶性肿瘤的包膜薄而脆、术中钳子对肿瘤的多次钳夹和器械反复进出穿刺孔等原因有关。另外,研究发现 CO_2 气腹会增加肿瘤种植转移的机会。

⑥持续性伤口疼痛:主要与皮下神经损伤有关,但比开放性手术较轻微。

⑦其他:包括肠梗阻,迟发性血肿,未察觉的肠道损伤等,均较少见。

2. 术后并发症及处理　术后72h内继续监护不容忽视,依据中心静脉压、血压和尿量的连续观察以调整输液速度和输液量是简单而合理的方法。当血容量充足而血压仍不稳定时,可适当使用升压药物。

嗜铬细胞瘤患者由于应用 α 肾上腺素受体阻滞药可能继发低血压及心力衰竭。需严密监控这些患者的血压及心脏情况直至停用 α 肾上腺素受体阻滞药。若术前不使用 α 肾上腺素受体阻滞药,则大多数患者没有必要在 ICU 留观。

四、腹腔镜下肾切除术

(一)适应证与禁忌证

1. 适应证

(1)肾良性病变:慢性梗阻引起的肾积水、有临床症状的多囊肾、各种病引起的肾萎缩、肾结核等。

(2)肾肿瘤:位于肾上、下极较小的良性肿瘤以及局限于肾包膜内的恶性肿瘤,一般多为临床分期 T_1 期的肾细胞癌;体积较小(一般选择直径<5cm)的 $T_{2\sim3}$ 期肾肿瘤也可以采用这种方法切除。而体积>5cm 的肿瘤由于血供丰富,手术风险较大,所以不宜采用腹腔镜手术。

(3)活体取供肾。

(4)局限于肾盏及肾盂的肿瘤、输尿管上端肿瘤。

2. 禁忌证

(1)较大的恶性肿瘤,已经侵犯肾周筋膜的肾肿瘤。肾肿瘤有局部转移者。

(2)黄色肉芽肿病,肾周围感染,脓肾、肾与周围组织器官粘连严重者。

(3)腹膜炎、广泛肠粘连、过度肥胖及机械性肠梗阻者(经腹腔途径绝对禁忌)。

(4)合并心脑血管疾病及出凝血性疾病患者。

(二)术前准备

术前实验室检查包括血常规、尿常规、肝肾功能、电解质、血糖、出凝血功能、心电图和胸部 X 线检查。感染病例做尿培养和药物敏感试验。怀疑结核者,行血细胞沉降率、PPD,结核芯片、24h 尿沉渣查抗酸杆菌和膀胱镜活检等相关检查。影像学检查包括肾 B 超、CT 及 IVU 和肾图等。必须行增强 CT 检查了解肾的大小、

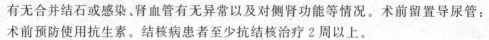

有无合并结石或感染、肾血管有无异常以及对侧肾功能等情况。术前留置导尿管；术前预防使用抗生素。结核病患者至少抗结核治疗 2 周以上。

（三）手术步骤

1. 经腹腔的肾切除术

（1）术前准备：①术前 3d 开始肠道准备，包括少渣饮食、口服抗生素，术前晚清洁灌肠；②肿瘤较大者可于术前先行肾动脉栓塞，以减少术中出血，术前备血 600ml；③术前留置胃管、尿管，并可留置输尿管导管，便于术中定位；④做好术中改为开放手术的准备。

（2）麻醉与体位

①麻醉：全身麻醉。

②体位：手术体位采用 70°侧卧位。

（3）手术方法

①穿刺方法：用 Veress 针或 Hansson 技术做好气腹准备，选择脐与髂前上棘连线外 1/3 处穿刺（10mm 套管），置入 30°腹腔镜。然后再分别置入其他 2 个套针：腋前线肋缘下方 1cm（5mm 套管）穿刺、平脐水平的腹直肌外缘偏向头侧 1～2 指位置（10mm 套管）穿刺；另外可根据手术需要再穿刺，以便于手术操作。如为右侧肾切除术，还可在肋缘下另置一套针（2～5mm 套管），以用来经此向头侧牵拉肝。

②右肾切除在术中需要切开结肠肝曲、升结肠旁沟，将结肠推向中线。将后腹膜沿肝下方一直切开至腔静脉水平，并予钝性分离，向内侧推开二指肠，清楚显露出下腔静脉。

而左肾 Gerota 筋膜前方覆盖着脾、胰腺和结肠脾曲。术中沿 Toldt 线的切口要尽量长些，范围从髂血管至结肠脾曲，将横结肠从 Gerota 筋膜前推开，并切断脾肾韧带，完全游离脾外缘，将整个脾向外上牵起。另外，位于 Gerota 筋膜前方与降结肠系膜后方之间为相对无血管分界区域，术中能够准确进入是手术成功的一个关键点。

③打开肾周筋膜，游离肾下极，于肾下极内侧找到输尿管。

④尽量向下游离输尿管，使用钛夹将输尿管在低值结扎、切断。右侧精索或卵巢血管通常从输尿管上方跨过，术中应注意避免误伤而引起出血，而左侧精索或卵巢血管则由输尿管内侧经过，术中常需结扎离断。再向上游离输尿管，一直到显露出肾盂输尿管的连接部位。游离肾下极及后侧，直到显露肾蒂血管。

⑤在清楚地游离出肾蒂血管后，处理肾的动静脉。将肾动脉完全游离后，近端用 3 个钛夹钳夹，远端用 2 个钛夹钳夹，然后剪断肾动脉。如果肾静脉较细，可直接应用钛夹钳夹处理。对于肾静脉较粗者，可先用粗丝线结扎，再用钛夹处理。当分别游离肾动静脉困难时，可用直线切割吻合器将肾动静脉一起离断。

⑥下极提起,游离肾中上极和背侧,遇异位血管时应妥善结扎,最后将肾完全游离。将切除的肾置于标本袋中,经扩大的切口将其取出。

⑦查无活动性出血,排出腹腔中的二氧化碳,留置引流管一根。拔除套管,缝合切口,结束手术。

2．膜后肾切除术

(1)术前准备:术前日口服泻药以作为肠道准备。其他术前准备与经腹腔的肾切除术相同。

(2)麻醉与体位

①麻醉:全身麻醉。

②体位:侧卧体位,手术台取 30°弯曲,抬起肾桥。

(3)手术方法

①先在腋中线髂嵴上方二横指处做一长 2～2.5cm 皮肤切口,钝性分离皮下组织和肌层全腰背筋膜,用于指戳破腰背筋膜进入腹膜后间隙,伸入示指行钝性分离,扩大腹膜后间隙。然后将自制扩张气囊进入此间隙,充气至 800ml,3min 后,撤出气囊。置入 10mm 套管妥善固定并缝合密闭切口,通过此通道建立气腹,30°腹腔镜进行观察。在腹腔镜监视下分别在腋后线肋缘下方(12mm 套管)、腋前线肋缘下方(5mm 套管)穿刺。根据术中情况必要时再选加穿刺点。

②进入腹膜后腔后先找到腰大肌并向上内侧分离,打开肾周筋膜即可显露肾周脂肪,分离脂肪囊找到并游离肾下极,在肾下极与腰大肌之间找到上段输尿管。提起输尿管并向上分离至肾门,找到肾盂。向下游离输尿管,在低位钛夹结扎,切断输尿管。提起近端输尿管向上分离,游离并显露肾动、静脉。肾动、静脉处理同经腹腔肾切除术。并以同样方法取出肾。

3．术后处理 术后常规补液,应用抗生素 3d。术后禁食,肛门排气后开始进水,然后根据患者情况逐渐增加饮食。一般 48h 后可下床活动。

(四)并发症及处理

1．术中并发症

(1)肾蒂脱落导致大出血:多因钛夹脱落、钛夹钳夹关闭不全所致。保持视野清晰,努力寻找血管断端,并重新钳夹。止血困难时应及时改为开放手术。

(2)肝、胆、胰、脾、肠管、下腔静脉损伤多因电灼所致。可视损伤程度采用经腹腔镜修补或开放手术修补。注意一切操作均应在直视下进行,否则容易导致损伤。

2．术后并发症

(1)继发出血:由血管夹脱落或创面渗血所致,少量出血可在严密观察下保守治疗,严重者应开放行探查止血。

(2)切口感染及疝:注意无菌操作,妥善缝合伤口。

(3)皮下气肿:多在数天后自行吸收消失。

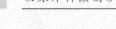

五、肾囊肿去顶减压术

(一)适应证与禁忌证

1. 适应证

(1)单纯肾囊肿直径＞5cm,多发肾囊肿或多囊肾,压迫肾实质及集合系统,造成肾功能损害。

(2)有严重腰痛、高血压等压迫症状。

(3)伴发出血、感染、肿瘤等并发症。

(4)Bosniak Ⅱ型和Ⅲ型肾囊肿。

2. 禁忌证

(1)心肺并发症严重,不能耐受手术。

(2)肾囊肿存在感染。

(3)局部粘连较重。

(4)肾实质内囊肿、合并出血性疾病等。

(二)术前准备

1. 抗生素控制感染。

2. 常规做超声、CT 和 KUB＋IVP 检查,或者 CTU 及 MRI 检查,了解囊肿位置、大小,以及是否与肾盂相通。ECT 检查了解肾功能,以及是否有尿路梗阻。

3. 经腹腔途径术前需要导尿管。

4. 术前禁饮食 6h,术前夜清洁灌肠 1 次。

(三)手术步骤

1. 单孔腹腔镜肾囊肿去顶减压术

(1)麻醉与体位:气管插管,全身麻醉,健侧折刀卧位。

(2)手术方法:手术分为经腹腔径路以及经腹膜后腔径路,此处经腹膜后腔路径为例。腋中线髂嵴上 2～3cm 处做 3cm 长切口,长弯血管钳钝性分开皮下及各层肌肉,捅开并扩大腰背肌筋膜裂口,术者伸入示指将腹膜向前推移形成腔隙,插入自制后腹膜扩张气囊,囊内注入空气 500～800ml,扩张 5min 后放气取出气囊,置入自制的单孔三通道穿刺器,并用 3-0 丝线将 Trocar 周围的切口各层缝合密闭,以防漏气。连接 CO_2 气腹机,使腹膜后间隙气腹压力保持在 2kPa(15mmHg)左右,流量为 2L/min。置入 5mm 腹腔镜,另外 2 个操作通道分别为 10mm 和 5mm,分别置入前端可弯曲的腔镜以及吸引器。沿肾周脂肪囊进行钝性分离,充分游离肾下极背侧,在肾下极下方剪刀切开背侧 Gerota 筋膜,并根据 CT 所示囊肿的位置,充分游离囊肿上面的脂肪,充分暴露囊肿的边缘,剪刀剪开囊肿壁,并用吸引器充分吸尽囊液。继续用分离钳辅助,剪刀剪去囊壁,范围是距离正常肾组织0.5cm。剩余囊壁边缘用电凝钩止血。若为内生型或肾盂旁囊肿,检查囊腔是否

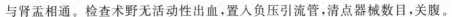

与肾盂相通。检查术野无活动性出血,置入负压引流管,清点器械数目,关腹。

2. 腹腔镜下肾囊肿去顶减压术　腹腔镜肾囊肿去顶术包括经后腹腔和经腹腔 2 个途径,临床常用经后腹腔途径。

(1)经后腹腔入路:气管插管全身麻醉,全健侧卧位,腰桥升高。

①建立后腹膜腔:建立后腹膜腔常用水囊扩张法,也可采用观察镜直接分离法来建立后腹腔。

水囊扩张法建立后腹腔:于腋中线髂嵴上 2cm 切开皮肤和皮下筋膜(浅筋膜) 1.2~2.0cm,用长弯钳和手指分离肌层和腰背筋膜直至后腹膜腔间隙,手指分离间隙形成一个可置入水囊的空间,置入水囊,注水 500ml,保留 5min 后放水,取出水囊,置入 10mm Trocar,放入腹腔镜观察镜,注入 CO_2 扩张后腹膜腔,在监视下于腋前线和腋后线与肋缘下交界处用 5mm Trocar 建立第 2 和第 3 个穿刺孔。

直接分离法建立后腹腔:于腋中线髂嵴上 2cm 切开皮肤和皮下筋膜(浅筋膜) 1~1.5cm,直接用 10mm Trocar 穿刺,穿刺方向为与皮肤垂直方向向上成 10°~30°夹角,刺入后腹膜间隙可获得落空感,取出穿刺针芯,经套管放入观察镜,见到黄色脂肪组织,证实穿刺成功。在观察镜观察下开放气腹机,压力约 2kPa (15mmHg),腹膜后腔可张开一个较小的腔隙。将观察镜镜尖上抬紧贴腋中线腹壁,前后摆动推开肾旁脂肪,在腹侧找到腹膜与腹壁的交界线,直接用观察镜身如开放手术时示指一样沿此线由足端向头侧反复推移腹膜,即"手指样"推移,也可用观察镜身直接做左右反复运动,使前方腹膜返折推至腋前线之前。同样推开背侧的肾旁脂肪,显露腰大肌。此时后腹膜腔已变得足够大,在监视下在腋前线和腋后线肋缘下处用 5mm Trocar 建立第 2 和第 3 个穿刺孔。

②显露肾和囊肿:腰大肌前方切开 Gerota 筋膜和肾周脂肪囊,显露肾。根据囊肿位置,向肾腹侧或背侧、上极或下极游离,可见到略透明的淡蓝色的肾囊肿。囊肿表面可用吸引器头做钝性游离,一般可游离至见到部分肾实质。有时较大囊肿位于腹侧难以完全游离,可先剪开囊壁,吸尽囊液,再提起囊壁继续暴露囊壁与肾实质交界。

③囊肿去顶:提起囊壁,距肾实质 0.5cm 环形切除囊壁,切缘出血可用电凝止血。仔细检查囊肿基底部有无肿瘤、瘘道等,若有肿瘤者术中活检快速切片。若疑为囊肿与集合系统相通或是积水肾盏者可经逆行插管注入亚甲蓝,观察囊肿与集合系统是否相通。术毕应吸尽囊液,降低气腹压力,确认术野无活动性出血。

④取出囊肿壁:钳夹切除的囊肿壁,取出。退镜,取出 Trocar,留置引流管,缝合切口。

(2)经腹腔入路:气管插管全身麻醉,平卧,患侧垫高 30°~45°。

①患侧腹直肌外缘脐水平上 2cm 用 Veress 气腹针穿刺进入腹腔,接气腹机注入 CO_2 气体,使腹内压升至 1.6~2kPa(12~15mmHg),拔出气腹针,提起腹壁,切

开皮肤 1.2～2.0cm，置入 Trocar A，放置观察镜；监视下置入另外 2 个 Trocar，Trocar B(5mm)置于 Trocar A 外侧 5cm，位置略高；Trocar C(5mm)置于髂前上棘内上 2cm。沿结肠旁沟剪开侧腹膜，使结肠等腹腔脏器在重力作用下向健侧下移。显露腰大肌和 Gerota 筋膜。

②显露肾和囊肿：腰大肌前方切开 Gerota 筋膜和肾周脂肪囊，显露肾。根据囊肿位置，向肾腹侧或背侧、上极或下极游离，可见到略透明的淡蓝色的肾囊肿。囊肿表面可用吸引器头做钝性游离，一般可游离至见到部分肾实质。有时较大囊肿位于腹侧难以完全游离，可先剪开囊壁，吸尽囊液，再提起囊壁继续显露囊壁与肾实质交界。

③囊肿去顶：提起囊壁，距肾实质 0.5cm 环形切除囊壁，切缘出血可用电凝止血。仔细检查囊肿基底部有无肿瘤、瘘道等，若有肿瘤者术中活检快速切片。若疑为囊肿与集合系统相通或是积水肾盏者可经逆行插管注入亚甲蓝，观察囊肿与集合系统是否相通。术毕应吸尽囊液，降低气腹压力，确认术野无活动性出血。

④取出囊肿壁：钳夹切除的囊肿壁，取出。退镜，取出 Trocar，留置引流管，缝合切口。

(四)术中并发症及处理

1. 单孔腹腔镜肾囊肿去顶减压术术中并发症及处理

(1)腹膜损伤：腹膜损伤在泌尿外科经腹膜后腔径路腹腔镜手术中较为常见，多在行 Trocar 穿刺或者术中分离肾周脂肪时发生，特别是在分离肾腹侧上极的囊肿时须注意防范。虽然腹膜损伤一般不会出现严重后果，但是腹膜破裂后使气体进入腹腔，后腹膜间隙缩小，增加了手术操作的难度。报道对比腹膜损伤组在手术时间、出血量、并发症方面均高于无腹膜损伤组。故术中应该仔细操作，认真辨认腹膜返折以及解剖标志，腹膜在腹腔镜光源照射下，多表现为蓝色，以此鉴别。若术中不慎将腹膜损伤，腹膜破裂裂口较小时，可予以缝合或者以钛夹、Hem-o-lok 夹闭；若裂口较大无法夹闭者，可扩大腹膜裂口，将后腹腔途径转为经腹腔途径。

(2)血管损伤：血管损伤为单孔腹腔镜下肾囊肿去顶减压术较为严重的并发症，特别是当损伤肾蒂血管，下腔血管时，出血较多，很快影响患者的生命体征，出现心率加快，血压下降等症状，甚至危及生命。该手术容易损伤的血管多为腰大肌的营养血管，多发生于穿刺过程，或者分离肾周脂肪时，由于该血管走行位置变异较大，容易损伤，穿刺通道完成后，首先置入腹腔镜检查穿刺点下方有无损伤，若发现血管破裂出血，应及时凝固止血，或用钛夹、Hem-o-lok 等将出血血管夹闭，一般可取得理想的止血效果。对于肾盂旁囊肿，需要注意防范避免损伤肾蒂血管，或下腔血管，肾静脉及下腔静脉壁薄，更易损伤，因此术中注意所有操作均应在直视下进行，尤其是在进行切割，或者电凝等操作时必须排除操作部位血管存在的可能性。若术中出现下腔静脉或肾静脉损伤出血，血管裂口较小，可于腹腔镜下以 Prolene 线行血管修补,修补过程中可适当升高气腹压力为 2～2.67kPa(15～20mmHg)。若裂口较大或者腹腔镜下修补失败,应先于腹腔镜下以纱布块或止血纱布压迫出血点后及时改为开放手术进行止血。

(3)损伤正常肾组织:为较少见并发症,常发生于两种情况:分离肾周脂肪时由于部分患者肾纤维囊与肾周脂肪严重粘连,打开肾周脂肪囊时分离钳或者电凝钩可能损伤正常肾组织;过分要求剪除囊肿壁而损伤正常肾组织。因此,分离操作时应该直视下应用电凝钩,分离钳弯头尽量背向肾组织,在剪除囊肿壁时尽量充分显露囊肿,分清囊壁与正常肾组织的界限。若出现肾实质损伤,则可用止血纱布压迫止血,或者电凝止血,基本可以取得满意的止血效果。若肾损伤裂口较大时,可考虑用 3-0 微乔线行"8"字缝合。

(4)集合系统损伤:肾盂旁囊肿去顶过程中可能会损伤到集合系统,因此,手术结束前,应仔细检查集合系统有无损伤。可根据 CT 片提示,必要时术前患侧留置输尿管支架管,怀疑有集合系统损伤时可通过从开口端注入亚甲蓝观察有无流出。若有集合系统损伤,需要及时进行修补,并且术中通过膀胱镜或者输尿管患侧留置 D-J 管。术后观察患者引流情况以及有无发热,并保留 D-J 管 4 周,待集合系统愈合后拔管。

(5)肠道损伤:放置套管以及手术中电外科器械操作都可能对肾周围肠管造成损伤,所以手术当中操作一定注意在直视下进行。肾囊肿去顶术中该并发症虽然少见,一旦发现或怀疑肠管损伤应该及时处理:若患者已行肠道准备,则小的肠道穿孔或损伤则可以考虑在腹腔镜下施行修补术;若肠道损伤较重者,应及时中转开放手术进行修补,必要时请普外科医师协助处理;术后应给予禁食,胃肠减压,应用抗生素,并注意营养支持治疗。

2. 腹腔镜下肾囊肿去顶减压术术中并发症及处理

(1)出血

①穿刺孔出血:可试行电凝止血;或拔出 Trocar,另选穿刺部位,利用组织压力止血,若仍不能止血则插入气囊导尿管,气囊充气向外牵拉压迫;必要时深部缝扎止血。

②肠系膜血肿:多发生在经腹途径,可试行压迫止血,必要时钛夹或 Hem-o-lok 夹闭。

③肾周脂肪囊内血管出血:多用压迫和电凝止血能止住,较大的出血用钛夹或 Hem-o-lok 夹闭止血。

④肾实质出血:在分离时损伤肾实质出现肾被膜下血肿或肾实质裂口出血,或切除过多囊壁时造成切缘肾实质出血。肾被膜下血肿多可不必处理,而肾实质出血可用压迫和电凝止血,囊壁残留边缘可用钛夹或 Hem-o-lok 夹闭止血。

以上出血情况如果在腹腔镜下不能控制,存在血肿不断扩大、持续性出血、血

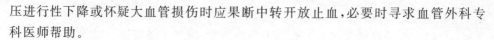

压进行性下降或怀疑大血管损伤时应果断中转开放止血,必要时寻求血管外科专科医师帮助。

(2)邻近脏器损伤

①腹膜损伤:经腹膜后入路出现,小的腹膜损伤不干扰手术时可不需处理,若损伤较大,气体进入腹腔导致腹内压增高,腹腔脏器后移,使操作空间变小可影响手术,但对于技术熟练者影响不大,确需处理时可用吸引器吸出气体,缝合或夹闭裂口,有时还可扩大腹膜破口以使两侧压力一致,手术仍可继续进行。极少有需要腹腔放引流管减小腹腔压力或中转开放者。

②胸膜和膈肌损伤:全身麻醉下胸膜和膈肌损伤可在手术结束前再处理,但术中对损伤的准确判断十分重要,一旦发现损伤应尽量不让出血和囊液流入胸腔,减少术后胸腔感染机会。小的裂口可让麻醉师加压使肺膨胀,必要时留置闭式引流。大的裂口可缝合裂口,留置闭式引流。

③腹腔脏器损伤:常见结肠、十二指肠和空回肠等肠管损伤,其次为肝、胰腺和脾实质性脏器损伤,一般都应按腹腔脏器开放性损伤原则处理。肠管浆肌层损伤或小的裂口可腹腔镜下缝合;大的损伤应中转开放,肠切除或肠造口,留置腹腔引流。

(3)与气腹相关的并发症

①皮下气肿:轻度皮下气肿可不需处理,重度皮下气肿时需降低气腹压力、加压给氧,静脉输注碳酸氢钠,必要时中止手术。

②高碳酸血症:术中监测动脉血气分析,特别是手术时间超过 2h 者,一旦发现,应降低气腹压力、加压高浓度给氧,静脉输注碳酸氢钠。

③心律失常:多为室性期前收缩和室上性心动过速,可给予暂停手术,减小气腹压力或停止气腹,应用抗心律失常药物或寻求心内科医师帮助。

④气体栓塞:CO_2 能溶于血液随呼吸排出,很少形成气栓。但术中如果出现血氧饱和度下降、血压下降、中心静脉压升高和终末潮气 CO_2 压升高,抽血见血液有泡沫时就不排除气体栓塞。应立即头高足低位、终止气腹、加压高浓度给氧,必要时心肺复苏。

(五)术后并发症及处理

1. 单孔腹腔镜肾囊肿去顶减压术术后并发症及处理

(1)术后漏尿:若术中操作过程中不慎损伤肾集合系统而又没有及时发现,则术后患者会出现漏尿。漏尿患者多表现为术后引流清亮液体,量大,每天可超过800~1000ml,引流液肌酐测定明显升高。但引流液不多的患者不能排除尿漏可能,对于术后伴有持续发热(≥38.5℃),持续性肠梗阻,腹痛等症状者,应该考虑漏尿可能,B超检查可表现为肾周后腹膜区液性暗区,可包裹。对明确为尿漏的患者,可放置患侧 D-J 管,引流尿液,降低肾盂压力,以利于损伤部位的愈合,另外应该应用抗生素防止感染发生。一般 1 个月左右患者引流量突然减少,表明漏尿处基本愈合。

(2)手术切口并发症:腹腔镜手术特别是单孔腹腔镜下肾囊肿去顶手术切口相关并发症如切口感染,切口疝,切口愈合不良等发生率较小,一旦发生应该及时有效地处理。

2. 腹腔镜下肾囊肿去顶减压术术后并发症及处理

(1)出血:术后监测患者的神志、末梢循环、血压、血红蛋白和引流管量,若出现休克症状和体征,血红蛋白进行性下降或引流管血性液体量>25ml/h,应给予输血、输液等抗休克治疗,腹带加压,必要时开放手术止血。

(2)腹膜后感染:应用有效的抗生素,充分引流,加强营养。

(3)尿漏:术后若引流量>100ml/d 的淡血性或清亮液体,连续 3d 以上,要怀疑囊肿与肾盂相通,可能是交通性囊肿或术中损伤集合系统。可留置双 J 管和导尿管,必要时Ⅱ期开放手术修补。

(4)肩部疼痛:多为自限性,必要时给予镇痛药物,但要排除心肌梗死等其他疾病。

(5)肠胀气和肠麻痹:多能自行缓解,必要时可予以腹部热敷、胃肠减压。

六、腹腔镜下肾部分切除术

(一)适应证与禁忌证

1. 适应证

(1)肾良性肿瘤。

(2)功能性孤立肾肾癌以及双侧肾癌。

(3)节段性的肾血管畸形。

(4)局限性的肾损伤或感染。

(5)重复肾、马蹄肾等先天性畸形。

(6)局限在肾某极的多发结石或肾盏扩张。

(7)局限于肾包膜内的恶性肿瘤(直径<3.5cm)。

2. 禁忌证

(1)全身出血性疾病。

(2)全身情况难以耐受手术者。

(3)有腹部手术史或肾手术史患者。

(4)腹部急性炎症患者。

(5)肾周围感染、脓肾、肾与周围组织粘连较重者。

(6)难以耐受麻醉者。

(二)术前准备

1. 双肾 CT 平扫和增强。肺 X 线片和肝功能检查,评估肿瘤分期。

2. 做肾 B 超和(或)行肾彩色多普勒超声检查,重点了解肾集合系统与肿瘤的关系,便于设计手术方式。

3. 若碱性磷酸酶高,需行同位素骨扫描检查有无骨转移。

4. 同位素肾扫描可判断肾功能,若患肾肾小球滤过率低于 10ml/min,最好说服患者改行全肾切除术。

5. 术前做膀胱镜,置患侧 6F 输尿管外支架管,并留置 16F 双腔尿管。输尿管外支架管与尿管固定。输尿管外支架管的用途有:术中推注亚甲蓝检查肾集合系统是否切开;阻断肾蒂时经支架管推注 50ml 肾保护液减少肾缺血的损伤;术后引流减少尿漏。

6. 术前留置胃管。

(三)手术步骤

1. 麻醉与体位

(1)麻醉:采用气管插管全身麻醉。

(2)体位:经腹腔途径手术采用侧卧位,患侧斜向上,使背侧与床面呈 70°角。经腹膜后途径采用健侧卧位,患侧向上与床面呈 90°角。

2. 手术方法

(1)经腹腔途径肾部分切除术

①建立人工气腹:在术侧锁骨中线平脐处做长 1～2cm 小切口,依次切开皮肤、皮下组织及腹直肌前鞘。钝性分离肌肉后,提起腹膜并做一小切口,观察镜 Trocar 从此切口插入腹腔(A 点),注入 CO_2 使腹腔内压力达到 1.6～2kPa(12～15mmHg)。

②在观察镜下置入另外 3 根 Torcar,B 点在术侧锁骨中线肋缘下,C 点在 AB 连线中点,D 点在腋中线肋缘。

③在升(降)结肠外打开侧腹膜,降结肠向中线推移,打开 Gerota 筋膜,暴露肾脂肪囊。打开脂肪囊直至肾被膜,沿肾被膜平面游离肾。

④探查找到病变的肾组织,边切割边止血。

⑤肾创面的止血。主要应用具有一定凝血止血功能的肾切割器械,包括单极电凝、双极电凝、超声刀、氩气刀、高压水刀、射频电极等。亦可在镜下直接缝扎止血。

⑥通过 Trocar 口放入标本袋,将切除的病变组织装入,抓紧袋口,扩大切口后取出。

⑦确切止血后,放置橡胶引流管,放出气体,退出套管,缝合皮肤切口。

(2)经腹膜后途径肾部分切除术

①于腋中线髂嵴上方 1～2cm 处做长约 2cm 纵行切口,依次切开皮肤、皮下组织,用血管钳钝性分离肌肉,用手指在腹膜后间隙做钝性分离并推开后腹膜。置入

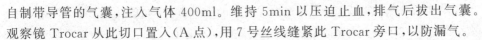

自制带导管的气囊,注入气体 400ml。维持 5min 以压迫止血,排气后拔出气囊。观察镜 Trocar 从此切口置入(A 点),用 7 号丝线缝紧此 Trocar 旁口,以防漏气。

②在观察镜下置入另外 3 根 Trocar,B 点在腋后线肋缘下,C 点在腋前线肋缘下,D 点在腋后线髂嵴上方 2cm 处。

③借助腰大肌标志,找到并游离出肾,余步骤基本同经腹腔途径肾部分切除术。

(四)术后处理

1. 常规应用抗生素 3～5d。

2. 禁食至肛门排气后。

3. 卧床休息 1 周后方可下床活动。

4. 术后根据肾周引流情况,一般 3～5d 拔除橡胶引流管。

(五)并发症及处理

1. 皮下气肿:系 CO_2 漏至皮下所致,多在术后短期内消失,不满特殊处理。

2. 周围脏器损伤:术中应仔细操作,发现周围脏器受损伤时,及时中转开放手术处理。

3. 术中、术后肾切除创面导致的大出血:应及时改为开放手术处理。

4. 急性、慢性肾衰竭:需要做急性血液透析。

5. 术后尿漏:应根据具体情况选择引流、再次手术等处理方法。

七、腹腔镜下肾癌根治术

(一)术前准备

包括完善术前实验室检查,如血常规、尿常规、粪常规＋隐血、肝肾功能、血糖、电解质、血细胞沉降率、碱性磷酸酶以及乳酸脱氢酶等。常规影像学检查包括腹部及泌尿系 B 超、静脉肾盂造影(IVP)、腹部 CT 平扫和增强扫描或磁共振(MRI)、胸部 X 线片或 CT 平扫等,以了解肾肿瘤的大小、位置及其周边情况,明确有无淋巴结或其他脏器转移病灶。对怀疑有骨转移的肾癌患者,除检查血碱性磷酸酶和血钙水平外,应进行全身骨扫描检查。B 超、CT 检查提示有肾静脉或下腔静脉癌栓的肾癌患者,需行彩色多普勒超声、MRI 或血管造影检查以进一步明确和分型。通过检测血清肌酐水平、计算 24h 肌酐清除率、增强 CT 及 IVP 等了解肾功能外,还可进行核素肾动态显像和肾有效血浆流量(ERPF)测定。为了解肾动、静脉血管解剖情况,术前可行腹部螺旋 CT 三维成像或血管造影检查。

术前患者通常不用特殊肠道准备,一般术前 1d 进无渣流质饮食,术前 12h 禁食禁饮,术前晚普通灌肠。根据患者情况和术者经验决定是否行交叉配血。手术当日患者进手术室前预防性静脉使用抗生素 1 次。

(二)手术步骤

腹腔镜下肾癌根治术根据手术径路的不同分为:经腹腔和经后腹腔。此外,随着技术和器械的不断发展，又涌现出许多新的手术方式，如单孔（LESS）、经自然腔道（NOTES）、手助式（hand-assisted）以及机器人辅助（robot-assisted）等腹腔镜下肾癌根治术。此处将详细描述目前应用广泛的经腹腔和经后腹腔途径肾癌根治术的手术步骤。

1. 经腹腔腹腔镜下肾癌根治术

（1）麻醉和体位：采用气管插管的全身静脉复合麻醉，留置导尿管，必要时留置胃管。患者取健侧半卧位 45°并抬高腰桥，手术台应弯曲成 30°～40°，即腰部以下与躯干成 30°～40°，以扩大患侧肋缘和髂嵴间的距离。将患者用宽布带越过腿部、臀部和肩部固定于手术台上，并且任何受压部位都用衬垫保护，包括对侧手臂、肘部、踝关节以及双腿等。手术备皮范围从乳头到耻骨和对侧腹直肌到竖脊肌的区域。为便于操作手术者和扶镜助手站在患者腹侧，助手站在患者的背侧。

（2）穿刺器的放置位置：首先在脐上缘穿刺置入气腹针建立气腹，充入 CO_2 气体达 2～2.67kPa（15～20mmHg）压力以保证气腹足够的紧张度。于脐旁切口气腹针穿刺点置入 10mm Trocar，放置腹腔镜，观察腹腔全貌、检查有无穿刺损伤和腹腔内有无异常病变等。在腹腔镜监视下分别于同侧锁骨中线平脐水平上穿刺置入 12mm Trocar 1 根、肋缘下腹直肌旁穿刺置入 5mmTrocar 1 根。另外，为了更好地显露可于剑突下与肋缘下 Trocar 之间穿刺置入 3～5mm Trocar 1 根，用于牵拉肝或脾等腹腔脏器。各 Trocar 穿刺成功后，予以固定以免器械进出时不小心拔出。调整气腹压力至 1.3～1.6kPa（10～12mmHg）。

（3）操作步骤：腹腔镜各操作通道建立后，经腹腔腹腔镜肾癌根治术具体步骤如下。

①游离结肠：右肾切除时，采用电凝钩或超声刀，从右侧髂总动脉水平沿 Toldt线切开升结肠外侧腹膜返折至结肠肝曲水平，并向内侧沿肝曲在肝和横结肠之间切开后腹膜，以便游离整个升结肠，同时打开右侧三角韧带、前冠状韧带。向内方提起结肠，显露肾与结肠之间的结缔组织并分离，将升结肠和部分十二指肠向内掀起，直到清楚显露下腔静脉。

左肾切除时，同样沿左侧髂总动脉向上切开 Toldt 线至结肠脾曲，切断膈结肠、脾结肠以及脾肾韧带，使得脾、胰腺、结肠脾曲以及降结肠一起掀起至内侧，直到清楚显露腹主动脉的前面。

②游离输尿管和肾下极：结肠充分游离掀起后，即可看见腰大肌。中段输尿管通常位于腰大肌内侧缘与下腔静脉或腹主动脉外侧缘之间的腹膜后脂肪中。游离输尿管时经常能碰到性腺静脉，输尿管位于其外侧深面，必要时性腺血管可予以结扎、离断。将输尿管向外侧抬高并游离邻近组织至肾下极水平，结扎但暂不离断输尿管，因提起输尿管保持一定张力有助于显露肾门。如寻找输尿管困难时，可沿下腔静脉或腹主动脉外侧系统的检查后腹膜，可先游离性腺静脉造影，并根据输尿管

的蠕动发现并游离输尿管,必要时可从跨髂血管处寻找输尿管。当输尿管游离至肾下极水平近肾门处,可在 Gerota 筋膜和腰大肌之间置入操作钳,将肾向上外侧抬高,用吸引器等钝锐性分离肾下极和背后侧。

③游离、结扎肾门血管:这是该手术中最关键的步骤。此步骤的目的是分别离断肾动、静脉。分离右侧时应尽量靠近下腔静脉,左侧应尽量靠近腹主动脉以减少游离血管的分支避免出血。在右侧时,游离下腔静脉右侧缘,显露右肾静脉与下腔静脉汇合处,充分游离肾静脉周围组织,右侧性腺静脉造影在肾静脉下方直接汇入下腔静脉,通常可以保留,如需要也可将其结扎切断。右肾动脉在进入肾门前经过下腔静脉后方,在充分游离汇入下腔静脉处的肾静脉主干后,在肾静脉和下腔静脉的后方可以找到肾动脉主干。在肾动脉近心端钳夹 2 枚 Hem-o-lok,远心端钳夹 1 枚 Hem-o-lok 后,离断肾动脉。肾动脉离断后可见肾静脉塌陷,可用与肾动脉相同的方法采用 Hem-o-lok 钳夹后离断肾静脉。如肾动脉离断后肾静脉塌陷不明显,提示肾动脉阻断不完全存在异位或副肾动脉可能,此时不可急于结扎离断肾静脉,以免回流受阻至肾静脉充盈。

在左侧时,性腺静脉汇入左肾静脉,可沿性腺静脉向近端游离找到肾静脉,并于近肾静脉处结扎、离断性腺静脉。在肾静脉后下方、腹主动脉外侧缘游离肾动脉。同右侧肾门血管处理方法,分别将左肾动静脉予以结扎、离断。肾门血管除可用 Hem-o-lok 予以结扎后离断外,也可以直接用血管 Endo-GIA 结扎切断肾脏动静脉。

④游离肾:肾门血管离断后,于 Gerota 筋膜外充分游离肾后侧、外侧和腹侧,并于肾下极水平以下离断输尿管,将肾抬高以充分显露肾外侧和后侧,沿腰大肌前方向上游离至肾上极。如肾上腺与肾一并切除时,须首先控制并离断肾上腺中央静脉。对右侧手术,因右侧肾上腺中央静脉直接汇入下腔静脉,因此,可沿下腔静脉向头侧解剖、确认并游离肾上腺中央静脉,用近心端钳夹 2 枚 Hem-o-lok 或钛夹,远心端钳夹 1 枚 Hem-o-lok 或钛夹,离断肾上腺中央静脉。离断后充分游离肾上腺上、内侧及后侧组织。对左侧手术来说,肾上腺中央静脉汇入左侧肾静脉,可在中央静脉汇入肾静脉的近心端离断肾静脉,从而将肾上腺与肾一并切除。如保留肾上腺时,于肾上极水平打开 Gerota 筋膜和脂肪囊,在肾与肾上腺之间游离,仅结扎肾上腺下方近肾的小血管,注意保护肾上腺中央静脉。肾上腺与肾充分游离后,即将整个肾完整切除了。

⑤取出标本:拔除 12mmTrocar,直接经穿刺切口置入自制(500ml 或 1000ml 生理盐水塑料包装袋)或成品标本收集袋,打开标本袋,仔细将标本装入袋内后收紧袋口。可取脐周切口 4～6cm 或穿刺点 B 向下延长的下腹下斜切口 4～6cm,将标本袋经此切口取出。

⑥关闭切口:标本完整取出后,按常规方式关闭切口,并重新置入各 Trocar,建

立气腹,再次检查手术创面和肠管等腹腔脏器,防止出血和损伤。于肾窝留置引流管1根。退出各 Trocar,完全放出气腹,常规方法缝合各穿刺切口。

⑦术后处理:手术结束后,可拔除胃管。术后肠道功能恢复后逐步开放饮食。术后早期下床活动,引流管引流液少于 20ml 即可拔除。术后定期随访。

2. 经后腹腔腹腔镜下肾癌根治术

(1)麻醉与体位:采用气管插管的全身静脉复合麻醉,留置导尿管,通常不需要留置胃管。患者取完全健侧卧位并抬高腰桥,其余体位要求、手术备皮范围同经腹腔途径。为便于操作手术者站在患者背侧,扶镜助手和其他助手站在患者腹侧。

(2)穿刺器的放置位置:取患侧髂嵴上一横指 2cm 切口,手指钝性分离腹膜后腔隙,置入自制气囊,注气 800ml 左右,留置 5min 后取出气囊,手指引导下分别于患侧腋后线第 12 肋尖下、腰大肌外侧缘穿刺置入 12mmTrocar 1 根,于患侧锁骨中线平髂嵴水平穿刺置入 5mm 或 12mmTrocar 1 根,于患侧肋缘下腋前线上穿刺置入 5mmTrocar 1 根。髂嵴上切口内置 10mmTrocar 1 根,放置观察镜。各 Trocar 穿刺成功后,予以固定以免器械进出时不小心拔出。建立气腹,调整气腹压力至 1.6~2kPa(12~15mmHg)。

(3)操作步骤:腹腔镜各操作通道建立后,经后腹腔腹腔镜肾癌根治术具体步骤如下。

①清除腹膜后脂肪:将腰大肌外侧缘至侧腹壁后方自上而下整块分离切除腹膜外脂肪,并尽量将脂肪清除干净,以免影响后面的手术视野。分离时可用超声刀锐性切断腹膜外脂肪的滋养血管。腹膜后脂肪清除后,可清晰显露肾周筋膜、后腹膜返折等重要解剖标志。

②游离肾背侧、处理肾蒂血管:沿腰大肌前方腰肌筋膜与肾周筋膜之间钝性分离,上至膈下、下至入盆处,右侧常常先显露出下腔静脉,于腰大肌深面前方的脂肪内可见肾动脉搏动,充分游离肾动脉主干,用 Hem-o-lok 近心端 2 枚、远心端 1 枚结扎并予以离断。肾动脉离断后,于其深面游离出肾静脉及其属支,同法以 Hem-o-lok 结扎并离断。在结扎肾静脉前先用分离钳试夹闭肾静脉,观察肾静脉是否充盈,如肾静脉夹闭后远端充盈明显,提示存在副肾动脉可能,需找出副肾动脉并予以结扎离断后再处理肾静脉。

③游离输尿管后方:肾蒂血管离断后,沿腰大肌前方于输尿管后方充分游离,向下游离至髂血管水平,并向深面游离直至见到后腹膜。

④游离肾腹侧:提起腹膜返折;于 Gerota 筋膜与后腹膜之间向腹侧深面充分游离,并与从肾背侧输尿管后方游离时的间隙汇合。

⑤游离肾下极:肾腹侧游离后于后腹膜外继续向下游离,直至髂血管水平,至此将肾下极包括输尿管在内的脂肪组织等完整游离,将输尿管远端结扎并离断塑料,另将除输尿管外的其他脂肪结缔组织,在髂血管平面分 2~3 束予以结扎离断。

⑥游离肾上极：肾背侧、腹侧及下极完全游离后，仅剩下肾上极未游离，可根据病情决定保留或切除肾上腺的不同，游离肾上极的方法也不一样。如保留肾上腺，可于肾上极水平打开 Gerota 筋膜和肾周脂肪囊，将肾上腺与肾上极断开。如将肾上腺与肾一并切除，则先要处理肾上腺中央静脉。右侧肾上腺中央静脉直接汇入下腔静脉，需要先沿下腔静脉向上游离出中央静脉。左侧肾上腺中央静脉直接汇入肾静脉，在处理肾静脉时，于肾上腺中央静脉汇入肾静脉的近端结扎离断即可，不需要再次单独处理中央静脉。肾上腺中央静脉结扎离断后，于 Gerota 筋膜外切断肾上极与膈下筋膜之间组织。至此，整个肾完整切除。

⑦取出标本：拔除 12mmTrocar，直接经穿刺切口置入自制（500ml 或 1000ml 生理盐水塑料包装袋）或成品标本收集袋，打开标本袋，仔细将标本装入袋内后收紧袋口。将髂嵴上切口延长 4～6cm 或取腹侧两穿刺点之间的切口 4～6cm，将标本袋经此切口取出。

⑧关闭切口：标本完整取出后，按常规方式关闭切口，并重新置入各 Trocar，建立气腹，再次检查手术创面，彻底止血。于肾窝留置引流管 1 根。退出各 Trocar，放出气腹，常规方法缝合各穿刺切口。

⑨术后处理：术后肠道功能恢复后逐步开放饮食。术后早期下床活动，引流管引流液少于 20ml 即可拔除。术后定期随访。

(三)并发症及处理

1. 术中并发症及处理

(1)肾静脉损伤：术中游离肾静脉时，过度牵拉或器械损伤至肾静脉属支撕裂或扯断引起出血，不要慌张，首先置入纱布条，压迫静脉破损处，并用吸引器将积血吸尽，保持视野清晰，缓慢移开纱布，找到出血点并用分离钳准确夹住静脉破口，止住出血，根据静脉损伤的程度，可采用钛夹、Hem-o-lok 夹闭破口，如破口较大可采用 Prolene 线缝合修补，切勿在血泊中盲目钳夹或急于中转开放手术，必须保持视野清楚。如静脉损伤处理较困难，可用纱布压迫止血暂不处理，先游离肾动脉并予以钳夹、离断。当动脉离断后，肾静脉压力明显降低、血液回流消失，此时再充分游离肾静脉，于肾静脉损伤的近心端将肾静脉钳夹、离断即可。

(2)下腔静脉损伤：右侧肾癌根治时，在游离肾静脉时或清扫腔静脉旁淋巴组织时，由于牵拉下腔静脉不当，撕裂或扯断下腔静脉小的属支可致下腔静脉损伤，或使用超声刀、电凝钩、分离钳等、吸引器等器械不当，导致灼伤、戳破下腔静脉。此外在游离肾静脉时过度牵拉致肾静脉与下腔静脉分叉处的撕裂，以及钳夹、离断肾静脉时离下腔静脉过近，钛夹或 Hem-o-lok 等误伤下腔静脉。一旦发生下腔静脉的损伤，切勿慌张，首先用纱布靠近破损远心端压迫下腔静脉，并用吸引器吸尽周围积血、血块，保持视野清晰，观察患者生命体征，并立即通知麻醉师做好抗失血性休克准备；通知血库，迅速做好备血、输血准备；通知巡回护士做好下腔静脉修补、紧急中转开放手术的准备。一切准备就绪的情况下,缓慢移开纱布,观察了解破口的大小、部位以及与周围的关系,如破口口在 1～2mm 以下,往往经过纱布压迫后即破口闭合止血,可不需要特殊处理,或再用钛夹夹闭破口即可;如破口在 5mm 左右,可通过提高气腹压力,减少出血速度,在视野清晰的情况下用分离钳提前破口处下腔静脉壁,直接用钛夹或 Hem-o-lok 夹闭破口即可;如破口较大无法用钛夹等直接夹闭时,可用分离钳提起下腔静脉,用 4-0 或 5-0 Prolene 血管缝线镜下迅速缝合修补破口;如术者估计无法在腔镜下完成下腔静脉破损的修补,切勿盲目钳夹、延误时间,应在充分纱布压迫止血的同时,积极做好中转开放的各项准备,在直视下进行修补。

(3)腹膜损伤:腹膜损伤是经腹膜后入路的一种特有的并发症,并且会造成手术空间减小、手术时间延长和并发症增加等。后腹腔镜手术中常在扩张腹膜后腔隙、游离组织等腔内操作时发生腹膜损伤。因此,在扩展腹膜后腔隙时,可首先用手指将后腹膜尽量推开,腹腔后扩展气囊的体积不宜太大,以免压力过大导致腹膜的撕裂。另外,在穿刺置入 Trocar 时,应在手指引导下或显示器监视下进行,可避免损伤腹膜,如在穿刺 Trocar 时损伤腹膜,Trocar 完全贯穿经过腹腔,为确保腹腔脏器未受损伤,应于穿刺孔处打开侧腹膜,置入腹腔镜直视野下探查腹腔脏器有无损伤,如无损伤可关闭腹膜,重新置入 Trocar。在游离肾时,应找到肾周筋膜与腹膜之间的组织间隙,该间隙为无血管区、组织疏松、易于分离,但在肾腹侧,肾周筋膜与腹膜紧邻,后腹膜菲薄,极易损伤破裂,如仅仅为腹膜损伤,视野清楚,通过助手牵拉腹腔脏器有足够的操作空间,无需特别处理。如后腹膜后与肾粘连严重,可考虑切除部分腹膜;如不宜在腹腔镜腹腔镜下施行手术应果断中转开放手术。

(4)肠管损伤:经腹腔途径的肾癌根治术时,由于肠管直接暴露于手术视野中,更易损伤肠管。术中应充分游离侧腹膜和后腹膜,将肠管尽量推向内下方,充分显露肾区域。术中应解剖清楚、牵拉肠管轻柔,避免使用有损伤的器械直接钳夹、牵拉肠管,游离肠管时应尽量远离肠管使用超声刀、电凝钩、剪刀等。如术中出现肠管损伤,应根据损伤的程度、范围、部位等采取相应的措施。如肠管仅浆膜层损伤,可用微乔线缝合浆膜层即可;如肠管全层损伤、破口小,应充分消毒创面、破口,保护周围脏器,以免肠管内容物的污染,切除坏死的肠壁,用微乔线全层缝合破口、再用微乔线加强浆膜层;如肠管损伤范围较大、破口较长或肠管损伤程度不确定时,应请普外科医生台上会诊、积极做好中转开腹的准备,并保护好周围肠管,切不可强行修补。

(5)肝损伤:右侧肾癌根治术时,如肾上极与周围粘连严重、术中强行分离损伤肝或在暴露肾上极牵拉肝时用力不当,可导致肝损伤。肝损伤首先可采用纱布压迫止血,在可用高频电刀局部电凝止血,如损伤创面较大、上述方法无法止血时,可

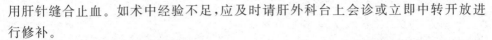

用肝针缝合止血。如术中经验不足,应及时请肝外科台上会诊或立即中转开放进行修补。

(6)脾损伤:左侧肾癌根治术时,如肾上极与脾粘连严重,术中分离粗暴或助手牵拉脾时用力过猛,可致脾撕裂损伤。脾一旦损伤必须彻底止血,切不可存侥幸心理。如脾损伤范围小、深度浅,可用高频电刀电凝止血、局部喷洒止血凝胶等;如损伤范围较大可用微乔线缝合止血,缝合时可于创面填塞止血纱布以减少打结时缝线的切割损伤;如损伤创面大、裂口深、出血多时,应请普外科台上会诊,迅速做好中转开放的手术准备,必要时行脾切除术。

2. 术后并发症及处理

(1)继发性出血:术后由于钛夹、Hem-o-lok 等松开、脱落导致的大出血,一旦发生应立即予以抗失血性休克抢救,并迅速准备再次手术探查。术中由于存在气腹压力,一些小的血管损伤在术中被压瘪不会出血,一旦气腹压力消失,术后可致继发出血,可根据引流量、血压等生命体征变化情况,选择输血等处理,如仍不能维持生命体征应果断再次手术探查止血。

(2)淋巴漏、淋巴囊肿形成:由于处理肾蒂周围淋巴组织时没有充分结扎,过多钝性分离,术后可能出现淋巴漏或淋巴囊肿形成。术后如留置引流管引流量较多,排除出渗血后,应考虑淋巴漏的可能,可通过检查引流液的乳糜定性实验进一步明确。一旦出现淋巴漏,可采取卧床休息、减少高脂高蛋白摄入、保持引流管通畅等保守处理,当引流管窦道形成后可经引流管注入泛影葡胺或 50%高糖封闭淋巴管漏口。如形成淋巴囊肿,可采取穿刺引流,注入泛影葡胺或 50%高糖的方法;如囊肿较大压迫周围组织引起症状,可采取手术切除或腹腔内引流的方法。

八、腹腔镜肾蒂淋巴管结扎术

乳糜尿是指尿内含有乳糜或淋巴液。尿呈乳白色,含脂肪、蛋白质、红细胞及纤维蛋白原。如其中红细胞较多,可呈红色,称为乳糜血尿。对轻症的乳糜尿可通过控制脂肪饮食,或经输尿管插管向肾盂肾盏内推注药物,一般为 1%～2%的硝酸银来治疗。对重症患者主张使用肾蒂淋巴管结扎术治疗。

(一)适应证与禁忌证

1. 适应证

(1)乳糜尿病史长,症状严重,影响生活和劳动,或者引起营养不良、贫血者。

(2)乳糜尿凝块经常堵塞尿路,反复发生肾绞痛或尿潴留者。

(3)有以上情况,经限制脂肪饮食或经肾盂药物灌注无效时,应考虑行肾蒂淋巴管结扎术。

(4)双侧病变者,可先行症状重的一侧手术,术后观察疗效。如未愈再行对侧手术。

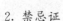

2. 禁忌证

(1)全身出血性疾病患者。

(2)有腰部手术史或肾周围反复有炎症发作,估计粘连较重者。

(3)患者过于肥胖,会造成暴露困难,初学者不宜选用。

(4)有严重心肺疾病,全身情况难以耐受手术者。

(5)急性炎症期。

(二)术前准备

1. 术前做静脉肾盂造影、膀胱镜和逆行造影检查或淋巴造影,确定乳糜尿的来源;如为双侧乳糜尿者,了解哪一侧严重,先做较严重的一侧。单侧病变,只对病变侧施行手术。术前服用1~2个疗程的抗丝虫药物。

2. 充分了解全身及泌尿系统情况,充分估计手术危险性和可能发生的问题。改善全身情况,采用高蛋白、低脂肪饮食。

3. 合并泌尿系统感染者应该控制感染。

4. 术前 3d 开始肠道准备,包括低渣饮食、口服抗生素;术前晚流质饮食和清洁灌肠,术晨禁饮食、留置胃管。

5. 常规准备,包括备皮、备血、留置尿管。

6. 器械准备,包括检查腹腔镜手术用设备和器械,严格消毒;并准备开放手术器械,以备必要时应用。

(三)手术步骤

1. 气腹制备和套管位置 腋中线髂嵴上方 1cm 处气腹针穿刺或做小切口进入腹膜后间隙、连接气腹机,将 CO_2 注入腹膜后间隙,达一定张力后,穿刺放入第 1 个套管针。放入腹腔镜,确认穿刺间隙无误后,用腹腔镜沿背侧肌肉表面向上分离直达肾上极水平。退出腹腔镜,放入自制水囊管,注水约 300ml,扩张肾背侧的腹膜后间隙。腋后线肋缘下穿刺放入第 2 个 10mm 套管,作为主操作孔,腋前线肋缘下穿刺放入 5mm 套管,作为辅助操作孔。

2. 手术操作 近腰大肌侧纵行剪开肾周筋膜和肾脂肪囊,在肾实质表面用超声刀钝、锐性分离肾实质与肾周脂肪间隙,所有粘连组织用超声刀切割,游离肾和输尿管上段。应用腔镜吸引器钝性分离加超声刀锐性分离解剖肾动静脉周围淋巴管,首先从肾动脉背侧开始,整束分离包含大量淋巴管的肾血管周围疏松结缔组织,用钛夹整束结扎离断,发现较粗淋巴管时逐根结扎。分离肾蒂血管鞘,钛夹结扎、离断,完全剥光肾蒂血管及输尿管上段。用腹腔镜注射管在肾门局部注射少许亚甲蓝,观察有无遗留淋巴管。检查术野无活动性出血,腹膜后置橡皮引流管 1 根,关闭套管穿刺切口。腹膜后引流管留置 24h。

3. 术后处理 禁食 12h,拔除胃管后无腹胀开始进食。术后卧床休息 72h。使用抗生素预防感染。

4. 注意事项 腹腔气制备时应有一定的空间以便更好地显露肾,也可以自腰三角做一切口钝性分开腰背筋膜,经该切口扩张后腹腔的方法较经髂嵴上途径简单、快速。由于经此途径主要扩张腹膜后间隙而不是侧腹膜外间隙,故而能更好地暴露肾。不要损伤腹膜和胸膜,肾周筋膜纵行切开,切口自膈下至肾下极,避免损伤腹膜,否则气体进入腹腔可减小后腹腔空间,影响手术视野。一旦腹膜损伤应在腹腔置入气腹针或3mm套管排出腹腔内气体,减小腹腔内压力;游离肾时超声刀或电刀紧靠肾表面分离,粘连组织采用超声刀或电凝切割,可以减少术后淋巴液渗出。肾蒂周围淋巴管分离结扎是手术重点,难度大,技术要求高。首先应分离包含大量淋巴管的肾血管周围疏松组织,用钛夹钳夹后离断。如发现较粗大的淋巴管,应单独用钛夹夹闭后离断,然后分离、夹闭、离断肾血管鞘。分离从肾动脉背侧开始,然后为肾静脉前,最后分离肾动静脉间。肾动、静脉间的淋巴管要切断结扎,动脉外膜要剥离,血管间组织彻底清理,不要残留。一般要求清理肾蒂动静脉主干周围结缔组织达2cm的范围。输尿管上段2cm内的粘连也一并剥离,所有淋巴管均需一一切断结扎。对异位血管者也应按上述办法处理。剥离要彻底,这是防止复发的关键。用腹腔镜注射管在肾门局部注射少许亚甲蓝,观察有无遗留淋巴管。剥离中防止损伤血管,以免造成肾缺血。

(四)并发症及处理

1. 术中并发症及处理

(1)出血:乳糜尿因淋巴液逆流至肾盂和肾盏,肾蒂血管周围淋巴管与肾动静脉血管粘连,使分离难度增加,易损伤肾蒂血管导致大出血。在分离肾蒂淋巴管时,若遇到淋巴管淋巴液外溢影响视野时,可让助手用吸引器尽可能吸尽淋巴液,术者辨认清含有淋巴管的疏松结缔组织,用分离钳整束分离、结扎、离断,术野渗血较多时可经套管塞入纱布压迫止血。先分离肾动脉周围的淋巴管,再分离肾静脉周围的淋巴管,最后游离肾动静脉之间的淋巴管。作者在分离肾蒂血管前,习惯先分离输尿管上段,再沿输尿管往肾门方向游离,解剖性地显露肾蒂血管,减少因盲目分离肾蒂血管导致的出血。

(2)漏扎淋巴管:术中漏扎淋巴管的直接结果是术后乳糜尿复发。按手术顺序分离结扎淋巴管,注意肾蒂血管前、背侧的淋巴管,特别是动静脉之间的淋巴管的结扎。如果肾蒂血管周围淋巴管在腹腔镜视野中全部结扎、肾蒂血管鞘和输尿管上段完全被剥光,术后一般不会出现乳糜尿复发。

总之,熟悉后腹腔手术的解剖、准确而精细的操作是防止并发症的关键。

2. 术后并发症及处理

(1)术后继发出血:术后因剧烈咳嗽、逆嗝等可导致钛夹脱落,或组织渗血。若出血量少,生命体征稳定,可保守治疗。若短期内有大量鲜血自引流管引出,且出现休克征象时,则应及时开放手术,探查止血。

（2）切口感染：戳孔感染后应及时充分引流，并拆除原缝线，给予抗生素。

（3）戳孔疝

①原因：肥胖患者切口难以缝合；戳孔处腹壁薄弱；腹压升高；缝合不良。

②预防：10mm 工作套管置入处缝合深筋膜，或全层缝合。

③处理：发现后应及时还纳，3d 内发现者可拆除缝线再缝合腹壁深筋膜。

（4）腹腔内感染

①原因：手术中未及时发现肠损伤；手术中的污染物未冲洗干净；出血淤积导致感染；标本的散落，如结石。

②处理：除严重的感染需要手术探查外，多可非手术治疗。

（5）淋巴囊肿主要是因为广泛损伤淋巴系统，造成淋巴回流障碍所致。小的囊肿可观察治疗，大的囊肿可经腹腔镜或开腹行切除手术。

（6）腹腔镜术后肠梗阻腹腔镜术后肠梗阻在临床上比较少见，就其分类和临床表现而言，与开腹手术后的肠梗阻类型无明显差别。

九、腹腔镜肾盂癌根治术

（一）术前准备

与开放手术类似。术前检查包括血、尿常规、血生化、凝血全套、尿脱落细胞学、心电图和全胸片。完善 IVU 及上尿路 CT 等检查，了解肿瘤的位置、大小及范围，同时了解对侧肾功能，必要时行逆行肾盂造影和输尿管镜检术。术前 24h 患者进食流质，并予泻药及清洁灌肠。术前留置导尿管，手术当日在手术之前静脉预防性使用抗生素。

（二）手术步骤

1. **麻醉**　气管内插管全身麻醉。

2. **手术方法**　该手术由两部分组成：肾、输尿管上段切除；输尿管下段及输尿管膀胱入口处的切除。肾、输尿管上段切除的手术方法与肾癌根治术相同，唯一的区别是先游离肿瘤下方的输尿管，夹住此段输尿管，防止肿瘤细胞随尿液流往下尿路，同时在肾周粘连严重的情况下可作为解剖标志，沿输尿管向上分离至肾盂，可在其上方解剖出肾动、静脉。

（1）肾、输尿管上段切除

方法一：经后腹腔途径行根治性肾输尿管全长切除术

①体位：健侧卧位，消毒铺巾。

②制备后腹腔操作空间和放置套管。

③寻找并结扎输尿管：清除腹膜外脂肪后，在髂血管平面沿腰大肌表面向深处寻找输尿管，用钛夹或 Hem-o-lok 夹闭，阻断尿液引流。

④解剖出肾动、静脉，分别予以结扎可靠后切断；右侧可于肾下极水平先解剖

出下腔静脉,然后再沿下腔静脉向上游离出右侧肾静脉,于肾静脉根部钳夹并切断,如此可有效防止损伤下腔静脉;用超声刀钝锐性游离并切除肾、肾周组织、淋巴结和(或)肾上腺。

⑤游离并切除全长输尿管:更换腹腔镜至腋后线处套管,必要时在患侧髂窝处再放置一个5mm套管,便于操作。用分离钳提起输尿管上段,向远端游离直至末端;输尿管中段骑跨在髂血管之上方,分离此段输尿管时要特别注意,以防损伤髂血管;游离输尿管下端时,在女性患者要注意避免损伤子宫动脉。

⑥(经尿道等离子切除法切除输尿管开口处膀胱壁后)切除标本放入标本袋中,扩大肋腰角切口,完整取出标本。检查手术视野无活动性出血,经腋中线套管于肾窝内留置引流管一根,缝合各切口。

方法二:经腹腔途径行根治性肾输尿管全长切除术

①体位:仰卧位,消毒铺巾。

②经腹腔放置套管。

③沿结肠外侧打开侧腹膜,寻找并结扎输尿管,用钛夹或Hem-o-lok夹闭,阻断尿液引流。

④解剖出肾动、静脉,分别予以结扎可靠后切断,游离并切除肾、肾周组织、肾血管旁淋巴结和(或)同侧肾上腺。

⑤游离并切除全长输尿管:用分离钳提起输尿管上段,向远端游离直至输尿管下端。

⑥(经尿道等离子切除法后)切除标本放入标本袋中,扩大腹部切口,完整取出标本。检查手术视野无活动性出血,经腋中线套管于肾窝内留置引流管一根,缝合各切口。

(2)输尿管下段及输尿管膀胱入口处的切除

方法一:切开法

①体位:改为仰卧位,患侧下腹部斜切口,长约8cm。

②切除的肾、输尿管上段取出体外,再沿输尿管向下游离至膀胱壁间段。围绕输尿管开口直径2cm切除膀胱壁,取出输尿管下段和膀胱袖套,用可吸收缝线缝合膀胱壁切口。

方法二:经尿道等离子或电切切除法

先行经尿道等离子切割手术,再行腹腔镜手术。

①患者取截石位,置入尿道膀胱镜,检查膀胱内有无肿瘤性病变,若合并膀胱肿瘤,需先行肿瘤切除。

②患侧输尿管逆行插管,留置SF输尿管导管。距输尿管口周围约2cm,用等离子切割环切除壁内段输尿管,需切开膀胱全层,直至看到膀胱外脂肪。

③将游离的输尿管末端外推,与周围膀胱壁完全分离。保留输尿管导管,撤出

等离子切割系统,插入 22 号双腔尿管。可旷置膀胱壁切口,术后留置尿管 8～10d 能自行愈合。

(三)并发症及处理

1. 术中并发症及处理

(1)胸膜损伤:在脂肪囊外游离肾上极时偶有发生。沿腰大肌向上分离靠近肾上极区域时,有一个肌纤维走向不同的向前内侧的拐弯,此为膈肌脚。如果损伤了膈肌脚,很容易就会损伤胸膜,造成气胸。术中发现如损伤破口不大,可以在腔镜下予以修补、修补后可胸腔放置引流,必要时中转开放手术处理。术中如果患者肾周没有炎症粘连,在肾周无血管区的解剖层面分离到肾上极,可以降低胸膜损伤的风险。

(2)腹膜损伤:经腹膜后途径解剖肾腹侧时可能出现腹膜穿孔,须以钛夹即时封闭,以防止腹腔内进气过多减小腹膜后操作空间,影响手术操作,同时避免损伤腹腔内肠管。

(3)血管损伤:术中发生重要血管损伤后,应迅速用抓钳或纱布压迫止血,在视野保持清楚的情况下修补或吻合损伤的血管,切忌盲目钳夹、撕扯从而加重损伤。

(4)肠管损伤:较为常见的在切除右肾时发生十二指肠损伤,常见于肾周粘连、解剖不清等情况。术中发现后可予以修补,旁置引流管充分引流,术后给予禁食、补液、制酸、生长抑素等治疗。结肠和小肠发生损伤的机会相对较小,如术中发现轻微的损伤,如患者肠道准备充分,可以及时修补,用清洁盐水充分冲洗术野,术后加强抗感染和支持治疗,适当推迟进食时间,患者多能顺利康复。如果损伤严重,则需行结肠造口术。

(5)实质脏器损伤:术中可能会损伤肝、脾、胰尾等肾周器官。术中发生后要予以修补,彻底止血,必要时中转开放手术。由于胰尾与左肾上极和肾上腺的关系较为密切且颜色接近,在游离时容易误伤,小的胰腺损伤可于术中修补,严重损伤则要开放手术处理;胰尾部损伤时术后一定要保持通畅的引流。如术中损伤了脾血管,常需切除脾。

(6)高碳酸血症:气腹时,肺功能的改变包括吸气峰压和胸内压增加,肺的顺应性、肺活量和功能残余量减少。如不能维持足够的每分钟通气量,上述改变以及应用 CO_2 制造气腹则可导致高碳酸血症。如患者有肺部疾病史,高碳酸血症则会加剧。因此,术前于桡动脉放置导管以监测血氧和血 CO_2 水平可能有所帮助。在腹腔镜手术中,如患者肺部和心脏情况发生任何变化,必须解除气腹和使患者情况保持稳定。

(7)皮下气肿:是注气可能出现的并发症。往往由于注气前 Veress 针放置不当,或皮肤缝合过紧 CO_2 通过组织层面弥散所致。术中发现可适当降低气压,术后一般可自行吸收,无需特殊处理。

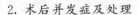

2. 术后并发症及处理

(1)膀胱结石形成切开的膀胱壁需用可吸收缝线关闭,避免使用钛夹,防止术后膀胱结石形成。

(2)膀胱切口漏尿术后保持导尿管引流通畅,不作持续膀胱冲洗,术后留置导尿管5～7d,特别是采用经尿道切除输尿管开口,由于膀胱壁未予以缝合,部分患者术后出现漏尿。术后要严密观察导尿管每日引流的尿量,若发现尿量减少,或有血尿,怀疑导尿管堵塞者,可用少量生理盐水冲洗导尿管,吸尽膀胱内积块,保持导尿管引流通畅,适当延长腹膜后引流管引流时间;拔除尿管前行膀胱造影,证实无渗漏后拔除。

(3)继发性出血:在结束腹腔镜手术之前,应在腹内低 CO_2 压[$\leqslant 0.67$kPa(5mmHg)]下进行可靠的止血。因为 $1.33～2$kPa($10～15$mmHg)的标准气腹可能压迫静脉出血,降低腹内压可显示出这些出血点。术中肾动、静脉等重要血管使用直线切割缝合器(Endo-Cut)或 Hem-o-lok 处理,普通钛夹容易脱落造成继发性出血。术后注意观察肾窝引流管引流液的色和量。一般 24h 内引流量在 50ml 左右,如果引流液多且为血性,考虑可能出血,应积极处理并严密观察,若出血量＞300ml,常为钛夹脱落或组织渗血所致,必须及时剖腹探查止血。引流管 24h 引流量少于 10ml 时可拔除引流管。

(4)迟发性肠损伤:大多数肠道损伤在术中不能及时发现,常由使用单极电凝及穿刺误伤引起,为避免出现热损伤,电凝器械在使用前必须仔细检查其绝缘性能,使用时电凝电流应控制在 50W 以下。应严格控制单极电凝的使用,因其电弧范围大,易灼伤周围脏器,术中尽量使用有止血钳的双极电凝和带电屏蔽的电凝装置可减少热损伤的发生。术中注意辨别腹膜,以防腹膜穿孔后损伤肠管。术后如发现患者有腹膜炎症状和体征,若怀疑肠道损伤,必要时可行剖腹探查术。

(5)深静脉栓塞:气腹可引起下肢静脉回流减少,因此,所有患者在麻醉前都必须采取预防深静脉栓塞的措施。如患者有发生深静脉栓塞的危险,建议有序地使用下肢弹力袜套。如患者有发生深静脉危险的附加因素(肥胖、瘫痪、外伤、恶性肿瘤、凝血功能障碍或手术时采取截石位),在麻醉前应有序地使用下肢弹力袜套。术后最短在 24h 内可形成下肢深静脉血栓,在术中止血彻底的基础上,术后可使用活血化瘀药物,并常规使用压力抗栓泵预防。

十、腹腔镜淋巴结清扫术

腹腔镜淋巴结清扫术包括盆腔淋巴结清扫术和腹膜后淋巴结清扫术。

(一)适应证与禁忌证

1. 适应证

(1)Ⅰ期或处于观察期的非精原细胞肿瘤,已施行根治性睾丸切除术。睾丸肿瘤标志物阴性。

(2)化疗后CT检查发现残余的盆腔或腹膜后肿块但睾丸肿瘤标志物阴性。

(3)对于肾癌、肾盂癌、肾上腺癌及腹膜后肿瘤,在施行根治性切除术时,行腹膜后淋巴结清扫术。

(4)局限性前列腺癌可行盆腔淋巴结清扫术,有助于明确病理分期。

(5)膀胱癌行根治性切除时,要求同时行常规或扩大淋巴结清扫,清除淋巴结的数量与预后明显相关,术前确定有淋巴转移者,行淋巴结清扫仍有意义。

2. 禁忌证

(1)过于肥胖的患者,以往有盆腔手术史和残留肿瘤直径>4cm或CT阅片见肿块与大血管粘连。

(2)转移性前列腺癌施行盆腔淋巴结清扫术既无诊断价值,亦无治疗效果。

(二)术前准备

1. 术前应重点评估患者的心肺功能,凝血机制须正常,尿培养阴性。

2. 手术前一晚或当天早晨,清洁灌肠。

3. 备皮范围从肋缘下至大腿中部。

4. 留尿管避免术中损伤膀胱。

5. 与患者谈话交代各种治疗方案的特点,包括开放手术和密切观察;讲明手术可能出现的并发症。

6. 术前备血、有特殊要求的患者保存其精液。手术当天使用抗生素,下肢使用弹力袜防止静脉血栓。

(三)手术步骤

1. 盆腔淋巴结清扫术

(1)腹腔入路:常规采用 Veress 针穿刺形成气腹,用 4 根工作套管,上方工作套管位于脐部,下方套管位于耻骨联合上方 4 指,左、右侧位于髂前上棘内侧,总体呈菱形分布。上下方放置 10mm 工作套管,上方套管用于放入腹腔镜,下方套管用于放入钛夹钳,也可以通过转换器放入其他器械;左右侧为 5mm 工作套管,用于放入手术器械插入腹腔镜后,首先辨认清楚有关的解剖标志:睾丸血管和输精管从内环进入盆腔,睾丸血管继续向上走行,而输精管在髂血管前方转向后内侧,闭塞的脐动脉和下腹壁相连,附近是髂内动脉和髂总动脉分支。若患者消瘦可以清楚地看到隔着后腹膜的髂外动脉搏动。进一步观察盆腔内有无粘连。在脐韧带与腹股沟内环间切开后腹膜。切口下方有腹壁下动脉的分支,分离时应特别小心。如果损伤了该血管,可用钛夹钳夹止血。用带电凝剪刀继续沿髂外动脉内侧向上剪开后腹膜,此时可以见到有腹膜下经过的输精管。游离一段输精管后,上 2 枚钛夹,由中间切断输精管。在女性为子宫圆韧带,用同样的方法结扎切断,暴露闭孔陷窝,这对淋巴结的显露十分有利。沿髂外动脉内侧继续向上剪开后腹膜,至髂内外动脉分叉处止。注意勿损伤输尿管。向下钝性分离腹膜到耻骨附近。提起腹膜切开缘,用剥离棒或分离钳钝性分离腹膜与侧盆壁,在气腹的压力下,后腹膜切口会自动扩开,露出下方的闭孔。

(2)腹膜外入路:在脐下皱纹处做1～2cm的垂直切口,这个位置可避免腹直肌前后鞘融合的部位,皮下深筋膜切口两侧各缝一条可吸收缝线保留,切开腹白线,钝性分离两侧的腹直肌,用手指伸入到腹直肌和腹外筋膜之间进行分离,形成一个小空腔。与穿刺套针相连的扩张气囊涂上润滑油,放入位于弓状线水平的小腔,然后在腹膜外的触摸指引下把气囊放置耻骨位置,将球囊打胀维持5min,此时可以放入腹腔镜进球囊,观察扩张的位置和效果。将球囊取出,放入10mm套管。在手术进行中,保持$1.1～1.3kPa(8～10mmHg)$的CO_2灌注压。检查空间位置能否看到髂血管和耻骨弓。在直视下按经腹腔入路的位置增加工作套管。注意外侧穿刺位置不要进入腹腔,应在腹膜返折后,且应首先建立右下腹的工作套管,分离左侧后再建立左侧套管。解剖标志和开放性淋巴结清扫术类似,中央部位可见耻骨联合和膀胱,顺着耻骨支向外侧可见腹股沟环。

(3)盆腔淋巴结清扫术手术步骤

①将髂外动、静脉自动静脉鞘游离:髂外动脉以剪刀沿动脉鞘背侧自髂总动脉向旋髂静脉方向剪开,该区段髂外动脉无分支,但有一些如头发丝一样的小血管在其中部斜向通过动脉到达动脉鞘,手术中应予凝闭。以钳钳夹髂外动脉鞘的中部,利用冲洗一吸引管或者剪刀背钝性将髂外动脉从其鞘中游离出来。在髂外动脉的侧方反复上述操作,使动脉完全从静脉上游离出来。然后,十分小心地分离静脉,因为静脉的边界很容易受压而模糊不清。应采用与分离动脉一样的锐性分离及钝性分离相结合的操作技巧,使静脉四周游离,静脉后壁与盆腔间有疏松组织相连,偶尔有一条从闭孔窝内发出行走方向变异的闭孔静脉,向上注入髂外静脉后方。

②清除腰肌和髂外血管前方淋巴组织:髂外淋巴结沿髂外动脉,自远端向近端走行,外侧疏松地附着达腰肌,内侧附着于髂外动脉鞘,远侧端至旋髂静脉水平,此处有一非常重要的淋巴结,横跨髂外静脉外端。在这一组淋巴结的最外侧2～3cm处,通常存在一条营养支动脉,当这组淋巴结从腰肌下侧方游离时应予凝固。由于髂外淋巴结组的内侧附着处在分离髂外血管鞘时已经游离,因此,当髂外淋巴结远侧端的淋巴结游离后,则仅余下外侧附着腰肌部分需游离,此处游离后,即可见到髂股和生殖股神经。有时也可将位于腰肌前方的含淋巴结的脂肪组织在分离前先予清除。清除的髂外组淋巴结可置入闭孔窝内,然后待其余淋巴组织清除后整块取出。

③闭孔神经及闭孔窝分离:向上方及外侧方牵拉髂外血管,用闭合分离剪的尖端从闭孔淋巴组织束的最下方挑出闭孔神经。然后,在淋巴束附着于骨盆的远侧,电凝闭合淋巴管。用匙状钳抓起提高淋巴束,形成张力,以轻柔的推力,用部分张

开的剪刀,挑出闭孔神经下方靠腹侧的附着处,并使尚存在髂外静脉部位的附着淋巴组织游离。最后到达髂内动脉,使位于其前方、外侧方和内侧方的淋巴组织随同闭孔窝内的淋巴组织一同游离。由于髂内动脉不像髂外动脉那样有一已打开的动脉鞘,所以该区的淋巴组织较为粘连。继续向上游离到达髂动脉的分叉处,清除该区域的淋巴组织时须小心,时刻记住刚好位于其外侧的髂外静脉和髂内静脉。当该区域的淋巴组织附着处均被游离后,即可大块取出标本。

④分离髂总动脉:于髂总动脉分叉处,准备清除位于髂总动脉远端、腰肌外侧上方的淋巴结。此束淋巴组织的下方潜入髂总动脉的外侧壁和腰肌之间,常有一营养动脉自髂总动脉的外侧发出达腰肌,如损伤该支营养动脉,则可发生活动性出血。万一发生损伤,立即以压迫方式止血,或用双极电凝,也可以从10mm的套管内塞入一海绵块,压迫于出血处,常可达到止血的目的。继而清除髂总血管内侧位于骶前的淋巴组织。最后取出组织,送病理活检。

⑤后腹膜处理(腹膜外入路除外):关于后腹膜的处理有两种意见:一种意见认为,关闭后腹膜可以避免肠粘连,因此,建议镜下缝合或用钛夹关闭后腹膜;另一种意见认为,后腹膜的缝合不利于腹膜后淋巴液及手术野渗出液的引流,尤其在淋巴管结扎不理想时,很容易形成淋巴囊肿,建议不缝合后腹膜。

⑥术后处理:手术完毕后,应经下腹部套管开口处放置一根引流管。但是,现在许多资料显示,放置引流管并没有引流出多少液体,而且不放置引流管对伤口的愈合并没有明显影响,因此,主张完全没有必要放置引流管。

2. 腹膜后淋巴结清扫术手术步骤

(1)经腹腔途径:第一个10~11mm套管经肚脐切开放入腹腔,其余3个套管沿腹中线放置,下端套管置入器械用于牵引肠道显露大血管。气腹压力设置在2kPa(15mmHg)。腹腔镜腹膜后淋巴结清扫术(retroperitoneal lymph node dissection,RPLND)的清扫淋巴,即右侧睾丸的淋巴清除范围是上达右肾静脉上缘,下达同侧髂血管分叉处及髂动脉外侧,右侧达输尿管内缘,左侧达腹主动脉前中部,至肾下极稍下方水平清除髂总血管内侧位于骶前的淋巴组织。左侧睾丸肿瘤的清扫范围为上至左肾血管上缘,下达左髂总动脉下段,左侧达输尿管内缘,右侧达腔静脉前方至肾下极稍下方水平,以及肠系膜下动脉以下的腹主动脉、髂总动脉前外侧。不同肿瘤如肾癌、肾盂癌、肾上腺癌及腹膜后肿瘤等,其清除范围存在一定差异,应根据实际情况而定。

①右侧腹膜后淋巴结清扫术:套管放置后摇动手术床将患者置于全侧卧位。沿Toldt线剪开侧腹膜游离升结肠,再延长侧腹膜切口上行绕过结肠肝曲,沿肝下缘至腹中线。在肠系膜根部右侧游离空肠和回肠,加上最下端套管的器械牵引,使结肠和小肠往左侧移位,腹膜后中线大血管及附近的淋巴结进入手术者视野。在腹股沟内环口找到睾丸根治术后残留的精索血管断端,从中分离出睾丸动、静脉。

在内环口内侧结扎输精管,沿睾丸动脉和静脉往上游离至肾门下方水平下腔静脉(IVC)和腹主动脉的汇合处。在靠近 IVC 和腹主动脉处分别结扎睾丸动、静脉。将切除的睾丸血管放进标本袋中经套管取出。沿睾丸静脉汇入 IVC 处,仔细分离IVC 两侧和前侧的淋巴组织,显露肾静脉,分离淋巴组织至 IVC 的分支处。接着清除腹主动脉两侧和前方的淋巴组织,上方不越过肾血管避免损伤乳糜池,下方至肠系膜下动脉、平行至 IVC 和髂动脉一部分,以保留术后射精功能。分离淋巴组织时注意保留交感神经、腰血管和肾下极的分支。因大血管周围分支较多而且化疗后组织层面结构不清,分离时使用超声刀止血效果好或使用钛夹先控制分支、再切断血管。切除的淋巴组织取出后立即行冰冻切片。根据具体病情,可切断 2～3支腰血管,保证彻底清除 IVC 和腹主动脉后淋巴结。用标本袋将淋巴组织装入后取出,仔细检查创面无渗血,拔除套管,关闭戳口。

②左侧腹膜后淋巴结清扫术:手术方法与右侧相同。行双侧清扫时,可转动手术床的位置使患者左侧朝上。清扫范围见上。应注意左侧睾丸静脉汇入左肾静脉。

(2)经腹膜后途径:也可经腹膜后途径行腹膜后淋巴结清扫术。体位采用健侧卧位,患侧朝上。首先建立腹膜外操作间隙。第一根套管位置选择在腋中线髂嵴上方 2 横指,放置 10mm 的腹腔镜,直视下于腋前线平肋缘下及髂前上棘、腋后线肋缘下放置另 3 个 5mm 套管。清扫范围同上述的经腹腔途径,在多数情况下,清扫范围取决于残余肿块的大小和部位。暴露游离腹膜后大血管和淋巴结,清除腹膜后淋巴组织,应注意保留交感神经、腰血管和肾下极的分支。但经腹膜后途径难以进行双侧腹膜后淋巴结同时清扫,须待一侧清扫完毕后,再改变体位进行另一侧的清扫。

(四)并发症及处理

1. 术中并发症及处理

(1)出血:该手术范围在血管丰富的盆腔内,而且手术性质属于解剖性手术,解剖、游离组织多、范围广,而且淋巴结沿大血管分布,操作中容易损伤血管出血,手术中要特别小心。一旦出血,可先经套管放入纱布条压迫止血,切忌在手术层次不清楚或血泊中盲目粗暴操作而加重出血或者造成其他损伤。镜下处理有困难时,应当机立断,行开放手术止血。

分离腹膜后大血管分支时容易出血。肥胖患者或化疗后解剖层次不清楚应谨慎对待。利用重力和彻底切开后腹膜,充分显露后腹腔中线的大血管和淋巴结,注意使用超声刀或双极电凝钳,可大大降低术中大出血的风险。

(2)输尿管损伤:输尿管损伤无论是结扎或切断,在术中常难以发现。如术中发现尿袋中有气体,或者注射靛胭脂后见蓝色,术中即可诊断。如仅仅为小损伤可以放置输尿管支架管,术后 2 周拔管自愈。输尿管结扎可经腹腔镜松开,然后经膀胱镜或输尿管镜置管,如已切断则需剖腹做吻合术或膀胱移植术。

（3）术后出现麻痹性肠梗阻：术中仔细止血防止术后腹膜后血肿。术后采取措施恢复肠蠕动。

（4）少数患者术后可并发淋巴囊肿或乳糜性腹水，一般可自行吸收，必要时可经皮穿刺抽出积液。施行保存神经的局限性淋巴结清扫术的患者中95％可保存射精功能。

2. 术后并发症及处理

（1）皮下气肿：主要表现在腹壁，数日内可逐渐消失。

（2）闭孔神经损伤：多为电灼伤，通常可在短期内恢复。如果切断了闭孔神经，可导致该侧的股部内收肌肉群瘫痪，出现行走困难。

（3）与开放手术比较，腹腔镜腹膜后淋巴结清扫术后疼痛明显减少，术后镇痛时间缩短。术后一般不需要留置胃管。使用抗生素预防感染，留置尿管1～2d。肠功能恢复后即可进食。

十一、腹腔镜肾盂成形术

（一）术前准备

1. 外科常规准备。

2. 查静脉尿路造影、CT或患侧逆行肾盂造影，术前通过影像资料初步判断肾盂输尿管连接部梗阻的病因分类及是否伴有结石、肾旋转不良、迷走血管等。

3. 尽可能控制伴发的尿路感染。

4. 手术前调整好腹腔镜系统及操作器械，准备4-0可吸收缝线，直径为F5～6的双J管及配套导丝。

（二）手术步骤

1. 麻醉与体位

（1）麻醉：双腔管气管插管，复合静脉全身麻醉。

（2）体位：通常采用健侧卧位。患者背部平面与手术台呈90°角，升高腰桥，使肋弓下缘与髂嵴之间的间隙尽可能扩大，以利于手术操作。

2. 手术方法

（1）建立腹膜后操作通道：采用经腹膜后间隙的三通道方法。

①观察孔通道：腋中线髂嵴上方2cm处。

②第一操作通道：腋后线与第12肋下方2cm处。

③第二操作通道：腋前线与第一操作切口水平线的交点处。

通常上述3个切口形成一个等边三角形，但是手术切口的位置并非一成不变，需根据患者的体型和病变部位进行适当调整。术中在暴露及吻合过程中可根据需要在第二操作通道的前下方约2cm处创建第三操作通道。

首先于腋后线第12肋下方2cm处切开皮肤皮下组织，切口长约2.0cm，用中弯钳钝性分离各肌层及腰背筋膜,术者用示指钝性分离腹膜后间隙,置入自制气囊,囊内注入空气 400～600ml,维持扩张 3～5min。拔出气囊,在示指引导下分别置入 10mm 观察通道 Trocar 和 6mm 第二操作通道 Trocar,1-0 丝线全层缝合切口。连接 CO_2 气腹机,压力 1.7～2kPa(13～15mmHg),置入观察镜,在监视下于 B 点置入 10mm 第一操作通道 Trocar。

(2)肾盂形成术:离断肾盂输尿管的 Anderson-Hynes 术式是较为常用的术式,即切除肾盂输尿管连接部的梗阻段,剪裁扩大的肾盂及上段输尿管,之后将两者吻合。具体手术过程如下。

①打开肾周筋膜,游离肾下极,显露扩大的肾盂及上段输尿管,确认梗阻部位。

②剪裁扩大的肾盂,切除肾盂输尿管交界处的梗阻段,输尿管上端纵行切开 1cm,并修剪成楔形。

③用 4-0 可吸收缝线从肾盂切口上端连续缝合肾盂,保留肾盂下方开口约 1cm。

④用 4-0 可吸收缝线将剪裁后的肾盂最高点与输尿管的顶端做第一针全层缝合,在第一针的对侧(即 180°处)做第二针全层缝合。

⑤在第一、二针的牵引下,经吻合口留置双 J 管。

⑥间断或连续缝合肾盂、输尿管壁全层。

⑦检查肾盂、输尿管吻合口情况,留置引流管,术毕。

(三)并发症及处理

1. 术中并发症及处理

(1)术中出血:往往发生于肾盂及输尿管显露过程中,可来自肾窦部小血管的出血,肾盂输尿管连接部迷走血管出血或生殖血管的出血,多数情况通过电凝器止血或钛夹钳夹止血得到满意控制。如出血量较大,视野不清楚,无法迅速控制出血,甚至不排除肾蒂出血,则应当机立断中转开放手术。

(2)腹膜及胸膜损伤:胸膜损伤在腹腔镜肾盂成形术中并不常见,部分病例吻合张力较大需游离整体肾时,可出现胸膜损伤,此时可腔镜下缝合胸膜创口,必要时可胸腔闭式引流。腹膜后途径肾盂成形术常发生腹膜损伤,如小的切口不影响腹膜后术野显露可不予处理,必要时腔镜直视下缝合腹膜切口。

(3)邻近脏器损伤:Trocar 放置过程中可能损伤肠管及肾等器官,肾盂输尿管游离及吻合过程中也可能出现邻近脏器损伤,术中须仔细辨认,一旦确认肠管等重要脏器损伤,需要及时补救,必要时可中转开放手术。

2. 术后并发症及处理

(1)尿漏:为肾盂成形术后最常见并发症。术后 2～3d 内吻合口少量尿液外渗,经肾周引流管引出属正常现象。长时间持续存在的尿漏往往与肾盂输尿管吻合不够严密或者双 J 管位置不合适有关。尿漏出现时首先要拍摄 X 线平片查看双

J管的位置情况,如支架管位置不好或盘曲可考虑重新置入双J管。延长导尿管留置时间,避免尿液膀胱输尿管反流。注意保持肾周引流通畅,加强营养促进切口愈合,通常3~4周内尿漏会逐渐停止。

(2)肾盂输尿管连接部再梗阻:为晚期术后并发症,出现在拔出双J管之后,多为吻合口局部瘢痕狭窄所致,通过影像学检查可确诊。目前对于局部再狭窄可采用输尿管气囊扩张治疗、输尿管镜下或经皮肾镜狭窄段切开,部分病例需要再次手术治疗。

(3)肾盂内感染:腹腔镜肾盂成形术后可出现肾盂内感染,严重甚至出现脓肾。在术前肾积水合并感染或结石的病例术后感染常持续存在。肾盂内感染的治疗主要包括以下几方面。

①围术期充分的抗菌治疗,查尿细菌培养及药物敏感试验,根据试验结果指导抗菌药物应用。

②保证支架管位置适当并引流通畅,对于控制术后肾盂内感染至关重要。

③鼓励患者多饮水,加强营养,提高机体免疫力。

④感染控制后维持口服抗菌药物1~3个月。

十二、腹腔镜肾盂切开取石术

(一)适应证与禁忌证

1. 适应证

(1)无严重心、脑、肺疾病和其他内科疾病,适合接受腹腔镜手术。

(2)肾盂内的大而孤立的结石、铸型结石或多发结石。

(3)ESWL 和 PCNL 治疗失败的病例。

(4)肾盂内结石合并简单肾盏结石。

2. 禁忌证

(1)反复的肾和肾周的感染病史。

(2)有腹腔手术以及肾和上段输尿管手术病史。

(3)体型肥胖的患者(相对禁忌证)。

(4)肾内肾盂型患者(相对禁忌证)。

(二)术前准备

术前备皮、灌肠或清洁灌肠。

(三)手术步骤

1. 麻醉与体位

(1)麻醉:气管内麻醉。

(2)体位:按照不同的手术入路和个人习惯可采用仰卧位、患侧垫高斜卧位、侧卧位和俯卧位等。

2. **手术方法**　先摆截石位,通过膀胱镜行患侧输尿管逆行插管,留置支架管和导尿管。

(1)经腹腔途径:按工作通道位置的不同分为前路经腹腔和侧位经腹腔两种。

①前路经腹腔入路的建立:患者取平卧位或患侧腰部垫高45°斜卧位。脐下切开皮肤1.5～2.0cm,两把皮钳在切口的两侧将腹壁提起,气腹针从切口小心逐层插入腹腔,突破后从气腹针注入CO_2,维持压力在2kPa(15mmHg)。以10mmTrocar由切口穿刺进腹腔,其内置入30°观察镜,直视下按需要建立其他2～3个工作通道。

②侧位经腹腔入路的建立:侧卧位,在腹直肌外缘或髂前上棘和脐连线中点的预定放置观察镜处切开皮肤1.5～2.0cm并提起,按上法建立气腹和放置10mm Trocar,插入观察镜,直视下建立其他工作通道。

③手术操作:工作通道建立后插入超声刀、分离钳、分离剪、吸引器等工作元件。先剪开患侧结肠旁沟的侧腹膜,病灶在左侧时剪断脾肾韧带、肾结肠韧带,在右侧时剪断肝肾韧带、肝三角韧带等结构,把结肠推向中线,充分暴露患肾和输尿管上段。用输尿管钳或纱布条吊起输尿管上段,沿此上行分离至肾门,适当游离肾,于其背侧暴露肾盂。依照结石的大小和形状剪开肾盂黏膜,用铲形或弧形分离器将结石取出,必要时利用碎石的器械(如激光等)击碎结石,把结石取出肾盂外,先放进标本袋里,最后一起取出。冲洗肾盂,把输尿管导管拉进肾盂内或重新放置内支架管,视具体情况缝合或不缝合肾盂黏膜切口。肾门旁放引流管,拔除Trocar,排气并缝合切口。

(2)经后腹腔途径:按工作通道位置的不同分为侧位后腹腔、后位后腹腔两种。

①侧位后腹腔入路的建立:患者取90°侧卧位,也可以前倾或后倾5°～10°,在髂嵴上1.5cm的腰下三角处切开皮肤1.2～1.5cm,以弯钳、手指及刀柄配合钝性分离直达后腹膜间隙,插入10mm套管及观察镜证实为后腹腔后注入少量CO_2气体,直视下用镜小心将腹膜向中线推开,必要时插入腹膜后球囊扩张器,汗水(注气)使扩张器撑开,维持3～5min,压迫止血,排水(排气)后取出扩张器,重新插入套管及观察镜,充气并维持压力在2kPa(15mmHg),然后在直视下建立其余的通道。

②后位后腹腔入路的建立:患者取前倾5°～10°侧卧位或者患侧垫高俯卧位,第一通道可选择在第12肋与腋后线交界处或腰下三角处,钝性分离进入后腹膜间隙,腹膜后球囊扩张器扩张后插入套管,注入CO_2气体,直视下建立其他通道。

③手术操作:工作通道建立后,于背侧找到腰大肌,沿其浅面找到输尿管上段,用绳索提吊起来,其余手术操作同经腹腔途径。

(3)经腹腔途径与经后腹腔途径的比较:经腹腔途径和经后腹腔途径手术的主要区别在于入路的建立,工作通道建立后,其他的手术操作基本相同。由于腹腔提供了良好的手术空间,因此,经腹腔入路具有解剖标志清楚、手术视野清晰、手术难度相对较小等优点,而且可以同时处理双侧病变。然而该路径需要打开侧腹膜才能显露腹膜后的肾,对腹腔官有一定的干扰,有发生腹腔脏器损伤、肠麻痹和腹膜炎的危险。而且从腹侧进入,绕过肾门到背侧才能暴露肾盂,手术路径较长。另外,腹腔内手术史、腹腔感染等因素也限制了腹腔镜的使用。经腹膜外入路的手术路径更符合泌尿系脏器的手术特点,大大减少了对腹腔的干扰,而且使手术路径更直接,从后腹膜空间进入,将肾游离后翻向腹侧即可暴露肾盂,大大提高了操作的准确性,尤其适合有腹腔手术史和腹腔感染的患者。但由于暴露困难、操作空间小、解剖标识不容易辨析,所以不太适用于病灶大、操作复杂以及肥胖的病例。初学腹腔镜手术者也应该谨慎选择此入路。

(四)围手术期处理

1. 饮食:经后腹腔途径的患者术后1~2d可以进食。经腹腔途径的患者可按手术和患者的情况安排在术后2~4d进食。

2. 镇痛:术后当天患者感觉的痛楚最明显,可给予适量的口服或肌内注射镇痛药。术中的 CO_2 气腹可能造成乳酸聚集,感觉灵敏的患者会好几天觉得手术区疼痛,但不必常规使用镇痛药。

3. 拔管:术后第1天可以拔尿管,以输尿管导管作支架的患者应在拔支架管时才拔尿管。引流管可在每天引流量少于10ml时拔除。以双"J"管作输尿管支架管时,尿管可于术后第1天拔除,支架管可按术中及术后情况在第4~6周拔除。

4. 活动及工作:绝大多数患者术后1~2d即可下床活动,术后7~10d可进行简单的家务或轻松的办公室工作。

5. 伤口护理:术后换药1~2次,一般可在术后4~6d行伤口拆线。放置观察镜的 Trocar 孔由于术中镜子的摆动而受压,应注意此处伤口生长的情况,必要时延迟拆线。

6. 如无严重并发症可于术后第6~8周复查 IVP 和 B 超。

(五)并发症及处理

腹腔镜肾盂切开取石术常见的并发症主要包括腹腔脏器损伤、腹膜损伤、输尿管损伤、血管损伤、尿外渗等。

1. **腹腔脏器损伤** 这种并发症最容易在经腹腔入路建立第一个工作通道时出现,此时由于没有观察镜的指引,是相对盲目的操作,应注意两把皮钳要尽量地提起腹壁,使其离开腹腔内脏器。穿刺时掌握好力度,用持针的食指抵住腹壁,防止用力过猛。遇到有腹腔手术史、穿刺点有瘢痕、肠管胀气等情况时可选择直视下建立通道。出现损伤后应及时处理,必要时中转开放手术。

2. **腹膜损伤** 主要是指在经后腹腔入路中撕破或刺伤腹膜。后腹腔只是一个潜在的间隙,第一个套管不能用常规穿刺的方法建立,而要进行钝性分离。手术时选择肌肉相对薄弱的位置建立第一通道,分离时可用长弯钳和手指指腹配合进行,遇到较坚韧的腰背筋膜可用刀柄撑开,掌握用力大小和角度,以免伤及腹膜。进入后腹膜间隙可摸到柔软的脂肪组织,用手指的指腹小心把腹膜往中线方向推开。如不慎损伤腹膜,只要确定没有伤及腹腔脏器,可不做处理。

3. 输尿管损伤　此并发症最容易出现在寻找输尿管和游离肾时。手术时应注意辨认清腰大肌,在其表面寻找输尿管,避免在脂肪堆中盲目钳夹和烧灼,找到输尿管后,方可进行肾和肾盂游离。如果有内支架管,小的损伤一般不用处理,严重的损伤应马上修补或中转开放手术。

4. 血管损伤　最容易受损伤的是肾血管、生殖血管和肠系膜血管等。寻找肾盂时一定要游离好肾,并把患肾适当翻向小线,从肾背侧寻找肾盂;寻找输尿管时注意通过观察其蠕动和其内的支架管以区别生殖血管。剪开侧腹膜后,应把结肠充分游离并推向中线,充分暴露肾,避免伤及肠系膜血管。损伤了生殖血管可将其结扎,其他的重要血管则要开腹修补。

5. 尿外渗　最常见的原因是输尿管的损伤和肾盂切口引起的尿外渗。如果有可靠的输尿管支架管,小的肾盂切口可不缝合,而大的切口一定要缝合可靠,表面覆盖肾周脂肪,肾盂旁放置多孔的引流管。

第四节　腹腔镜输尿管手术

一、联合小切口腹腔镜肾盂输尿管成形术

(一)适应证与禁忌证

1. 适应证　联合小切口的肾盂输尿管成形术适用于肾盂输尿管连接部梗阻和输尿管上段良性病变,尤其适于小儿和体型偏瘦者,切口适当扩大可放宽适应证。

2. 禁忌证　过度肥胖患者为相对禁忌证。

(二)术前准备

1. 术前均经 B 超、静脉肾盂造影(IVP)、逆行造影和(或)磁共振尿路成像(MRU)等影像学检查明确诊断,评估梗阻情况;核素肾动态显像了解患侧肾功能。

2. 合并有泌尿系感染症状者,应给予广谱抗生素抗感染治疗,至血象、尿液分析结果基本正常。

3. 麻醉评估患者的呼吸和心脏功能是否能够耐受全麻和腹腔充气。

4. 凝血机制检查是否正常。

5. 术前常规禁饮食、灌肠、备皮及镇静。

(三)手术步骤

1. 经腹途径

(1)体位:采用健侧斜卧位,背部与床面呈 70°角,腰部略垫高。在头架处固定

手架使患侧上肢舒展,下方手臂与患者身体垂直平放。2个后方靠垫(分别位于肩胛和骶部)支撑患者身体,并用胶带固定。腋下、膝关节及踝关节等处垫以软垫。置导尿管及鼻胃管。

(2)Trocar位置设计:Trocar位置设计于患侧麦克伯尼点做1cm切口,置入10mm套管针及30°腹腔镜,建立人工气腹。在腹腔镜引导下分别于锁骨中线平脐上3~5cm和病变体表投影水平置入5mm套管针。

(3)手术步骤:沿结肠旁沟打开侧腹膜,向内侧适当游离结肠,使结肠自然下垂并倒向内侧。于肾下极部位切开肾周筋膜,患儿侧腹膜和肾周筋膜较薄,常常可以一并切开。沿肾下极向内侧游离,可见扩张的肾盂,由于肾蒂血管通常位于扩张的肾盂前方,采用向下牵拉和钝性游离的方式使肾盂与肾门血管充分游离,然后向背侧游离扩张肾盂,观察有无横跨输尿管肾盂连接部的迷走血管。同时游离部分肾下极,使肾盂能够基本翻倒过来。沿腰大肌表面解剖输尿管,注意性腺静脉一般与输尿管伴行并进入到左肾静脉,将输尿管与之分离并提拉向上分离至输尿管肾盂连接部。

扩大病变部位体表投影水平套管针戳口2~3cm,自该切口将病变部位提出腹壁外,病变部位两侧分别缝线悬吊,切除病变部位,肾盂输尿管连接部梗阻者弧形剪除多余的肾盂壁,行肾盂整形。放置双J管,下达膀胱上至肾盂。4-0肠线间断全层缝合输尿管和肾盂断端。吻合口旁留置引流管,自麦氏口引出,关闭切口。

2. 经腹膜后途径

(1)体位:健侧卧位,腰部以腰桥垫起,并折叠头部和下肢,健侧下肢屈曲,患侧下肢伸直,使腰部变平,肋缘与髂嵴间的空间充分伸展,利于Trocar的置入和手术操作。臀部和耻骨联合区域分别用软垫固定。

(2)Trocar位置设计:①在腋中线上,髂嵴上方2cm,用10~12mm Trocar,置入腹腔镜;②在腋前线上第12肋缘下2cm;③在腋后线第12肋缘下。②、③为操作通道。

(3)手术步骤:识别腰大肌,充分剥除肾周筋膜外脂肪和腹膜外脂肪,仔细识别腹膜和肾周筋膜的分界,即腹膜返折线。按照从上到下,从里到外的顺序进行清理,遇到小血管用超声刀或电刀电凝。

判断肾位置,于腹膜返折线后方切开肾周筋膜,以无损伤抓钳抓起腹膜,轻压肾,寻找腹膜和肾周筋膜之间的间隙,用超声刀在肾周筋膜和腹膜间由上而下锐性加钝性分离,找到肾下极,并沿肾下极分离,可找到扩张的肾盂,并向下游离显露输尿管;亦可沿大肌平面向内侧分离,可找到蠕动的输尿管,继而向上游离找到扩张的肾盂。肾盂输尿管连接部有时有粘连,松解游离后,会发现输尿管肾盂连接部外径细且较为僵硬。如为横跨肾盂输尿管连接部的迷走血管,往往也较容易在其后方发现。

自 B 点向背侧延长切口，长 3～4cm，切开皮肤、肌肉各层，自该切口将病变部位提出腹壁外，病变部位两侧分别缝线悬吊，切除病变部位，肾盂输尿管连接部梗阻者弧形剪除多余的肾盂壁，行 Anderson-Hynes 离断肾盂成形术。在狭窄段远端约 0.5cm 斜行切断输尿管，剪去多余的肾盂和狭窄段输尿管，4-0 可吸收线缝合肾盂瓣，使肾盂口成喇叭状。输尿管壁断端外侧纵行剪开 1.0～2.0cm，将输尿管与肾盂口用 4-0 或 5-0 可吸收线全层缝合。先吻合后壁，将双 J 管向下插入输尿管进膀胱，双 J 管上端送入肾盂，再吻合输尿管和肾盂前壁。

(四)并发症及处理

1. 术中并发症及处理

(1)血管损伤及处理：气针及 Trocar 穿刺时，可引起腹壁、肠系膜、腹膜后大血管的损伤。腹膜后血肿可能发生，可以逐渐扩大或有波动感，如果提示重要的血管损伤，应考虑中转开放手术。小静脉损伤常常可以通过自然凝固而止血。如果血管发生破裂，单纯的烧灼是不行的，直视下进行"8"字缝合能够解决问题。直视下退出 Trocar 时可以发现腹壁及穿刺通道出血点，当活动出血存在时，Foley 尿管通过穿刺点牵拉或简单的"8"字缝合便可止血。

肾盂输尿管成形时，可因损及肾、性腺血管、腔静脉及肠系膜血管等造成难以控制的出血。术中遇到出血时，首先要充分暴露出血部位，保持冷静，避免盲夹和随意电凝。可暂时增加气腹压力至 2.67～3.33kPa(20～25mmHg)帮助静脉止血。利用钳子或纱布卷持久地压迫可以止血，有时几个纱布卷可以暂放于出血部位止血，如出血不多，暂可转到别的部位继续手术，几分钟后，再检查原静脉出血点，发现血栓自行形成。对较大的血管损伤，可考虑用钛夹夹闭血管；对于严重的出血须毫不犹豫中转开放手术。

(2)肠管损伤：肠道损伤应在术中缝合创面，坏死穿孔的损伤应开腹修补。尽管小肠与腹壁、大网膜粘连时损伤的发生率会高一些，但没有粘连时损伤同样可以发生。由于腔镜手术过分依赖电器械而造成电损伤，且小肠损伤发现较晚，通常在术后数天出现急腹症及肠漏时被确诊，所以后果较严重。一旦诊断，应行开腹手术探查。

①小肠损伤：小肠损伤早期诊断主要依据详细的病史采集，全面细致的体查，诊断性腹腔穿刺或腹腔灌洗，B超、腹部立位或右侧卧位 X 线片等。小肠破裂一旦确诊或高度怀疑应尽快手术，手术时间与预后有直接关系。一般认为，在伤后 6h 内施行手术者效果最好，随着时间的延长并发症发生率及病死率也增加。选择原标本取出口或相应 Trocar 穿刺口进行适当延长，大多数小肠破裂可直接行穿孔修补术，但对小肠周径 2/3 以上、大片肠管损伤、小肠短距离多个穿孔修补术，术后可能导致肠腔狭窄、梗阻的肠管破裂、肠管破裂又有系膜血管损伤影响血供者均应果断地进行肠切除吻合术。手术检查应按一定顺序，从胃顺行向下或从回盲部逆行向上逐个检查脏器。为避免过多的肠内容物流入腹腔，可先从破损处开始，分别向

上、向下两端进行探查。对腹腔内污染严重者,应用大量生理盐水和 0.25％稀络合碘反复冲洗,并注意膈下区的冲洗,常规腹腔引流,切口逐层冲洗,术后应用广谱抗生素是降低腹腔感染和切口感染的重要措施。

②结肠损伤:结肠损伤早期诊断较为困难,尤其是有复合伤时容易被其他伤情掩盖,致早期漏诊或误诊。结肠损伤诊断一经确定,应尽早手术,但手术方式选择是Ⅰ期手术或Ⅱ期手术,临床缺乏统一标准,有大部分医师认为Ⅱ期手术较为可靠,认为结肠壁薄,血运差,愈合能力低,肠腔内细菌含量高,损伤后易引起腹腔内严重感染,造成严重并发症。随着手术技巧的进步及大量高效抗生素应用,只要正确掌握适应证,注意术中操作,能够有效防止吻合口瘘。对体质好的患者应争取Ⅰ期手术。Ⅰ期手术的适应证:腹腔镜术后 8h 内施行手术;青壮年患者,无心、肺、肾疾病;结肠损伤范围小,所属肠系膜无严重损伤;伤后无严重休克,或经抗休克治疗后好转;腹腔污染轻。但当结肠损伤严重,腹腔污染严重,应先行结肠造口术,再行Ⅱ期手术。

2. 术后并发症及处理

(1)肾盂输尿管再狭窄:肾盂输尿管吻合术后愈合受多种因素影响,手术后发生输尿管再狭窄情况时有发生,如何有效预防狭窄关系着 UPJO 手术的成败。再狭窄的原因包括:①技术因素;②术后尿引流因素,即尿外渗较多而未能及时引出;③肾积水严重,肾盂瘪缩,造成肾盂输尿管吻合处扭转;④瘢痕体质。随着吻合技术和吻合缝线的进步,由于吻合技术直接造成的狭窄越来越少。但如狭窄段过长,完全切除狭窄段后可能造成吻合口张力过大,影响愈合。另一方面,对于狭窄段切除不完全者,仅将狭窄段剖开与肾盂吻合也可能导致吻合口愈合不良。尽管 UPJO 致肾积水病因不完全清楚,但病理学上发现 UPJO 处输尿管壁黏膜层变薄或脱失,黏膜下层有时呈慢性炎症表现,肌层排列大多紊乱或变薄,并可见到黏膜下和肌层内腺样增生改变,有时可见到黏膜下灶性出血。这些改变有原发病变,也有继发病变,手术应彻底切除狭窄段。

为预防由于愈合时瘢痕挛缩导致的吻合口狭窄,应放置输尿管支架管。为防止尿囊肿形成、减少尿外渗,应该很好地引流尿液。一旦出现手术后吻合口狭窄,多表现为术后应用亚甲蓝(美蓝)或造影提示肾盂输尿管吻合口不通,肾盂内尿液不能进入输尿管。此时,保持肾造口或肾盂造口的通畅非常重要。因为有些吻合口狭窄是由于局部组织水肿或瘢痕挛缩造成的,经过一段时间,组织水肿即可消退。但瘢痕挛缩致狭窄有时要等到 3 个月以上,随着瘢痕软化而再通。

(2)尿漏:尿漏发生后,积极寻找并去除病因,保持上尿路尿液引流通畅是消除尿漏的关键。常规辅助检查对尿漏的发生原因诊断有限:由于尿漏的存在,尿路无扩张,B 超常难发现尿漏以下的梗阻,但对于异位的双 J 管则诊断较为敏感。腹部平片、静脉肾盂造影只能发现上尿路残留的较大结石。运用输尿管镜能在直视下对输尿管进行观察,可发现引起输尿管梗阻而致尿漏的原因,是诊断上尿路尿漏原

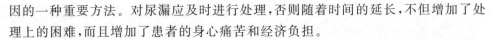

因的一种重要方法。对尿漏应及时进行处理,否则随着时间的延长,不但增加了处理上的困难,而且增加了患者的身心痛苦和经济负担。

处理上尿路尿漏的方法有逆行插管引流、缝合漏口、甚至肾造口,如无效可能需要肾切除。早期由于尿外渗引起周围组织炎性反应,修复能力差,手术缝合修复容易失败。等待再次开放手术增加了患者的身心痛苦和医疗纠纷发生可能性,且常因局部粘连严重、解剖不清使修复手术疗效不佳。

输尿管镜处理上尿路尿漏:在硬膜外麻醉下,取截石位,应用硬输尿管镜,手术全过程在电视监视系统下进行。对于输尿管内置 D-J 者,考虑引流无效,先拔除引流管,然后插入导丝作为引导;顺导丝进入输尿管镜,然后在导丝引导下,水压扩张输尿管,边进镜边观察,发现血块及双 J 管异位者予以异物钳取出;发现输尿管狭窄者,先在镜下将导丝或硬膜外导管插过狭窄部位,试行将输尿管镜缓缓硬性通过狭窄部位,并起到扩张输尿管作用,如不能通过,即采用针形电极切开狭窄组织,再通过输尿管镜。输尿管镜进入肾盂后确认病因去除,有尿液流出后,留置双 J 管及导尿管。

二、腹腔镜腹膜后纤维化松解术

腹膜后纤维化是指由于不同病因引起的腹膜后的炎性反应与纤维化,可压迫腹膜后的脏器如输尿管、腔静脉等而引起相应症状。腹腔镜下输尿管松解术治疗腹膜后纤维化导致的上尿路梗阻与传统手术相比具有创伤小、操作简便、术后恢复快的优点。

(一)适应证与禁忌证

1. 适应证　腹膜后纤维化、异位血管压迫、卵巢综合征、子宫内膜异位症等输尿管外机械性因素所导致的输尿管梗阻。

2. 禁忌证　恶性肿瘤引起的输尿管梗阻。

(二)术前准备

1. 术前禁食。清洁灌肠,左侧输尿管松解术要留置胃管。备皮。

2. 术前行膀胱镜患侧输尿管逆行插输尿管导管,便于术中寻找输尿管。然后留置尿管,将输尿管导管与尿管一起固定,防止输尿管导管移位。

(三)手术步骤

1. 麻醉与体位

(1)麻醉:气管内插管全身麻醉。

(2)体位:健侧卧位。

2. 手术方法

(1)经腹腔途径

①制造气腹,插入 Trocar:制造气腹平脐腹直肌外侧缘顺皮纹切开皮肤 1cm,

深至筋膜,切口太大则漏气,太小则穿刺时用力过度会造成损伤,术者及助手用两把巾钳提起脐部筋膜,使腹壁尽量悬起,用 Veress 针从切口内垂直刺向腹腔,可感觉到 Veress 针穿过腹膜的突破感,用水压法确认气腹针进入腹腔后的位置是否正确,抽吸时有无肠内容物、血液,注入生理盐水可否回抽。证实气腹针在游离腹腔后,与气腹机相连,先慢速向腹腔内注入 CO_2 气体 1L 后改为快速注入,使腔内压力维持在 $1.6\sim2kPa(12\sim15mmHg)$,此时全腹呈均匀隆起,腹部叩诊逐步转为鼓音,肝浊音界消失。然后选择在腹直肌外侧缘脐与剑突连线中点、腋前线髂前上棘内 1cm 处再分别插入 5mm 及 10mm 的 Trocar。

②寻找输尿管:先将结肠推向内侧,在结肠外 1cm 处用剪刀剪开结肠外侧腹膜(Toldt 线),上达结肠肝(脾)曲,下至髂血管水平,提起侧腹膜缘向内侧潜行分离,以提供腹膜后径路,将降结肠、乙状结肠或升结肠向内侧翻转,并可以利用健侧卧位使肠管坠向对侧,有利于手术野的暴露。在肾下极水平,腹膜与腰大肌之间寻找输尿管,在此处呈条索状的组织还有性腺血管,一般先寻找近端没有被纤维结缔组织包裹的输尿管。输尿管的辨认方法如下。

一是输尿管呈白色条索状、壁厚、质韧、有弹性,表面包膜平整光滑,包膜下可见输尿管血管。

二是术前若留置输尿管导管,则可用器械触及到内有硬的输尿管导管,抽动输尿管导管可以见输尿管随抽插动作而活动。

三是有时可见输尿管自上而下的蠕动。若输尿管因纤维包裹不能看到蠕动,可在输尿管的正常位置寻找,也可在髂血管附近或肾下极寻找输尿管,然后再往纤维包裹的输尿管段游离。

③松解输尿管:找到输尿管后,剪开输尿管的外膜,首先显露近端扩张的输尿管,并用小布带提起输尿管,以有利于向上下分离输尿管。向下分离输尿管周围的组织直至输尿管狭窄段。分离过程采用钝性及锐性相结合的办法,分离时尽量不用电刀,最大可能保留输尿管的血供。分离输尿管时要特别小心,腹膜后纤维组织可形成多个层次,常把输尿管与大血管包绕在一起,要仔细辨认解剖平面,同时要避免损伤其供应血管。用电凝钩分离粘连时,注意粘连与输尿管分离后才能电灼,粘连严重者强行分离会增加输尿管和结肠损伤等并发症。一旦发生,必须妥善处理,必要时中转开腹术。彻底将输尿管周围的粘连松解,使输尿管狭窄段及其上下方输尿管完全游离,遇纤维索及异位血管应予钛夹或 Hem-o-lok 夹闭,并切断或直接用超声刀切断。此时,可见上段输尿管的扩张程度因松解后明显减轻,下段输尿管外径正常。松解后将输尿管置于正常位置,保持无张力状态,切勿使输尿管屈曲、扭转。若输尿管粘连严重,也可将松解后的输尿管移至腹腔内,放在结肠旁沟,再于输尿管后方缝合腹膜,使输尿管腹膜化。输尿管进入和离开腹腔的部位至关重要,注意勿使输尿管束紧、屈曲或扭转。输尿管下段离开腹腔的解剖位点应在膀

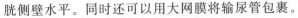

胱侧壁水平。同时还可以用大网膜将输尿管包裹。

④结束手术：冲洗手术区，粘连分离处渗血以氩刀或双极电凝止血。检查无出血、漏尿与副损伤，在结肠沟旁放置双套管一根经腹膜后引出引流，放出 CO_2 气体，退出各 Trocar，缝合伤口。

（2）经腹腔后途径

①手术体位：健侧卧位，腰部垫枕头，升高手术床腰桥，拉升肋缘与髂嵴间距离，头部和健侧肩下垫软枕，防止臂丛神经损伤，患侧下肢伸直，中间垫软枕。

②建立腹膜后腔：腋中线髂前上棘两横指做一个 2cm 横切口，用血管钳钝性分离肌层及腰背筋膜，伸入示指，分离腹膜后腔，向腹侧推开腹膜。将自制扩张气囊放入腹膜后腔。视患者个体不同，注气囊 600～800ml，保留 5min 压迫止血，排气后拔出气囊，注意排进气后缓慢拔出气囊，防止气囊破裂。

③置入 Trocar：Trocar 的部位根据粘连的输尿管位置决定。常规于腋前线脐水平和腋后线与肋缘交界处分别穿刺置入 10mm 和 5mm 的 Trocar，于髂嵴上 Trocar 置入 Olympus 0°腹腔镜，连接进气管，CO_2 注气，压力维持 1.6～2kPa（12～15mmHg）。

④寻找输尿管、松解粘连：清理腹膜后脂肪，显露出肾周筋膜，腹膜返折等解剖标志。纵行切开肾周筋膜，打开肾脂肪囊，游离肾下极找到上段输尿管。剪开输尿管外膜，沿着正常输尿管采用钝性及锐性相结合向下分离周围组织至病变段，过程中尽量少用电刀，最大可能性保留输尿管血液供应。分离粘连段输尿管时要当心，腹膜后纤维化组织常可把输尿管和大血管包裹在一起，要仔细分辨解剖结构，避免造成不必要的损伤。分离时应彻底将输尿管周围的粘连彻底松解，使输尿管狭窄段及上下方输尿管完全游离，如果碰到纤维束带、异位血管时用超声刀离断或者予以钛夹或者 Hem-o-lok 夹闭后予以切断。松解完全后将输尿管置于正常位置，保持无张力状态，观察输尿管有无屈曲、扭转。

⑤手术结束：冲洗手术区域，检查手术创面有无活动性出血，有无漏尿，有无合并重要脏器损伤，腹膜后放置扁平引流管一根，退出各处 Trocar，缝合切口。

3. 注意事项　术中操作忌动作粗暴、盲目操作；若术中视野不清，调整冲水速度，根据不同情况可旋转或后撤输尿管软镜使管腔重新显露。

（四）并发症及处理

1. 术中并发症及处理

（1）术中损伤输尿管：当腹膜后纤维化严重时，输尿管周围粘连严重，难以将输尿管游离，有时甚至将输尿管误认为纤维条索而切断。术中要避免钳夹大块组织，仔细分离。如损伤输尿管，应及时留置输尿管支架管，腹腔镜下予以缝合，防止漏尿，术后输尿管支架管保留 3 个月后拔除。

（2）术中损伤肠管：松解输尿管粘连时候要仔细小心，分辨出解剖结构后继续

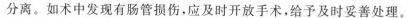
分离。如术中发现有肠管损伤,应及时开放手术,给予及时妥善处理。

2. 术后并发症及处理

(1)尿漏:尿漏是该手术最常见的术后并发症,术后观察引流管情况,术后无尿漏,一般引流管 3~6d 后拔除。如出现尿漏持续 1 周以上,应当给予患者行输尿管支架管置入术,如支架管无法放置成功,必要时行肾造口术。如能成功放置内支架和外引流,输尿管瘘口可以愈合,一般不会导致输尿管狭窄形成。

(2)输尿管狭窄:在治疗前应通过影像学检查明确狭窄部位,狭窄是否引起明显肾积水,是输尿管腔内狭窄还是腔外压迫导致,根据不同情况进行相应处理。如是腔内狭窄,行腔镜检查,如导丝能通过狭窄段,可行腔内的气囊扩张术,冷刀或者电刀切开术。如果是腔外的粘连,纤维束带压迫导致的狭窄,必要时需要再次手术松解。如输尿管狭窄是因为手术原因造成的缺血坏死,需行开放手术,行狭窄段切除加吻合术。如缺损过长,可采用自体肾移植术,或者回肠代输尿管等处理。

三、腹腔镜输尿管切开取石术

腹腔镜输尿管上段切开取石可以达到开放性手术的目的,是目前治疗上尿路结石又一可选择的有效方法,进一步降低了开放手术的比例,具有切口小、损伤小、恢复快、患者痛苦小等优点。

(一)适应证与禁忌证

1. 适应证

(1)输尿管上段结石为最佳适应证。特别是那些不易用 ESWL 或顺行输尿管镜或者上述方法治疗失败的输尿管结石,如较大或较硬的结石,驻留时间长,周围已经形成肉芽的结石等。

(2)输尿管结石伴有输尿管畸形或纤曲。

(3)复发性肾盂输尿管结石应慎重选择。

2. 禁忌证

(1)严重心肺功能不全,不能耐受手术者。

(2)有严重出血倾向者。

(3)严重肾盂积水继发感染或积脓肾者。

(4)脊柱畸形下肢功能障碍者。

(5)上尿路多发性结石应视为禁忌。

(二)术前准备

1. 全身检查包括血常规、尿常规、肝功能、肾功能、心电图、血型、胸片等。

2. 术前膀胱镜逆行插管了解结石以下的情况,并可作为术中的结石定位。

3. 术前 1d 宜进少渣流食,并给予缓泻药。

4. 胃肠减压,留置导尿管以减少术中胃肠道、膀胱膨胀而影响手术进行。

5. 术前常规摄定位 X 线片,注意结石移动情况。

(三)手术步骤

1. 经后腹腔途径腹腔镜输尿管切开取石术

(1)麻醉和体位:全身麻醉,健侧卧位。

(2)三点置套管针方法及位置:首先于腋中线髂嵴上 2cm 处做 2cm 横切口。血管钳交叉钝性分离各肌层至腰背筋膜。在后腹腔推开一定空间,置入 1 个自制带导管水囊,根据具体情况注入生理盐水 300～500ml,维持 3～5min,以扩大腹膜后腔。放出生理盐水后拔除水囊。将 10mmTrocar 插入腹膜后间隙,缝合紧缩切口,注入 CO_2,压力 1.7～2kPa(13～15mmHg),置入 30°腹腔镜。在电视监视下分别于腋前线平髂嵴 2cm 处和腋后线肋缘下分别置入 5mm,10mm Trocar。

(3)分离输尿管:检查后腹腔,如扩张不满意,可继续将腹膜从前下游离,肾旁脂肪较多者可先切除取出体外。寻找输尿管及结石是后腹腔镜输尿管切开取石术的关键。输尿管位置一般在肾下极水平处距腰大肌外缘内侧约 2cm,在髂血管交界处距腰大肌外缘内侧约 3.5cm。术中先确认腰大肌,在肾下极区域打开 Gerota 筋膜,由腰大肌外缘向内分离,必要时顶起肾下极,即可发现扩张的输尿管上段。结合尿路平片向下游离出结石段输尿管。注意不要直接分离结石部位,更不要首先分离结石梗阻以下输尿管。分离过程中动作应轻柔,也可以用 Babcock 钳固定结石部位上方输尿管,以免结石上移返回肾内。腹腔镜下可发现输尿管结石所在的部位膨大,用钳夹时质地较硬可以证实是结石。

(4)输尿管切开取石:左手用无创抓钳固定结石和输尿管,用电钩切开结石上 2/3 部分表面的输尿管壁,取石钳取出结石,也可直接用电钩将结石钩出。结石可经下腹壁 10mmTrocar 取出,如果结石过大,可先将其放入拾物袋内,待手术结束时,再经下腹壁 Trocar 处切口取出。

(5)放置输尿管内支架管:检查输尿管切口处有无炎性肉芽组织,并将其切除送检,然后置入双 J 管作内支架引流。腹腔镜下放置双 J 管是一项有一定难度的技术操作,将一根长约 20cm,直径 0.5cm 的空心自制圆管为导引管,一端经 Trocar 放置于输尿管或肾盂切开处,调整导引管位置并使得内置的斑马导丝软头滑向切开处远端,待斑马导丝充分进入膀胱后可引入双 J 管,抽去斑马导丝及导引管后即可将双 J 管留置于切开处远端输尿管内,然后用分离钳将双 J 管另一端置入近端输尿管内,并依据其刻度调整双 J 管位置。

(6)缝合输尿管切口:良好的穿刺套管位置和整齐的输尿管切口是快速缝合的基本保证。输尿管切口的缝合用 5-0 可吸收带针线,不宜太长,取其针端 15～20cm;间断或连续缝合,缝合、打结方法与开放手术器械缝合、打结方法雷同,但必须熟练镜下缝合打结技术。初步开展此手术时可选择相对容易操作的 4-0 带针线。

(7)检查手术野:盐水冲洗手术视野,并降低气腹压到 0.67kPa(5mmHg),检查无出血,经 10mmTrocar 放置腹膜后引流管。

2. 经腹腔途径腹腔镜输尿管切开取石术

(1)麻醉和体位:全身麻醉,60°侧卧位。

(2)Tracar 的置入和位置:在脐水平腹直肌外缘切开皮肤,长约 3cm,钝性分离进入腹腔后,插入 10mmTrocar,插入腹腔镜,注入 CO_2 建立气腹,然后分别于锁骨中线髂前上棘上方、锁骨中线肋弓下置入 5mm,10mmTrocar。必要时可在腋中线肋弓下插入 5mmTrocar,供协助暴露用。

(3)分离输尿管:沿 Toldt 线切开侧腹膜,将结肠翻向内侧。切开肾筋膜,在腰大肌前方找到输尿管和结石。

(4)输尿管切开取石:同经后腹腔途径腹腔镜输尿管切开取石术。

(四)并发症及处理

1. 术中并发症及处理

(1)出血:手术过程中应边手术、边止血。如渗血较多,可暂时通过 Trocar 置入纱布压迫止血,术毕应降低气腹的压力后再次详细检查手术视野有无出血。对于比较隐蔽的部位不便电凝止血,可填塞止血敷料,术后可以预防性的使用止血药物。如遇到难以发现或难以通过压迫、止血敷料等手段达到止血目的的出血点,则不能勉强结束手术,必要时改开放手术止血。如果术中一旦误伤大血管引起大出血时,可争取腹腔镜下钛夹止血,但注意禁忌在血泊中盲夹,否则立即开放止血。

(2)腹腔污染:经腹腔途径手术时,术中需要切开腹膜,尿液可通过腹膜切口至腹腔内,进而引起腹腔内炎症。如果发生上述情况,术中应通过 Trocar 置入干纱布,将流入腹腔的尿液清除,然后用甲硝唑冲洗腹腔。

(3)术中结石返回至肾盂:手术过程中游离输尿管和结石时,如结石不慎被推入肾盂,如尚能够触及,可同样切开肾盂取石。

(4)术中无法发现输尿管结石:我们曾遇到镜下耗时较长仍找不到输尿管结石所在位置的病例,可以以示指在腋后线的切口直接探入,通过触摸结石或输尿管内的导管协助寻找。也可术中行 X 线定位标记结石位置。

2. 术后并发症及处理

(1)尿漏:手术野应常规留置腹膜后负压引流管。如果留置腹膜外引流,大多数尿漏一般在术后 1 周左右即可自行停止。如果尿量大,时间长,多有输尿管支架管堵塞的可能,应注意保持通畅。术后如出现尿漏的情况,应行 X 线检查,观察双极管位置是否正常,必要时输尿管镜下调整双极管的位置。如双极管拔出后,出现持续性的腹痛或腰痛,应首先考虑是否有尿漏情况的发生,如证实发生尿漏,应尽快置双极管引流。

(2)输尿管狭窄:如果术后输尿管发生狭窄,视具体情况给予输尿管镜扩张、输尿管镜内切开、输尿管气囊扩张术等处理，必要时行输尿管狭窄段切除端端吻合术。如术后发生尿漏，应保持腹膜后引流和双极管引流通畅，尽量减少尿液向腹膜后渗出，引起腹膜后粘连，进而出现输尿管狭窄。

（3）手术野感染、化脓：对于术后持续高热、腰痛等症状怀疑腹膜后感染时，应延迟腹膜后引流的放置时间，做到充分引流，并使用敏感的抗生素。如果拔出腹膜后引流后出现腹膜后脓肿，应积极顺着原切口切开、置管引流。

（4）腹腔感染、肠粘连、肠梗阻：经腹腔途径手术，术中需要切开腹膜，尿液渗至腹腔内，进而引起腹腔内炎症，甚至肠粘连情况，情况严重者可出现化脓性腹膜炎或粘连性肠梗阻的可能。首先应加强敏感抗生素的应用，必要时开腹探查或肠粘连松解。

四、腹腔镜腔静脉后输尿管手术

腔静脉后输尿管系发育异常所致。

（一）适应证与禁忌证

1. 适应证　低襻型腔静脉后输尿管致反复发作性疼痛，中重度积水甚至无尿（个别病例报道为孤立肾），而肾功能存在。

2. 禁忌证

（1）严重心肺功能不全，不能耐受手术者。

（2）有严重出血倾向者。

（3）严重肾盂积水继发感染或脓肾。

（4）脊柱畸形者。

（二）术前准备

1. 全身检查包括血常规、尿常规、肝功能、肾功能、心电图、血型、胸片以及逆行肾盂造影加顺行造影或 CTU 检查等。

2. 术前膀胱镜逆行插管了解梗阻以下的情况，并可作为术中定位。

3. 术前 1d 宜进少渣饮食，并给予缓泻药。

4. 术前胃肠减压，留置导尿管，以免术中胃肠道、膀胱膨胀而影响手术进行。

（三）手术步骤

1. 经后腹腔途径　气管内插管全身麻醉，健侧卧位 45°，腋中线髂嵴上方 2cm 处作为第 1 点，腋后线与肋缘交结处作为第 2 点。腋前线肋缘下作为第 3 点，置入腹腔镜和操作器械。在腰大肌表面肾下极水平找到扩张的输尿管、向远端游离达与下腔静脉交界处，并于下腔静脉后内侧找到远端输尿管。在扩张的输尿管上用缝线作标记，以避免吻合时发生输尿管转位或扭曲，并于该处剪断输尿管。远段输尿管从腔静脉后拉出置入输尿管双 J 管，以可吸收线做输尿管端端吻合。如果下腔静脉后输尿管畸形或者有狭窄，收缩力差，应将该段切除，然后再行吻合。

2. 经腹腔途径　经腹腔途径健侧卧位,后仰45°。第1孔:10mm于脐上2cm腹直肌外侧缘处,放置腹腔镜;第2孔:5mm,腋前线与脐水平交界处;第3孔:10mm,锁骨中线与肋缘交界处;第4孔:5mm,于脐下2cm腹直肌外侧缘处。先在升结肠旁沟切开侧腹膜,将升结肠及其系膜牵向左侧,在肾下极水平找到扩张的输尿管,向远端游离达下腔静脉与输尿管交叉位点,并于下腔静脉后内侧找到远端输尿管,在扩张的输尿管上用缝线作标志,并于该处剪断输尿管,远段输尿管从腔静脉后拉置置入输尿管双J管,以可吸收线做输尿管端端吻合。

3. 术后处理

(1)禁饮食24h,排气后进食。

(2)注意观察生命体征,及时复查血象,应用广谱抗生素预防感染。

(3)注意引流管的情况,观察有无出血和漏尿,一般术后2~3d拔除引流管。

(4)术后3~4周拔除引流管。

(5)术后3个月复查IVU以了解输尿管的愈合情况。

(四)并发症及处理

1. 术中并发症及处理

(1)术中损伤血管出血:手术中出现小的出血会使镜头视野变模糊,影响腹腔镜操作者的手术进程,大的迅猛出血,如不及时补救,则会威胁患者生命。

术中游离腔静脉后输尿管时要十分小心,不可暴力,腔静脉后输尿管周围结缔组织一般比较疏松,只需在腔静脉两侧松解输尿管鞘膜组织,然后在近端离断输尿管即可在远端拖出输尿管,若是粘连严重而难以分离的,可在下腔静脉两侧紧贴下腔静脉切断输尿管,粘连部分旷置,不可反复使用分离钳在腔静脉周围操作,这会导致腔静脉受损或者误伤其邻近分支。

下腔静脉小的属支(生殖静脉和腰静脉)损伤出血,应立即用纱布压迫止血,并可适当增加气腹压力,多能奏效;如果是下腔静脉比较明显的裂口,增加气腹压力用吸引器清理术野后,分离钳夹住损伤血管,用无损伤血管缝线在腔镜下修补;如腔镜下缝合技术不熟练,或腔镜下无法控制的出血,应果断转开放手术修补。

术后注意监测血压、心率等生命体征,观察引流液的颜色和引流量,若有血压明显下降或者引流袋中持续引出大量血性液体,可考虑有血管出血,有二次手术指征时尽早安排,不可拖延。

(2)肠管损伤:随着腹腔镜技术的进步和操作者手术水平提高,该并发症越来越少,但是对于既往有腹腔手术史的患者,其肠管、腹膜易粘连,手术分离时容易损伤。

手术前需进行充分的肠道准备,除需禁食外,对于一些排便不畅、便秘史的患者可多次灌肠,甚至术前3d开始流质进食。

术中分离牵拉造成损伤可能不大(避免使用暴力),一般因使用电凝钩分离时误伤,小的破口可钳夹后缝合浆肌层,尽量避免肠内容物的漏出,创口周围可使用聚维酮碘纱布消毒,彻底冲洗,减少术后感染概率。对于大破口,腹腔污染严重的,必要时行肠外造口术。

术后监测病情,对于怀疑有肠管损伤的患者,需积极诊治,必要时手术探查修补。

(3)术中输尿管吻合张力过高、撕裂:国内医院术中常规采用腹腔镜下吻合端间断缝合,在吻合前,术者常会修剪掉部分长期受压的腔静脉后输尿管,若输尿管修剪过多,剩余输尿管吻合时长度不够,强行缝合张力过高不易愈合,甚至术后患者稍活动即使吻合口撕裂,造成长期漏尿。

术中遇到输尿管长度不够时,可将肾、肾蒂及近端输尿管游离,使肾脏向下移位,以便将输尿管断端吻合而无张力。

2. 术后并发症及处理

(1)术后发热:发热是外科手术后最常见的并发症,根据不同热型、原因采取不同的处理方式。

①吸收热:术中的脱落的组织、凝血块的吸收,以及机体对手术应激的反应,患者术后体温都会有一定程度的上升,但体温常不会过高,低热为主(<38℃),患者一般无自觉症状,可予以物理降温或使用降温药物。

②感染性发热:腔静脉后输尿管常会引起梗阻,上段输尿管扩张积水,常合并结石。术中离断输尿管,尿液流出,造成感染。因此,患者入院时常规行尿培养,对于尿培养阳性的患者积极抗感染治疗,再次培养正常方可安排手术治疗。术后发热的患者也可积极的行血培养、尿培养,针对感染菌使用敏感药物治疗。

(2)输尿管吻合口尿漏:尿漏是输尿管行端端吻合的术后常见并发症,一般术后1周内吻合口会自行愈合,引流管内尿液逐渐减少,但是若尿液从吻合口漏出而不经正常输尿管通道,则形成尿漏。

在游离输尿管时,注意勿损伤其外膜及营养血管,周围组织不应全都剥离,避免术后影响吻合端生长愈合,手术完成之前可取邻近脂肪组织覆盖于吻合口表面,促进其愈合。

目前,国内大部分医院行此手术,术中都会留置输尿管支架管(如双J管)、导尿管,导尿管一般在4～7d拔除,而支架管一般在术后1个月左右拔除,这在很大程度上减少了尿漏的发生概率。若术后后腹膜腔引流管仍有大量尿液引出,B超等影像证明尿漏存在,可复查支架管位置,是否支架管未放到位置,脱入膀胱,甚至一端从吻合口伸出。对于位置改变的患者,可在膀胱镜、甚至输尿管镜下调整支架管位置。

若是输尿管远端梗阻存在,如输尿管下段结石、输尿管开口狭窄等存在,可行碎石、输尿管开口再植等相关手术,否则尿漏问题难以解决。

对于发生尿漏的患者,若是输尿管支架管在位,而且能排除远端梗阻等情况,

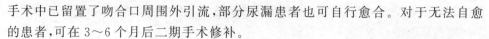

手术中已留置了吻合口周围外引流,部分尿漏患者也可自行愈合。对于无法自愈的患者,可在3～6个月后二期手术修补。

也有极少部分患者,术后1个月拔除输尿管支架管后诉腰腹部持续胀痛,可复查B超,其可能由于吻合口未愈合,拔除支架管后不能保持尿液引流通畅,而向吻合口周围渗出,需再次置入支架管。

(3)术后腹胀、腹膜炎:此并发症常发生于经腹腔进路手术的患者,经后腹腔手术时若损伤了后腹膜也会导致这些症状产生。

腹胀的常见原因是术中气腹压力过高,腹腔气体残留,由于术后常留置切口外引流,少量气体机体也可自行吸收,此类腹胀往往可自行缓解,不会造成严重后果。另一种原因是手术刺激了腹膜,胃肠功能受到抑制,胃肠腔内积气过多,患者麻醉清醒后常自觉腹胀,除需禁食外,可留置胃肠减压,肛管辅助排气,一旦肠道功能恢复,肛门排气后症状可自行缓解。术后应注意复查电解质,电解质紊乱也会影响胃肠蠕动。若条件允许,可让患者早日下床活动,帮助其恢复。

腹膜炎一般由于肠管损伤引起,术中未能发现,肠内容物溢出时引起,查体时压痛、反跳痛、肌紧张等腹膜刺激征明显,患者主诉常与腹胀等混在一起,需引起临床医师的重视,考虑肠管损伤时要积极手术修补引流。尿漏也是引起腹膜炎的重要原因,吻合口漏尿液渗入腹膜腔,持续刺激,引起腹膜炎。预防的关键在于术中要留置吻合口外引流,并保持其通畅,对于打开或者误伤的后腹膜要关闭。

(4)输尿管狭窄:输尿管手术的另一个常见并发症是输尿管狭窄,严重的狭窄发生后不但原有肾积水情况不得改善,更能使原有病情加重,甚至损害了肾功能。

腔静脉后输尿管段因长期受压,往往存在发育缺陷,管腔因纤维组织增生而出现狭窄、僵硬、蠕动慢,处于半梗阻或不全梗阻的病理状态,一般功能较差,若不剪除,其病理段狭窄仍然存在,以致上段输尿管及肾积水无法改善,一般应剪除2～3cm。

行端端吻合时,应避免输尿管扭曲,两断端可修剪成对应的铲形,此法吻合口宽畅,不易形成狭窄,效果理想,吻合时可取4-0可吸收线间断吻合,避免创缘内翻或外翻。

术中常规放置输尿管支架管,对于减少尿漏的发生和输尿管狭窄都能起到有效的作用。

术后静脉肾盂造影,逆行造影等检查若明确输尿管有狭窄存在,需在其引起并发症前积极处理,如输尿管镜下冷刀、电刀切开,球囊扩张等手术方式,若狭窄严重,导丝无法通过,可行腹腔镜或开放手术解决,但是存在再狭窄的风险,术前需加强与患者和家属的沟通交流。

第五节　腹腔镜膀胱、前列腺手术

一、腹腔镜根治性膀胱切除术

(一)适应证与禁忌证

1. 适应证

(1)临床分期为 $T_{2a\sim4a}$，NO-x，MO 的肌层浸润性膀胱癌。

(2)多次复发的非肌层浸润性膀胱癌，瘤级较高者。

(3)高危的非肌层浸润性膀胱癌，如 TIG3 肿瘤及 BCG 治疗无效的原位癌(Tis)。

2. 禁忌证

(1)合并远处转移者。

(2)凝血功能障碍患者，如未纠正的全身出血性疾病者。

(3)严重心脏疾病和肺功能不全，无法承受手术者。

(4)未纠正的糖尿病、高血压者。

(二)术前准备

1. 术前检查

(1)基本检查：包括血型、血常规、尿常规、凝血功能、肝功能、肾功能、血钾、血钠、血钙、血氯、血糖等；还应常规胸部 X 线透视或照片以及心电图检查。

(2)盆腔 MRI 或 CT：了解肿瘤局部浸润及盆腔淋巴结状况。

(3)腹部 B 超、全身骨扫描：明确是否远处转移。

(4)尿道膀胱镜检查及病理活检：明确肿瘤部位、性质，为选择合适的膀胱代替提供依据。

(5)50 岁以上患者或合并心肺疾病、高血压者，建议行心脏彩超和肺功能测定。

2. 术前准备

(1)术前 2～3d 做肠道准备，从低渣半流到全流，口服肠道抗生素，如链霉素、甲硝唑等，补充维生素 K，服用泻药促进肠道内容物排泄。

(2)女性患者术前需消毒阴道。

(3)术前停留胃管及导尿管。

(4)术前 1h 静脉使用抗生素，超过 3h 追加抗生素。

(三)手术步骤

1. 麻醉与体位

(1)麻醉：气管内插管全身麻醉加硬膜外麻醉。

(2)体位:患者仰卧位,臀部垫高 10cm,呈少许反弓张状,于大腿部及肩部固定,头部降低 15°。女性患者大腿外展,膝关节屈曲。

2. 手术方法

(1)套管穿刺位置:采用五点穿刺法:第 1 穿刺点(A),脐下或脐上边缘,切开法进入腹腔,插入直径 12mm 套管,充入 CO_2,放置 15°腹腔镜,在直视下放置其他 4 个套管。第 2(B),3(C)穿刺点分别在左右腹直肌旁、脐下 2～3cm 位置,第 4(D),第 5(E)穿刺点在左右髂前上棘上内方 2～3cm 处。第 2,3 穿刺点插入 12mm 套管,其余的为 5mm 套管。手术者经左侧第 2,4 套管操作。第一助手经右侧第 2,4 套管操作,第二助手经第 1 套管扶镜。

(2)游离输尿管中下段:腹腔镜下探查腹腔,检查有无损伤,有无腹腔内转移。将视野转向右侧骨盆入口处,将回肠及升结肠向左上方牵开后可见搏动的右侧髂外动脉。在髂内外动脉分叉附近找到输尿管,沿输尿管行程向下剪开腹膜,用无创抓钳将输尿管提起并向下游离至膀胱壁外,暂不切断以减少尿路梗阻时间。左侧输尿管常常被乙状结肠覆盖,需游离乙状结肠外侧的粘连,将乙状结肠推向内侧显露其系膜根部才能找到,然后用与右侧相同的方法游离至膀胱壁外。一般应在完成右侧盆腔淋巴结清扫后,再将视野转向左侧,游离左侧输尿管并同时行左侧盆腔淋巴结清扫。

(3)盆腔淋巴结清扫:沿髂外动脉表面剪开腹膜及髂血管鞘,远端至血管穿出腹壁处,近端至左右髂总动脉分叉位置。用超声刀切断跨过髂外动脉位置的输精管,从远端到近端清除髂外动脉前面及上、外、后方的淋巴组织,同时在髂外动脉的内下方找到髂外静脉,沿髂外静脉内下缘小心游离找到骨盆内侧壁。用吸引管钝性分离找到闭孔神经及闭孔动脉、静脉,用 Ligasure 切断闭孔动静脉,注意保护闭孔神经。沿髂内动脉向下游离,找到脐动脉,用 Ligasure 切断脐动脉。用超声刀分离髂内外血管分叉处及闭孔神经周围淋巴脂肪组织。继续沿右髂总动脉向上游离至左右髂总动脉分叉处,清除右髂总血管周围及分叉下方的淋巴组织。用相同的方法行左侧盆腔淋巴结清扫。

(4)游离输精管、精囊及前列腺后面:将肠管推向头侧,第二助手用抓钳将直肠向上牵引,显露直肠膀胱陷凹,此时可见膀胱后面有上下两道弓状隆起。第二道弓状隆起为输精管壶腹部及精囊位置标志,用电凝钩横行打开弓状隆起处腹膜,使腹膜开口与两侧已切开的腹膜相连。游离输精管后切断,在输精管外下方分离找到精囊,紧贴精囊外下方游离至前列腺基底部外侧。精囊底部外侧有精囊动脉,需电凝或超声凝固后切断。将左右输精管、精囊向前牵引,在其下方 2～3mm 处横行切开狄氏筋膜,钝性分离前列腺后方至直肠尿道肌。

(5)游离膀胱前壁:将腹腔镜视野移至前腹壁,可见脐正中韧带及其两侧的旁正中韧带,如经导尿管注入生理盐水可帮助判断膀胱轮廓及其前方的腹膜返折。

切断脐正中韧带、旁正中韧带及腹膜返折,与两侧已切开的腹膜会合。向下钝性分离膀胱前间隙,显露耻骨前列腺韧带及盆筋膜返折。

(6)缝扎阴茎背深静脉复合体:用电凝钩切开两侧盆筋膜返折和耻骨前列腺韧带,暴露前列腺尖部两侧,用 2-0 Dexon 线由右向左缝扎阴茎背深静脉复合体。

(7)游离膀胱侧韧带及前列腺侧韧带:将输尿管下段提起,在膀胱壁外位置上钛夹后切断或用 Ligasure 电凝后切断。提起膀胱顶部,用超声刀或 Ligasure 分离膀胱侧韧带。到达前列腺基底部时将精囊提起帮助定位,紧贴前列腺外侧分离前列腺侧韧带。

(8)离断尿道、切除膀胱前列腺:在缝扎线的近端切断阴茎背深静脉复合体,向下分离至前列腺尖部。紧贴前列腺尖部剪开尿道前壁,将导尿管拉起,用钳夹紧导尿管,在钳的远端剪断后向上牵引,剪断尿道后壁。将前列腺尖部翻起,显露其后方的尿道直肠肌,紧贴前列腺将其剪断,将膀胱前列腺完全游离。创面彻底止血,经尿道重新插入 20 号 Foley 导尿管,气囊注水 20ml,用纱布压迫创面,牵拉 Foley 导尿管,以减少创面渗血。

(四)并发症及处理

1. 术中并发症及处理

(1)术中意外出血:在进行盆腔淋巴结清扫及肿瘤切除过程中,可能出现膀胱侧韧带、前列腺血管蒂明显出血或是损伤了髂血管导致大出血。出血灶的良好显露是止血的关键。可先应用吸引器迅速吸出积血,暴露出血点后用弯钳钳住出血灶,然后根据需要用电凝止血或是上钛夹、Hem-o-lok 止血。若发现出血灶难以显露,则可从 10mm 套管塞入一纱布条,用弯钳夹住纱布条压迫止血,用吸引器逐渐吸出积血后,缓慢移开纱布条以暴露出血点,用弯钳钳住出血灶。如遇到髂外静脉等大血管损伤时,可在良好暴露的条件下,用无创血管缝线进行修补,若操作困难则应当机立断改为开放手术。

(2)闭孔神经意外损伤:熟悉盆腔的解剖有助于避免闭孔神经的意外损伤。术中应用吸引器吸除闭孔窝的脂肪组织能较好地辨认并显露出闭孔神经。一侧的闭孔神经损伤尚无严重后果,而双侧同时损伤则导致术后行走障碍。若发现神经被切断,则应一期修复。

2. 术后并发症及处理

(1)盆腔淋巴漏:是术后最常见的并发症之一,与术中漏扎淋巴管或术后淋巴管残端开放有关。通过引流液计量、观察引流液性状、引流液测肌酐、乳糜试验等方法可以与尿外漏、腹水等相鉴别。当出现淋巴漏需持续引流,超过术后 2 周仍有较明显的淋巴漏,可以每日从引流管间歇性、少量多次注入聚维酮碘溶液加以灌洗,促进淋巴管闭塞。

(2)下肢深静脉血栓形成:少见,肥胖患者需警惕。术中应用弹力袜、术后抬高下肢有助于促进下肢血液回流,减少下肢静脉血栓的形成。及时采用肝素抗凝治疗,防止已形成的血栓继续滋长和其他部位新血栓的形成,并促使血栓静脉较迅速地再管化,可降低肺栓塞的发生率和深静脉血栓形成的后遗症。在发病 $24\sim48h$ 可应用纤维蛋白溶解药包括链激酶及尿激酶溶栓治疗,但需注意切口、创面继发性出血的可能。超过 48h 病例以口服华法林抗凝治疗,并制动 $1\sim2$ 周以避免血栓脱落。下肢深静脉血栓形成,一般不作手术取栓。

(3)切口感染:少见,因腹腔镜手术对机体免疫系统打击较小,多发生在年老体弱患者。一旦出现,可取切口渗液做细菌培养及药物敏感试验。选用广谱抗生素,加强营养支持治疗。同时加强伤口局部处理,避免局部积脓。

二、腹腔镜前列腺癌根治术

由于腹腔镜前列腺癌根治术(LRP)创伤小,疗效与开放根治术近似,LRP 已成为国内外许多大医院或治疗中心治疗前列腺癌的首选术式。LRP 术有经腹和腹膜外两条途径。与经腹腔途径比较,腹膜外途径平均手术时间短、术后恢复正常饮食时间短,总的治疗效果和术后并发症发生率二者无明显差异。

(一)适应证与禁忌证

1. 适应证   选择癌细胞局限在前列腺包膜内的癌症患者,即 $pT_{1b}\sim pT_2$ 期;PSA$<$20ng/ml,Gleason 评分$<$7,年龄$<$70 岁;前列腺体积 $20\sim130$ml 者;以前做过经膀胱前列腺摘除,经尿道前列腺汽化切除、病理证实为前列腺癌,或确诊前列腺癌接受去势或雄激素阻断治疗者。

腹腔和(或)会阴手术史、放射治疗史、去势史及长期雄激素阻断治疗均会增加手术中分离难度。手术时机一般选择在前列腺穿刺和(或)电切手术后 1 个月进行。T_2 期患者术前行新辅助治疗。

盆腔淋巴结清扫的指征是:PSA$>$10ng/ml,Gleason 评分$>$7,病理分级 T_2 期或以上。

局限性盆腔淋巴清扫术的解剖范围:外侧缘为髂外静脉和盆侧壁;内侧缘为膀胱侧缘的脂肪组织;后侧缘是闭孔神经;尾侧缘是耻骨;头侧缘为髂总动脉及静脉的分支。

扩大的盆腔淋巴清扫术的解剖范围:侧缘至生殖股神经;头侧缘上至髂总血管分支上 2cm。以脐正中韧带为标志,切除腹壁两侧的腹膜至腹壁下动脉。切断输精管,进入闭孔窝,结束盆腔淋巴清扫手术。

2. 禁忌证   腹腔炎症未得到控制、凝血功能异常和(或)严重的心肺疾病患者是腹腔镜前列腺癌根治术的禁忌证。

(二)术前准备

1. 术前常规检查及用药   常规做心、肺、肝、肾等重要器官检查。术前 3d 开

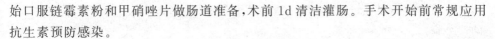

始口服链霉素粉和甲硝唑片做肠道准备,术前1d清洁灌肠。手术开始前常规应用抗生素预防感染。

2. 术者的位置 右手习惯的医生站在患者的左侧,左手习惯的医生站在患者的右侧。助手站在术者的对面,术中负责显露和操作吸引器。第二助手站在术者的同侧或患者的头侧。如有机械手扶镜则不需要第二助手上台。

(三)手术步骤

1. 麻醉与体位

(1)麻醉:气管内插管全身麻醉。

(2)体位:患者仰卧位,两手放于躯干两侧,肩部放置软垫、肩托固定。两腿张开,以便术中可以在尿道或直肠操作。臀部垫圆枕。从肋弓下到阴部均备皮。腹部、阴茎、阴囊、大腿、会阴部消毒后铺巾,但大腿部则分别铺巾。患者取头低足高位(15°~30°),监视器置于患者两足之间。另外再将从手术床(靠患者头侧)伸出的一个横杆包上泡沫垫作为医生的靠背。留置胃管和尿管。

2. 手术方法

(1)腹膜外入路LRP

①腹膜外间隙的建立:在腹中线肚脐下缘做一个4cm长的切口,分离至腹直肌下方。在腹膜前方用手指钝性分离,将腹膜往上和两侧推移。经切口放入自制的水囊在腹膜外间隙,注水300~400ml扩大此间隙。建立腹膜外间隙后撤除水囊,手指经切口伸入腹膜外间隙,手指引导下4个Trocar,最后将10mm Trocar放入切口,腹直肌前鞘做半荷包缝合,不让CO_2漏出。

②分离膀胱前间隙:膀胱内注水约100ml,辨认膀胱侧缘,游离膀胱左右侧缘,显露盆筋膜,随后的手术步骤同经腹途径。

(2)经腹入路LRP

①Trocar的位置:在脐下缘的皱襞上切一个小口,将气腹针经此插入腹腔,注入CO_2,至腹内压力为1.7kPa(13mmHg)。拔出气腹针,经此穿入一个10mmTrocar。将腹腔镜插入腹腔,以此照亮腹壁,指引其余4个Trocar的穿入。在肚脐下二横指、腹直肌外侧缘分别放置2个12/10mm Trocar,然后再在髂前上棘内侧约2指分别放置2个5mm Trocar。这5个Trocar排列呈扇形。放置Trocar时注意避免损伤肠管或腹壁血管。如果患者体形肥胖、以往有腹腔手术史或前列腺体积>100ml,可先切开肚脐,长度约5cm,安置第1个Trocar。避免出现肠道损伤并有利于术毕标本的取出。

②手术步骤:患者平卧位,头低足高15°~30°。用肠钳将盆腔的肠管往上牵拉显露盆腔脏器。首先行腹腔探查,了解有无Trocar损伤、出血、转移和粘连等病变。寻找如下解剖学标志:脐正中韧带、脐内侧韧带、膀胱内的尿管气囊和尿管尖部的位置、输精管。如要行盆腔淋巴结清扫术,则在此时进行。淋巴清扫术的腹膜

切口不需缝合。腹腔镜由助手把持,也可用声控机械臂把持,机械臂的运动由术者的口令指挥。

目前有两种技术:Monstouris 和 Clevenland。前者先游离两侧精囊并分离前列腺后壁。优点是在切开膀胱颈后壁时不容易损伤直肠。后者是先游离膀胱前壁,类似于耻骨后腹膜外手术步骤。

Monstouris 技术的手术步骤:

①分离两侧精囊及前列腺后壁。

②分离膀胱前壁、扩展 Retzius 间隙。

③切开两侧盆筋膜。

④缝扎耻骨后血管复合体。

⑤切开膀胱颈前壁。

⑥切开膀胱颈后壁。

⑦分离结扎两侧前列腺血管束或保留神经血管束。

⑧游离前列腺尖部、切断后尿道。

⑨膀胱颈成形,尿道膀胱吻合。

⑩结束手术。

Clevenland 技术的手术步骤:

①倒 U 形切开膀胱前壁的腹膜返折。

②分离膀胱前壁、扩展 Retzius 间隙。

③切开两侧盆筋膜。

④缝扎耻骨后血管复合体。

⑤距膀胱颈 2cm 前列腺"8"字缝合。

⑥切开膀胱颈前壁,切开膀胱颈后壁。

⑦分离输精管和精囊。

⑧分离结扎两侧前列腺血管束或保留神经血管束。

⑨游离前列腺尖部、切断后尿道。

⑩膀胱颈成形,尿道膀胱吻合,结束手术。

(四)并发症及处理

1. 术中并发症

(1)术中出血:前列腺癌术中出血是腹腔镜前列腺癌根治术的主要并发症之一,盆腔解剖结构复杂,术中易出血,严重时甚至可以影响手术进程。开放性前列腺癌根治手术中,绝大部分患者失血是因为静脉低压力和分离引流阴茎背侧静脉的血管复合体造成的。失血量多少与手术时间有密切关系,因为除非患者前列腺标本完整切除下来,否则术野静脉渗血很难控制。以往前列腺癌根治术中失血量较大,同时是由于对前列腺尖部解剖学认识的局限性,未能妥善处理前列腺尖部和

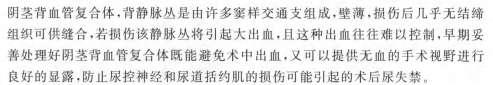

阴茎背血管复合体,背静脉丛是由许多窦样交通支组成,壁薄,损伤后几乎无结缔组织可供缝合,若损伤该静脉丛将引起大出血,且这种出血往往难以控制,早期妥善处理好阴茎背血管复合体既能避免术中出血,又可以提供无血的手术视野进行良好的显露,防止尿控神经和尿道括约肌的损伤可能引起的术后尿失禁。

防止术中出血措施如下。

①使用好双极电凝钳和超声刀,分离精囊时使用超声刀,最好是超声钩。

②分离膀胱颈、直肠前壁和前列腺尖时,找到正确的解剖平面,避免渗血过多。

③仔细处理耻骨后背血管复合体,最好用缝线缝扎耻骨后血管复合体,也可用双极电凝钳、Hem-o-lok 或 Ligasure 处理。

④分离膀胱颈在切开膀胱颈前壁后,向尿管气囊内注水,用钳提起尿管,在远端剪断尿管后提拉近端尿管,再切断膀胱颈两侧组织,显露膀胱颈后壁,用剪刀剪开,经后壁切口将两侧精囊拉出,再用 Ligasure 或双极电凝钳电凝前列腺后缘两侧的血管蒂,这种方法分离平面清楚,出血少,不损伤直肠。第 2 次手术、去势手术或膀胱前列腺炎症将增加手术操作难度,易导致前列腺癌根治术中的出血,应该充分做好术前准备,备血,术中仔细操作,避免粗暴牵扯等,减少术中出血性并发症的发生。

(2)直肠损伤:直肠损伤是前列腺癌根治术最严重的并发症之一。直肠损伤主要发生于分离显露直肠和前列腺及精囊之间的界限时,如处理不当可造成肠瘘、尿道直肠瘘、腹腔感染等严重的并发症。第 2 次手术、去势手术或膀胱前列腺炎症将增加手术操作难度,易导致前列腺癌根治术中的直肠损伤,术中要及时辨认是否出现直肠损伤。对所有患者,尤其是二次手术的患者术前应重视肠道的准备,口服肠道抗生素,术前进流质饮食并行清洁灌肠。术中如果损伤直肠要及时修补。术中避免过度用双极电凝钳对直肠前壁渗血部止血,防止对直肠的电损伤。同时注意操作手法,找到正确的直肠膀胱陷凹平面,小心游离,提高精囊,尽可能避免直肠损伤;若发现已经损伤,则首先尝试立即修补,修补要彻底,检查无漏口,直肠损伤创缘尽可能对齐吻合,则可能得到较好的效果,若术中修复成功,则术后注意最好留置肛管,保持直肠内低压。

2. 术后并发症

(1)尿失禁:前列腺癌根治术后尿失禁多采取保守治疗,主要包括药物治疗、盆底肌训练、生物反馈、电刺激和行为治疗等,其中盆底肌训练是一种简单易行且有效的方法。盆底肌肉运动是指患者有意识地进行以提肛肌为主的盆底肌肉自主收缩,可使功能受损的尿道括约肌恢复其张力,使膀胱恢复到正常生理位置,保持排尿的控制力,防止尿急,逐渐延长排尿间隔,防止尿失禁。加强盆底肌功能和增加逼尿肌的稳定性是治疗尿失禁的主要途径。

生物反馈是指借助有关仪器监测人体通常觉察不到的生理活动过程如盆底肌

肉的肌电活动,并将这些生理活动信息转化为听觉和视觉信号反馈给患者,使其了解自身发生的生理变化,并依据这些变化逐渐学会对这种生理活动加以随意控制的一种技术。生物反馈治疗尿失禁应用比较广泛,其作用在于可指导患者进行正确自主的盆底肌肉训练,从而获得正确的、更有效的盆底训练,以提高患者治疗的积极性和依从性,笔者对术后尿失禁患者均采用生物反馈治疗,配合盆底肌训练,大部分能够达到很好的治疗效果。

电刺激是以脉冲电流刺激诱发盆底肌收缩,生物反馈电刺激就是应用生物反馈治疗仪进行生物电兴奋的治疗。其通过肛门电极传递不同强度的电流,刺激盆底肌肉和神经,以增强提肛肌及其他盆底诸肌及尿道周围横纹肌的功能,加强对尿道和膀胱颈的支撑作用,提高尿道闭合压而促进控尿功能的恢复。生物反馈和电刺激二者结合具有协同作用。生物反馈电刺激治疗的最终目标是使患者脱离生物反馈设备的辅助而达到有效的盆底肌肉训练。

中医针灸对尿失禁表现出较好的效果,有学者对气海、中极、水道、归来、三阴交、阴陵泉进行针灸,初步临床结果表明,中医针灸作为前列腺癌根治术后尿失禁综合治疗措施之一显示出了较满意的疗效。

(2)术后尿道、膀胱直肠瘘:若术中立即修补直肠失败,术后出现尿道、膀胱直肠瘘时,若瘘口较大,最好选择乙状结肠造口,至少1个月后修补尿道、膀胱直肠瘘,依笔者经验最好3个月后修补尿道、膀胱直肠瘘,此时患者各项生理功能恢复较好,同时患者心理能够对疾病有充分的认识。期间注意患者的排尿和排便情况,有极少数患者,如果瘘口较小,在3个月内有自愈的可能性。并发症的处理尿液外渗至腹腔后,及时冲洗导尿管,保持腹腔引流管的通畅。如果尿管已堵塞无法冲通,术后5~7d经尿道镜直视下更换尿管。若尿道、膀胱直肠瘘修补成功,则至少1个月后才可恢复乙状结肠的连续性。

(3)勃起功能障碍:前列腺癌根治术后勃起功能障碍是腹腔镜前列腺癌根治术的主要并发症之一。勃起功能障碍由多种因素引起,如年龄、术前性功能情况、肿瘤侵犯程度及范围以及术中对影响勃起功能因素的保留。有作者认为,术后患者在等待性功能恢复的期间,海绵体缺乏经常性的勃起可导致海绵体缺氧、坏死,不利于性功能恢复。但在其他条件相同情况下,保留神经的前列腺癌根治术可使术后勃起功能障碍发生率明显降低。前列腺癌根治术的解剖学基础是支配阴茎勃起的海绵体神经由盆丛发出,在前列腺后外侧形成支配阴茎海绵体神经的神经血管束(neurovascular bundle,NVB)。NVB与前列腺包膜尚有一定的距离,两者间距平均为4.9mm(3.2~9.5mm)。支配阴茎勃起的海绵体神经源于盆腔神经丛,而盆腔神经丛位于直肠旁的腹膜后间隙内,沿着直肠侧壁下降行走至前列腺包膜的后外侧,膀胱下动脉和静脉发出分支供应和收集前列腺的血液,这些血管分支和海绵体神经纤维伴行共同组成NVB,在前列腺平面形成宽约6.0mm的NVB。NVB

走行于前列腺包膜和提肛肌筋膜之间,在前列腺尖部水平上行至膜部尿道两侧,于尿道外侧和后外侧穿过尿生殖膈,上行至球部尿道 1 点钟和 11 点钟处,海绵体神经终末分支进入阴茎螺旋动脉和海绵体的勃起组织中,参与调节阴茎海绵体舒张和收缩功能。由于前列腺包膜与 NVB 之间没有自然存在的平面,因此,分离前列腺时很容易损伤 NVB 或残留前列腺包膜,导致切缘阳性率和术后肿瘤复发的概率增加。早期局限性前列腺癌由于肿瘤尚未侵犯前列腺包膜,因此,在完整切除肿瘤的同时可保留双侧或单侧 NVB,以保留患者术后阴茎勃起功能,提高生存时间和生活质量。对于术前有性功能(不论年龄)和年龄较轻的前列腺癌患者,只要有保留 NVB 的指征,术中应尽可能地保留 NVB,以保留患者的阴茎勃起功能。

在前列腺癌根治术操作时有 3 种情况可能引起 NVB 损伤:①在切断膜部尿道时,NVB 同时被切断;②在分离结扎切断前列腺血管蒂时过于靠近前列腺基底部,以致 NVB 被切断;③在游离靠近 NVB 处精囊尖部时损伤 NVB。

术后发现患者勃起功能障碍时,根据患者的不同期望值,应该采取不同的治疗方法,可以给予神经营养支持治疗,2～3 周拔除尿管,术后 1 个月开始服用小剂量 PDE5 抑制药进行康复治疗,以防止阴茎海绵体平滑肌因失去神经支配后出现变性纤维化,如每晚睡前口服 25～50mg 西地那非;也可改用他达那非 10mg,每周 2 次。增加夜间勃起次数,有勃起反应后可尝试性交,了解是否可以插入和完成性交。5 型磷酸二酯酶抑制药对神经损伤后修复神经并无作用,但可促进阴茎勃起,避免阴茎海绵体平滑肌退行性变,对药物治疗效果不明显者可应用真空负压吸引装置进行抽吸助勃,每周 1～2 次;或者行阴茎海绵体内注射血管活性药物,每月 2～4 次,持续 6～9 个月,文献报道多数患者在 9 个月后可出现阴茎部分勃起并可插入阴道,1 年后即可恢复完成性交。若以上处理方法无效,可考虑阴茎支撑体置入术,术后 6 个月开始进行国际勃起功能问卷(IIEF)评分、夜间阴茎勃起试验(NPT)或 Rigiscan 检测,评价其勃起功能。作者所在单位开展阴茎支撑体置入术治疗根治性前列腺癌术后勃起功能障碍患者,取得良好的疗效。

(4)其他并发症:前列腺癌根治术的手术病死率已明显降低;术中或术后也会发生肠瘘、尿道直肠瘘、输尿管损伤、膀胱损伤、闭孔神经损伤、淋巴囊肿、血管损伤、吻合口瘘和切口、腹腔感染等并发症,与患者情况、术式选择及术者经验有关。腹腔镜前列腺癌根治术也可有沿切口种植转移、中转行开放手术、空气栓塞、高碳酸血症、继发出血和穿刺处切口疝等并发症,随着对局部解剖结构的进一步认识及手术技巧的提高,这些并发症发生率都已明显降低,并且有些并发症于术中及时发现后,经妥善处理并不会严重后果。

三、腹腔镜前列腺增生切除术

(一)适应证

1. 绝对适应证　包括顽固或复发尿潴留、膀胱出口梗阻导致肾积液或功能受

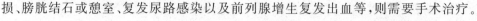

损、膀胱结石或憩室、复发尿路感染以及前列腺增生复发出血等,则需要手术治疗。

2. 相对适应证 包括药物治疗无效或有不良反应,或残余尿量严重等。

(二)术前准备

术前要确认手术的适应证,并与患者解释手术的必要性。要做直肠指检及量度前列腺特异抗原以合理排除前列腺癌的可能。如有怀疑,术前应做经直肠超声引导前列腺穿刺活检,排除前列腺癌的诊断。如排尿症状可能由逼尿肌无收缩造成,舒缓膀胱出口梗阻的手术便没有帮助,因此,就有需要用尿动力测试加以确定。

要与患者商讨各种移除前列腺增生腺体手术的选择。经直肠超声量度前列腺增生体积对计划手术十分重要。一般来说,腹腔镜前列腺增生切除术应在前列腺增生腺体体积 60ml 以上方才使用。有腹股沟疝的患者可在同一腹腔镜经路做疝修补。之前曾做腹腔镜腹股沟疝修补的患者,再行腹膜前游离会很困难。之前曾接受下腹或盆腔手术的患者,经腹膜进行腹腔镜会变得不容易。腹腔镜切除术的并发症,包括可能改开放手术,要向患者说明。之后,患者可以签署手术知情同意书。

患者术前要由麻醉科医师评估。遇有会影响患者术后康复的复合病变,例如贫血、糖尿病或慢性梗阻性肺疾病等,都要在术前加以改善。正在使用抗血小板或抗凝血药物的患者要在术前适当期间停药,以减低出血的风险。安装了心脏起搏器的患者需要由心脏专科医师术前调校起搏模式,以避免术中受电刀电流干扰。尿路有感染时,应按培养结果用抗生素治疗。因膀胱出口梗阻而肾功能衰退的患者术前要从膀胱导尿,以改善肾功能。5α 还原酶抑制药可用来减少经尿道前列腺电切术的失血,但它在腹腔镜前列腺增生切除术中的作用仍未证实。

手术前 1d,要配血以准备术中失血。患者要术前禁食,做肠预备排空直肠。深静脉栓高危患者要接受预防深静脉栓的治疗。

(三)手术步骤

在诱导麻醉时,注射针对一般尿道致病菌的预防抗生素。患者进行全身麻醉及松弛肌肉。做维持生命指标及心电图监控。放置静脉插管以备术中补液输血,有需要可放置中央静脉插管或动脉插管。

患者仰卧置 Lloyd-Davies 体位(髋关节及膝关节屈曲较少的改变截石位)。在压力点加好护垫。双腿配戴气动压力装置,以预防静脉栓塞。手术床调校至头向下斜的 Trendelenberg 位。要支托好头颈肩臂,防止患者下滑。剃除下腹毛及阴毛,应紧贴于皮肤消毒之前进行。皮肤用含碘水溶皂液消毒,之后铺好手术布。放置 14～16F 导尿管,引流至收集器内。

做一脐下 2cm 横切口,加深至腹直肌前鞘膜。在鞘膜由中线起向横切 1cm。以手指做钝游离,在腹直肌中缘进入腹直肌及后鞘膜间的间面,然后继续向下游离,在鞘膜弓状线下进入腹膜前空隙。在腹膜前空隙内放入水囊扩张器(有现成制品,亦可手套手指及抽吸管自制),注入 1L 生理盐水进一步发展腹膜前空隙。水囊扩张器可保持膨胀 1～2min,以压停轻微出血。现成制品中也有可容许内镜监控下发展腹膜前空隙的水囊扩张器。扩张完成后,收缩及移除水囊。经切口将气囊套管放入腹膜前开展了的空间,并在气囊注入 20～30ml 空气将套管位置固定。经套管注入 CO_2 膨胀腹膜前空间,并将压力保持在 1.62～2kPa(12～15mmHg)。之后经气囊套管放入腹腔镜检查及进一步扩张腹膜前空间。以内镜监控在下腹两侧于脐至髂前上棘之间放入 5mm 及 10mm 套管各一。之后放入工具将耻骨后脂肪移除,以充分暴露盆内筋膜。

最早开展这项手术的专家建议在前列腺两侧剪开盆内筋膜,以暴露腺尖的背静脉及腺基两侧的侧蒂。如此则可将背静脉及侧蒂缝扎,使之后的游离时出血减少。之后,有其他专家示范了无须这样控制血管,仍可安全地切开前列腺包膜及剜除增生腺体。剪开盆内筋膜已不再是例行步骤。

有不同形式的前列腺包膜切口,被建议用来移除增生腺体。这包括经腹腔镜 Millin 手术,以及经膀胱颈中央纵切,在腹腔镜 Millin 手术中,前列腺包膜就像在开放 Millin 手术中被横向切开。合并使用剪刀及超声刀,将增生腺体从外科包膜内剜除,再以电灼及缝扎止血。之后将三角区推进前列腺包膜内,缝合固定。在腹腔镜下以此经路暴露增生腺体颇为困难。

另一方面,经膀胱颈中央纵切则可更好暴露增生腺体,技术上也更容易。采取此径路时,要以手术工具探索或牵扯导尿管观察水囊位置来辨认膀胱颈。有怀疑时可经尿道放入金属探子来辨认膀胱颈前壁。在膀胱颈中央行纵向切开膀胱。切口向下伸延,切开膀胱颈以及前列腺外科包膜。包膜全层在中线切开至耻骨前列腺韧带附着处,以暴露增生腺体前面。将前列腺上膀胱黏膜环绕膀胱颈切开,从切口深入至包膜及增生腺体间切面。将包膜切缘由增生腺体向两侧游离拉开。用缝线将每侧切缘的膀胱颈牵引向同侧的 Cooper 韧带(耻骨梳韧带)。另一方法,可以在腹腔镜监控下从体外用直针经皮穿入缝线牵引。要用大型有齿手术钳牵引增生腺体,也可在增生腺体穿入缝线,以便用钳牵引。合并使用剪刀及超声刀进一步将增生腺体从包膜分离。助手可伸手指入患者直肠将特大的增生腺体从前列腺窝中推出以协助手术分离。可以用双极电灼或缝线止血。钬激光可以用作切割,也可用来止血。要用一条硬塑胶管经其中一个 5mm 套管引入激光光纤。为方便手术解剖,可将部分增生腺体先行割下,放置一旁。将增生腺体从前列腺窝完全分开后,要以剪刀切断增生腺体与膜尿道的仅余连系,以减少因牵引对远端括约肌造成的损害。经完全分离了的增生腺体放置于前列腺窝之外。之后对前列腺窝做进一步止血。将膀胱颈的黏膜伸入前列腺窝,用可吸收缝线固定,使前列腺窝再三角区化。

外科包膜前方用可吸收线连续缝合。经尿道放入 24F 有 80ml 水囊的止血导尿管。先将水囊注入 10ml 胀起,然后拉入前列腺窝。在适当位置后,向水囊继续注水直至它胀大紧贴前列腺窝内壁,以有效压止细小的静脉出血。然后继续向上用可吸收线缝合膀胱颈及膀胱前壁的切口。切口完全缝合后以温的生理盐水经导尿管灌洗膀胱,以测试有无渗漏。

分离了的增生腺体可以用以下其中一种方法取出。可以将它纳入标本袋中再经扩大了的脐下切口取出,也可以放在标本袋中然后用绞碎器绞碎吸出。此外,亦可以用剪刀剪成小块,才放进标本袋中,就可以不用扩大脐下切口,也能取出体外。最后的方法既高效率,又无须购置昂贵的绞碎器。

之后,经一侧套管切口放入引流管,留置于耻骨后空隙。用可吸收缝线缝合脐下及各套管切口。术后继续用生理盐水经导尿管灌洗膀胱直至洗出液转淡红色。导尿管留置至术后 2 周,待前列腺包膜及膀胱完全愈合。引流管到停止引出时可以移除。

(四)并发症及处理

1. 术中并发症及处理

(1)进路引致的并发症:用球囊扩张腹膜前空隙时如有球囊破裂,要将扩张器移出,再换入新的扩张器继续扩张直至完成为止。之后放入腹腔镜及夹子,检查球囊破裂时有无遗下碎片,并将碎片取出。腹膜前进路未能成功建立时,应改用经腹膜进路。入套管时创伤腹壁下动脉,造成出血,可用双极电灼、钛夹或缝扎方法止血。缝线可用直针经套管伤口穿,再用腹腔内工具穿出。损伤了较大的髂外血管时,会有严重出血,通常须要改开放手术止血。膀胱及肠管的创伤,一般都可在腹腔镜下修补。

(2)游离增生腺体的并发症:游离增生腺体时前列腺窝内活跃的动脉出血一般可用双极电灼或缝扎控制。遇有急剧的静脉出血,要经一 10mm 套管放入纱布,填塞前列腺窝。将患者置于深度倾斜的 Trendelenberg 体位,以降低静脉压。缝扎大的出血点。以黏膜伸入前列腺窝(再三角区化)以减少出血表面。可用留置导尿管膨胀的球囊塞压前列腺窝止血。游离增生腺体时若损及输尿管口,可经套管在输尿管插入双弯支架管处理。如损及输尿管高于壁内段,就可能要改开放手术做输尿管膀胱吻合术。创伤直肠机会不高,若有发生可经腹腔镜修补。若直肠创伤严重可能需要做近端结肠造口保护。

2. 术后并发症及处理

(1)术后出血:术后早期出血(反应性出血)由血管痉挛转松弛或血凝块脱落造成。应先评估患者血流动力的状态。如有休克,要以足够补液及输血抢救。正接受抗凝血药或刚接受大量输血的患者,要测定血凝因子并弥补任何不足。冲洗液呈深红色时,可将导尿管球囊加胀,并牵引导尿管,以加强对前列腺窝的塞压作用。如这样仍未能控制出血,要将患者送回手术室做膀胱镜检查及电灼止血。经膀胱

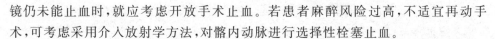

镜仍未能止血时,就应考虑开放手术止血。若患者麻醉风险过高,不适宜再动手术,可考虑采用介入放射学方法,对髂内动脉进行选择性栓塞止血。

(2)血块尿潴留:患者由导尿管导尿或流出冲洗液重度染血,引致导尿管被血块梗阻,会造成尿潴留。可先试经导尿管冲洗,如仍未能消除梗阻,应移除堵塞了的导尿管,然后用吸引管或金属管尝试从膀胱清除血块。如仍未能成功,要将患者送回手术室做膀胱镜检查及清除血块。做膀胱镜时,要检查前列腺窝有无出血点,并以电灼止血。清除血块后,放置新的三腔导尿管,继续冲洗膀胱。要检验患者血红蛋白水平,并矫正贫血。

(3)拔导尿管后尿潴留:通常到预计膀胱及前列腺包膜切口完全愈合后,才会拔除导尿管。拔管后患者未能排尿,可能是由于尿道括约肌痉挛或膀胱收缩力未完全恢复造成。可再放置导尿管让括约肌及逼尿肌多休息数天。之后第二次拔管后大多能成功排尿。持续不能排尿,可能是由血块、前列腺碎片或黏膜瓣造成梗阻。要安排膀胱镜检查。经膀胱镜可清除血块及组织碎片,亦可经尿道切除造成梗阻的黏膜瓣或残余增生腺体。经膀胱镜排除机械性膀胱出口梗阻后,如患者仍未能排尿,应教导他自己间歇性清洁导尿方法,免除留置导尿管。可安排于数周后,待手术伤口完全愈合,作尿流动力学检查以分析顽固尿潴留的功能性成因。

(4)引流管持续漏尿:尿液可能经膀胱或前列腺包膜的伤口渗漏,由引流管流出。漏尿可以凭引流液测得高肌酸酐而确诊。要留置导尿管较长时间,以让膀胱或前列腺包膜的伤口充分愈合。可对导尿管施加低压吸引(低于 $10cmH_2O$ 压力)以减少漏尿。当引流停止,应做膀胱造影以确定伤口完全愈合及再无漏尿,然后才拔除导尿管。漏尿一般无须手术介入处理。

(5)套管切口并发症:二氧化碳可经套管切口渗入皮下组织,形成在套管切口周围的外科性气肿。这一般会自行消退,不需特别处理。套管切口旁形成的血肿,通常可保守处理。若有腹腔脏器经套管切口疝出,就要用手术还原及修补。

(6)伤口感染及脓毒症:伤口附近蜂窝织炎在取伤口拭子培养后要以抗生素治疗。伤口感染如有积脓则需要敞开清理敷裹。脓毒血症发高热可能由盆腔脓肿引起。有临床可疑症状应以影像学检查确定。盆腔脓肿可以在影像引导下经皮穿刺引流。若脓肿因直肠损伤造成,需要做近端结肠造口保护,以免进一步感染。

(7)继发性出血及尿路感染:患者于手术后 2 周可能因尿路或前列腺窝感染出现排尿困难、刺痛或血尿,可能更会有尿潴留的情况。要给患者补充足够水分,以维持良好尿量。采集尿液做细菌培养后,可按经验开始抗生素治疗。出血通常会自行歇止。严重出血要用三腔导尿管留置膀胱进行冲洗。

(8)尿失禁:拔除导尿管后即时出现尿失禁的情况并非罕见。要安慰患者,向他说明大部分患者都会逐渐回复正常。如尿失禁与压力有关,原因大多是括约肌减弱。应指导患者作盆底肌肉训练,以加强远端尿道括约肌的控制力。有尿失禁伴有尿急的感觉时,要排除尿路感染。患者可接受膀胱训练以更有效松弛括约肌。如要考虑抗毒蕈碱药治疗紧迫性尿失禁,应先用超声检查排除有过多的残余尿。如术后小便失禁持续超过 6 个月,应做尿动力测试以计划进一步治疗。

(9)普通手术后并发症:一般手术后会有的并发症,诸如肺部感染、心血管病、深静脉栓、卒中或麻痹性肠梗阻等,都可能发生,要按情况处理。

(10)远期泌尿科后遗症

①持续尿失禁:患者可能有之前述及的持续尿失禁,应按尿动力学检查结果处理。括约肌失效不能复原者,可以用植入物注射、人工括约肌或男性尿道吊带手术治疗。

②膀胱颈狭窄:膀胱颈狭窄会引致再出现排尿困难及尿流细弱情况。要用膀胱镜检查确诊。确诊后要以经尿道切开膀胱颈舒缓梗阻。

③膜部尿道狭窄:切除增生腺体后,膜部尿道的括约肌成为唯一控尿机制。如膜部尿道因手术影响而狭窄,不可以尿道切开方法处理,否则会造成尿失禁。球囊扩张术是扩张尿道而保存括约肌功能的最好方法。

④逆行射精:剜除前列腺增生腺体后,膀胱颈开阔,逆行射精是预计后果。在术前应向患者说明这一后果及其对生育机会的影响,以免患者误以为这情况是并发症。患者如有需要在术后再生育,可在排空膀胱后再射精,精液从膀胱用导管取出,再以辅助生育方法使女方受孕。

⑤勃起功能障碍:术前有勃起功能的患者术后可能出现勃起功能障碍,在手术复原后可给予适当治疗。

⑥前列腺增生复发:术前应向患者说明手术并非移除全个前列腺,而长期随访时可能见到前列腺增生复发,而需要进一步治疗。

⑦前列腺癌风险:剜除前列腺增生腺体后,仍留下前列腺的外周带,要告知患者,他手术后仍像其他年长男性一样,有患上前列腺癌的风险。

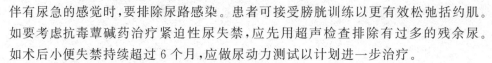

第六节　腹腔镜睾丸、精索手术

一、睾丸、精索的解剖

(一)睾丸

1. 形态与结构　睾丸是两个微扁的椭圆体,分别悬垂于阴囊内的两侧,通常右侧略高于左侧。睾丸分为内、外两侧面,前、后两缘,上、下两端。睾丸后缘与附睾相连。睾丸内侧面较平坦,贴附于阴囊隔,外侧面较凸,邻阴囊外侧壁;前缘朝向前下外方游离,后缘朝向后上内方,附有睾丸系膜,又名系膜缘,睾丸的血管、神经和淋巴管由此出入,并与附睾和输精管下段相接触。

睾丸表面有一层坚韧而厚的纤维膜包裹，称为白膜。白膜内侧为疏松的结缔组织，内有丰富的血管，称血管膜。沿睾丸后缘，白膜增厚，突向睾丸内形成睾丸纵隔，从纵隔发出许多呈放射状的结缔组织小隔，将睾丸实质分成许多睾丸小叶。正常男子有 200～300 个小叶，里面充满了曲细精管，是产生精子的地方。

位于曲细精管之间的组织呈疏松状，称为间质，里面有丰富的血管、淋巴管。间质里还有一种具有分泌雄性激素功能的细胞，叫作间质细胞（Leydig 细胞）。此类细胞分泌雄激素，维持男性性征和性功能，同时具有促使生精细胞发育成精子和机体的合成代谢。

2. 血供　睾丸的血供与肾的血供紧密相关，这是因为两个器官起源于相同的胚胎组织。睾丸动脉来自肾动脉下方的主动脉，在行程中通过精索到达睾丸，并与来源于髂内动脉分支的输精管动脉相汇合。睾丸血液回流至精索的蔓状静脉丛，在腹股沟内环口，该静脉丛形成精索静脉。右精索静脉在肾静脉下方直接汇入腔静脉，左精索静脉则直角汇入左肾静脉。

3. 淋巴回流　睾丸淋巴管汇入腰淋巴结，随后可至纵隔淋巴结。

4. 神经　睾丸的神经主要来自肾丛，神经纤维直接进入睾丸。睾丸的被膜则由生殖股神经的生殖支所支配。

（二）精索

1. 形态与结构　两侧的精索从内环口通过腹股沟管到达睾丸。每侧精索包含输精管、输精管动脉、睾丸动脉、蔓状静脉丛、淋巴管和神经。少许提睾肌纤维可在腹股沟管内加入精索中。

2. 血供　来自腹壁下动脉的精索外动脉供应精索筋膜。精索内动脉沿着精索通路到达睾丸。

3. 淋巴回流　精索的淋巴管直接汇入髂外淋巴结。

二、腹腔镜睾丸固定术

隐睾是指睾丸在下降过程中可停留在腹膜后、腹腔内、腹股沟内环、腹股沟管内和腹股沟外环口等处，而未进入同侧阴囊内，是常见的小儿先天性泌尿生殖系畸形。隐睾自然下降一般在出生后 3 个月内，2 岁以前可用促黄体生成素释放激素或人绒促性素治疗，从而使睾丸下降至阴囊。而对于药物治疗隐睾仍未下降的患儿则主张积极手术治疗。目前隐睾的手术治疗主要包括传统的开放手术探查下降固定术以及腹腔镜下隐睾探查和固定术。腹股沟型隐睾由于位置表浅，一般均可扪及，无需探查多采用开放手术下降固定。而腹腔内型隐睾由于睾丸位置不定，开放手术探查创伤大，且难以寻找，因此可以采用腹腔镜下隐睾探查，松解游离睾丸的血管，行腹腔镜下睾丸下降固定术。

（一）适应证与禁忌证

1. 适应证　适用于不可触及的隐睾和经影像学检查未能肯定位置的隐睾术

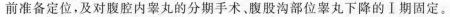

前准备定位，及对腹腔内睾丸的分期手术、腹股沟部位睾丸下降的Ⅰ期固定。

2. 禁忌证　有腹腔手术史为禁忌。

（二）术前准备

1. 详细的体格检查，重点是隐睾侧腹股沟区的查体，了解有无可疑肿块；检查患儿外生殖器发育情况。

2. 对于查体无法扪及隐睾的患儿，行 B 超和 CT 或 ECT 检查了解隐睾的位置，大小和血流情况。可选择性地行精索血管造影检查。双侧隐睾患儿需要检测性激素水平。

3. 其他术前准备同腹腔镜常规准备。

（三）手术步骤

1. 麻醉与体位

（1）麻醉：气管插管全身麻醉。

（2）体位：平卧位，头低足高 20°～30°。可留置导尿管、排空膀胱尿液。

2. 手术方法

（1）建立操作通道：于脐下缘做 1cm 弧形切口。提起腹壁将气腹针刺入腹腔，注入 CO_2 气体，使腹腔内压达 1.3～1.7kPa（10～13mmHg），进气量 1～1.5L。气腹建立后，原切口插入 10mmTracor，置入腹腔镜，检查有无肠管或血管损伤，查看两侧精索血管和输精管，直视下于左右腹直肌外侧缘髂前上棘水平（或麦克伯尼点和反麦克伯尼点位置）各放置 5mmTracor。

（2）寻找隐睾：腹腔内型隐睾一般位于膀胱外侧和内环口之间，也可在盆腔底部两侧内环口与结肠系膜间。一般可以在内环口附近先找到精索血管，然后沿精索血管寻找睾丸。

（3）游离睾丸及其血管：在找到睾丸后可切开后腹膜，游离并切断睾丸引带，将睾丸分离出。然后在腹膜后充分游离睾丸血管，尽可能游离出较长的睾丸血管，一般可试将游离后的睾丸拉至对侧的腹股沟内环，若距离足够一般均能无张力的下降至同侧的阴囊内。

（4）分离同侧阴囊肉膜：此步骤同开放手术肉膜腔的建立。在阴囊底部切开，于皮肤和肉膜间分离一个足够大的能容纳同侧隐睾的空间。用血管钳从此空间沿腹股沟管向内环口钝性分离，直至进入腹腔。

（5）将隐睾置入阴囊内：在腹腔镜直视下将分离后的睾丸送往同侧腹股沟内环口处，用上述血管钳钳夹隐睾下方鞘膜或系带后经腹股沟管置入阴囊内。

（6）缝合关闭内环口：腹腔镜下缝合关闭内环口。结束气腹，关闭腹部穿刺切口。一般可不用放置引流管。

（7）牵引固定睾丸：此步骤同开放手术。将睾丸置入阴囊后，在睾丸系带或鞘膜处缝一牵引线，将睾丸系带或下极的白膜再缝于阴囊底部肉膜内面，注意精索血

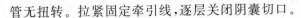

管无扭转。拉紧固定牵引线,逐层关闭阴囊切口。

(四)并发症及处理

1. 术中并发症及处理

(1)血管损伤:常见容易损伤的血管主要是睾丸血管,睾丸动脉的损伤容易影响睾丸血供,如果完全离断一般建议行分期睾丸下降固定术。精索静脉的损伤只要不是完全离断一般无需特殊处理。其他少见的如髂血管及其分支的损伤,除大出血需要开放手术外,一般无需特殊处理。

(2)脏器损伤:常见的有输尿管损伤,如仅是浆膜层的灼伤,一般无需特殊处理,如为全层损伤,建议腹腔镜下留置D-J管,并缝合损伤处。膀胱损伤,一般均为浆膜层损伤,无需特殊处理。输精管损伤,往往在游离精索时忽略了保护输精管,若切断了输精管,则应立即或成年后行显微输精管吻合。

2. 术后并发症及处理

(1)睾丸回缩:主要由于精索游离不充分,而精索有张力或者睾丸固定不牢固引起。因此,术中应尽可能充分游离睾丸血管,游离血管长度8~10cm,若能将游离后的睾丸拉至对侧的腹股沟内环处,一般能无张力下降睾丸。若睾丸回缩至阴囊上部可继续观察,不必手术,若回缩到外环口以上,则于3个月后再次行睾丸下降固定。

(2)睾丸萎缩:主要为睾丸动脉血供障碍。常见有术中分离睾丸血管时损伤睾丸动脉,固定睾丸时张力过大,睾丸进入阴囊时精索血管扭转等。因此,术中应避免对血管、输精管、精索结构进行过多的分离,减少操作引起的损伤。不过度牵引精索,固定睾丸张力不宜过大,同时避免精索血管扭转。治疗一般以预防为主,若存在上述潜在因素可术后应用低分子右旋糖酐或血管扩张药。

(3)出血及阴囊血肿:主要由于术中止血不彻底引起,一般出血不多,无需特殊处理。若出血较多,导致阴囊巨大血肿,则需开放止血减压,清除血块,并留置皮片引流,减少对睾丸及其血管的压迫。

三、腹腔镜精索静脉高位结扎术

精索静脉曲张是指精索内静脉回流受阻或瓣膜功能障碍,导致血液反流,使阴囊内的精索蔓状静脉丛发生曲张、纡曲。无症状或症状较轻的精索静脉曲张可试行非手术治疗,包括阴囊托带、局部冷敷、避免性生活过度等,以降低睾丸温度,减少盆腔及会阴部充血。症状严重或经非手术治疗症状不缓解者应行手术治疗,曲张明显者或合并不育者,亦应行手术治疗。腹腔镜下治疗精索静脉曲张与开放性手术相比,具有恢复快、视野清的优点。尤其对双侧性病变,无需增加切口。且腹腔镜下能真正做到高位结扎,漏扎的可能性较小,并可探查除外继发性精索静脉曲张,已成为当前治疗精索静脉曲张最佳手术方法之一。

(一)适应证与禁忌证

1. 适应证

(1)伴有不育或精液异常者不论症状轻重均为手术指征。

(2)症状影响日常生活,经非手术治疗无效者。

(3)儿童及青少年Ⅱ度以上的精索静脉曲张者。

(4)开放手术后复发、有腹股沟区手术史或双侧精索静脉曲张者。

2. 禁忌证

(1)有严重心血管疾病、呼吸道疾病,肝肾功能不良。

(2)腹腔及盆腔手术史、腹腔感染、肠粘连或合并有腹腔脏器病变者。

(二)术前准备

1. 常规化验检查、精液常规及双侧精索静脉多普勒超声检查等,并排除继发性精索静脉曲张。

2. 备皮、禁饮食、口服缓泻药、术前留置 Foley 导尿管。

(三)手术步骤

1. 麻醉与体位

(1)麻醉:常规的硬膜外麻醉,或气管内插管全身麻醉。

(2)体位:仰卧位,臀部略抬高,取 Trendelenburg 体位。

2. 手术方法

(1)穿刺部位:第 1 个 Trocar 位于脐部上下方 0.5～1cm,插入 5/10mm Trocar。第 2 个 Trocar,位于脐部套管与耻骨联合之间,插入 5/10mm Trocar。第 3 个 Trocar 位于病变侧麦克伯尼点腹直肌外缘,插入 5mm Trocar。如果为双侧病变,则在双侧麦克伯尼点分别建立 5mm Trocar 作为操作通道。

(2)常规消毒铺巾:做脐下 0.5cm 处弧形切口,长约 1cm,切开皮肤、皮下组织及腹直肌前鞘 1cm,布巾钳提起切缘,将 Veress 气腹针穿刺入腹腔,接通气腹机,注入 CO_2 气体,气腹压力 1.6～1.9kPa(12～14mmHg),拔出气腹针,穿入 10mm Trocar,置入 30°腹腔镜。观察肠管有无损伤后,直视下于左下腹反麦克伯尼点及下腹正中分别穿入 5mm Trocar,置入 5mm 分离剪和无损伤抓钳。如为双侧病变则于右下腹麦克伯尼点和左下腹反麦克伯尼点各做一长 5mm 切口,双侧麦克伯尼点分别建立 5mm Trocar 作为操作通道。

(3)腹腔镜下嘱助手牵拉患侧睾丸,观察内环处动态,可见到内环处曲张的精索静脉也受到牵动。内环上方 1.5cm 处可见到输精管及其伴随血管呈人字形分叉向内下方走行。分离乙状结肠和下腹壁之间的粘连,暴露腰大肌远侧、髂外血管和左侧腹股沟区域。于内环上方找到呈蓝黑色的精索静脉,距内环口 3～5cm 处沿精索内血管内侧切开腹膜 2～3cm,向远侧延伸,越过人字形分叉点,到达腹壁下血管和腹股沟管深环内侧缘之间。分离精索内血管束约 2cm,一般为 2～3 支。用长抓钳提起分离的静脉,有时在其下内方可见到并行的淡红色的搏动感的睾丸动脉,可不予以结扎或与静脉一起结扎。避免损伤生殖股神经、输精管。置入 10cm 7 号丝线,于两侧分别结扎血管,结扎前挤压阴囊内曲张静脉,使淤滞血液尽量回流,剪断或不剪断结扎线间的血管。明确无出血后剪除多余线结,并取出。或钳夹或双极电凝处理精索血管或整条血管束,切断。在腹股沟管深环内侧腹壁下动脉部位,用双极电凝闭塞精索外血管,切断。

(4)检查无活动性出血后,侧腹膜可不做处理,亦可用 1~0 可吸收线做"8"字缝合。如为双侧病变同法处理对侧。排尽腹膜后腔 CO_2 气体,拔除套管,缝合切口。

(四)并发症及处理

1. 术中并发症及处理

(1)血管损伤的紧急处理:腹壁血管损伤后,由于局部缺少能够压迫止血的组织平面,一般不能自行止血。可以用大圆针全层缝合腹壁出血部位,或尝试电凝止血,也可用气囊导尿管自套管放入腹腔,充盈气囊后牵拉压迫止血。如上述方法仍不能很好控制出血,则需要切开直视下结扎出血的血管。

(2)肠管损伤的紧急处理:对于小的穿孔或撕裂伤,可以在镜下修补。如果有较为严重的肠管损伤,则应改开放手术,请普外科会诊协助处理肠管损伤。术后禁食时间延长,并使用甲硝唑等抗菌药。

(3)高碳酸血症的紧急处理:一旦发现高碳酸血症,应立即给予过度换气,并吸入高浓度氧气,同时静脉滴注 5％碳酸氢钠。并立即中断手术,排空腹腔内 CO_2 气体。必要时呼吸机支持。等高碳酸血症纠正后,动态检测血气分析结果,尽快结束手术,气腹压力最好<1.3kPa(10mmHg)。

2. 术后并发症及处理

(1)阴囊气肿:主要是由于 CO_2 气体进入阴囊所致,一般可以自行消退,无需特殊处理。

(2)阴囊水肿:也较为多见,是由于淋巴管损伤或误伤引起,一般也能自行消退,不需特殊处理。

少数患者由于精索静脉血管结扎不牢靠、线结脱落引起腹腔内出血,需立即开腹手术。

第六章

体外冲击波碎石术

第一节 概 述

一、体外冲击波碎石的起源与发展

体外冲击波碎石术(ESWL)是利用体外冲击波聚焦后击碎体内的结石,使之随尿液排出体外的一种非侵入性的治疗方法。体外冲击波碎石机的发明被誉为20世纪三大医疗新技术(CT,MRI,ESWL)之一。ESWL问世20余年来,由于其损伤较轻、疗效显著,目前被公认为泌尿系结石外科治疗的首选方法。这项微创技术仍在不断发展、完善中,是泌尿外科医师必须熟悉和掌握的一门技术。

早在20世纪50年代,苏联学者掌握了体内液电冲击波膀胱碎石技术,但仅为体内碎石技术,内镜达不到的部位就无法治疗,因此其应用受到了很大限制。对冲击波真正具有划时代意义的研究始于联邦德国,1963年,联邦德国多尼尔(Domier)公司从事航空航天工业的物理学家偶然发现冲击波对人体组织起到力的作用,并提出利用冲击波粉碎肾结石的构思。1969—1972年,多尼尔公司和萨尔布吕肯理工大学的物理学家们开始研究冲击波在医学中的应用,研究表明,冲击波在软组织中传播能量损失很小,冲击波可以将生物体内的脆性物质击碎,但也会对含有大量气体的肺组织造成极大的伤害。他们的试验还证实了经水传播的冲击波能粉碎离体肾结石。

1978年,多尼尔公司研制出第一台双X线交叉定位水槽式体外冲击波碎石机并进行了大量动物试验,成功治疗了移植到犬肾中的人体结石。1979年,多尼尔公司研制出世界上第一台实用型双X线定位水槽式Dornier HM1型体外冲击波碎石机,并于1980年2月由Chaussy等在德国Indwing Maximillians大学泌尿外科治疗首例肾结石患者获得成功。

1982年,经过进一步完善的Dornier HM2型体外冲击波碎石机取代了HM1,当时只用于治疗<2cm的肾结石和输尿管上端结石,约占上尿路结石的20%。

1984年,多尼尔公司对HM2型机加以改进后推出性能更加完善的HM3型商品化碎石机,开始在西方多个国家应用。液电式HM3型机的非凡成就,迅速激发了其他各种冲击波源碎石机的研制,包括压电晶体式、电磁振模式、聚焦激光式和微型爆炸式。B超定位技术也开始引入碎石机,它进一步完善了阴性结石的ESWL治疗。

1990年后,国外碎石机发生了重大变化。碎石机改为"干式",水囊取代了水槽;冲击波源由液电式逐步被电磁式所替代;定位系统由固定式双束X线交叉定位发展为单束X线C型臂定位以及X线和B超双定位。这些改进大大简化了碎石机的构造,降低成本,方便患者。碎石机由单一的碎石功能正向多功能发展,给冲击波技术注入了新的生命力。

在我国,体外冲击波技术的设备研制和临床推广都比较迅速。1982年,在著名泌尿外科专家吴阶平院士、郭应禄院士和声学专家王德昭院士主持下,由北京医科大学泌尿外科研究所与中国科学院声学研究所共同研究此项技术;1984年10月,中国科学院电工研究所和北京医科大学泌尿外科研究所合作,研制出我国第一台实验样机;1985年首次临床治疗肾结石成功。同年底,上海交通大学电机系与上海医科大学附属中山医院合作研制的样机也成功应用于临床。随后全国有十几家生产、科研单位相继生产出各式各样的体外冲击波碎石机推向市场。国产碎石机价格较低,大部分性能不逊于国外产品。

体外冲击波碎石机按其构造和发展水平可划分为三代。国外第一代碎石机是特指水槽式的HM3型机,尽管目前已不再生产,但该机碎石效果最佳,被世界誉为ESWL的"金标准"。第二代主要是指"水囊式"碎石机。随着冲击波源特性的改进,麻醉也需要相应简易化。但因冲击波通过水囊膜时能量有所损耗,故其效能不如第一代HM3型机。第三代碎石机是将冲击波源与泌尿手术操作台合而为一,实现了多功能化。除了ESWL外,还可用来进行泌尿系影像诊断以及各种腔内碎石和取石治疗。目前,该类碎石机在欧洲已经普遍使用。

体外冲击波碎石术的临床应用有一个发展过程,20世纪80年代初仅能治疗约20%的肾结石,限于结石直径<2cm者。随着临床经验的不断积累,适应证也在不断扩大,上段及末端输尿管结石得以治疗,但在很长一段时间内认为中、下段结石,特别是位于骶髂骨处输尿管内的结石由于有骨骼阻挡不能碎石。1987年初,我国学者郭应禄院士提出了俯卧位治疗输尿管中、下段结石及膀胱结石,将ESWL的适应证扩大到整个尿路,且提高了疗效,使之成为一种创伤性小、安全、有效的治疗尿石症的方法。

二、碎石原理

1. 电极放电 世界上用得最早、最多的是以Dornier公司HM3为代表的碎石机,其冲击波的产生是利用高电压、大电容在水中电极间的瞬间放电产生冲击波。把电极间隙置于半椭圆反射体的第 1 焦点处,所产生的冲击波成球体样向四周迅速扩散,当其遇到平滑的反射体时,即被反射聚焦于象方焦点处,该处能量即可增大 200~300 倍。该处的结石即可被击碎。

2. 电效应 利用压电晶体或电磁波产生冲击波碎石。压电式是由许多约 50cm 球冠上的陶瓷晶体元件,在电脉冲作用下产生压电效应,即电效应转变为机械效应,使晶体快速变形产生机械振动,振动产生冲击波到达球心聚焦进行碎石。电磁式碎石机是通过高压电容器对 1 个线圈放电,放电产生的脉冲电流形成一很强的脉冲磁场,引起机械振动并在介质中形成冲击波,经声透镜聚焦得到增强而粉碎结石。

三、体外冲击波碎石设备

体外冲击波碎石机由最基本的两部分组成,冲击波源和结石定位系统,冲击波源是其核心。

(一)冲击波发生源

冲击波是一种机械波,具有声学、力学和光学的一些特性,碎石作用与冲击波的声阻抗原理、光学聚焦原理、力学原理(能量作用、应力作用和空化效应)有关。目前所应用的体外冲击波碎石机根据其工作原理不同采用了以下几种类型的冲击波发生源:液电冲击波源、压电冲击波源、电磁冲击波源、激光冲击波源和微爆炸冲击波源。后两种冲击波源由于技术不成熟,目前还处于发展阶段。

1. 液电式碎石机 在一个充满水的半椭圆的一个焦点上放置一个放电电极,当电极施以脉冲高压放电时,由于水介质的电阻作用,使电能瞬间在电极尖上释放,产生高温、高压,迫使水振动并使能量以球面波的形式向四周传播。当遇到椭圆球的曲面时,根据椭圆的几何原理,这些冲击波就会在椭圆的另一个焦点上聚焦,这个焦点就是碎石焦点。20 多年的临床经验显示,液电式冲击波源碎石效果好于其他冲击波源。

2. 电磁式碎石机 在一个平面线圈上放置一块金属振膜,当线圈通过脉冲电流时,先产生一个强大的脉冲磁场,磁场推动金属膜振动压迫水,形成冲击波,这种平面冲击波经过声透镜可以聚焦在一点。相比液电式碎石机,电磁式碎石机具有脉冲放电稳定、聚焦效率高、无须频繁更换电极、无闪光、噪声小和耗电少等优点。

3. 压电晶体式碎石机 压电晶体是一种电能与机械能相互转化的材料,对陶瓷片施加高压电脉冲,陶瓷片就会产生机械振动,对压电陶瓷片施加瞬间作用力,就会产生电脉冲。当数量足够的压电晶体同一球面等距排列,同时施加电脉冲,就会同时产生机械能,这种力压迫水产生定向冲击波向球心聚集,可得到足够的冲击波能量。由于压电转化效率低、功率小,碎石效果不如前两种碎石机。

(二)冲击波的触发系统

冲击波的触发产生必须保证对患者各器官功能无损害,确保患者安全;同时又要使冲击波进行有效冲击,命中率高。冲击波的触发方式有5种:心电R波触发、呼吸触发、呼吸与心电R波同步触发、自动连续触发和手动触发。

(三)冲击波和人体间的耦合

冲击波必须经由某种声阻抗和人体组织声阻抗相近的介质耦合无障碍地进入人体,以避免冲击波在进入人体的界面处产生反射导致应力而伤害人体。理想的耦合介质为水。冲击波和人体间的耦合方式有下列3种:水槽式、水盆式和水囊式。目前采用得最多的是水囊式,用去气软水作为传导介质,并有水循环、去气泡和加温装置以及耦合压力控制模块。

(四)结石定位系统

用于使结石和冲击波聚焦焦点重合,要求结石图像清晰,能方便迅速地寻找结石、准确地进行结石的定位并监测碎石的过程。目前冲击波碎石机的定位方式有3种:X线定位、B超定位和X线/B超双定位。X线定位的特点是快速、方便、图像清晰,缺点是有X线辐射性损伤。B超定位的特点是可以扫描到X线透光结石,不接触X线;其缺点是B超的图像分辨率不高,难以定位中段输尿管结石。为取长补短,有的碎石机中采用X线结合B超双定位技术。

(五)计算机控制操作系统

计算机控制结石定位,X线曝光时间和剂量,控制X线图像的数据采集、存储,控制水处理系统(完成对水囊充水、排水、排气、散热等多种重要功能)以及打印病例报告,监测整机运转情况和安全性等。

(六)治疗床

体外冲击波碎石机的治疗床已从最初支撑患者用发展到多功能治疗床。治疗床可以上、下、左、右、前、后移动并能倾斜,还可作为泌尿检查床或进行其他泌尿科治疗操作使用。

四、体外冲击波碎石设备保养及养护

(一)冲击波碎石机保养、维护措施及建议

1. 冲击波碎石机使用注意事项　碎石机是带有高压装置的设备,如何在实际工作中对其故障做出正确的判断和维护,对提高设备的使用寿命,确保其功能的正常发挥有很大意义。除正常的维护和保养外,必须特别注意以下几点:在使用设备前先检查地线的各连接处是否紧固。必须使用符合设备要求的电源条件。移动设备时应由专业人员操作,移动完毕,应接好地线,使设备良好地接地保护并检查电源,符合本设备的电源要求方可开机。设备内有高压,通电后严禁打开设备箱体门盖。冲击波是离患者最近的高压装置,该器件周围应保存干燥,以免发生触电事

故。水囊使用后应清洁干净,有破损迹象时,应立即更换。在清洁设备表面之前,应切断总电源,每月至少要检查 1 次地线及地线接头,保证本设备有良好的接地保护。

2. 日常养护措施建议

(1)B超定位校对:定期检查探头伸、缩限位距离指示的数字是否变化。如果变化超过 3mm,则应重新调整。例如,本设备出厂时调定数字如下:探头伸出限位 24mm(上限位);探头缩入限位 124mm(下限位)。

(2)水囊不要接触汽油、乙酸异戊酯等有机溶剂,发现破损隐患应及时更换。

(3)保持机械部件润滑,经常给轨道、齿轮、轴等加油,清洗设备表面灰尘。

(4)至少每月定期检查 1 次地线的各连接处是否紧密。

(5)每次水囊充水后要及时排水,清洁水囊表面的耦合剂。

(6)保持干燥,注意防潮。

3. 设备易耗件的更换　水囊设计使用寿命约为 30 人次。每次使用前均应检查,发现破损应立即更换。步骤:先排去水囊中的水,然后用螺丝刀拧松扎水囊的金属箍上的螺钉,再拆下金属箍及水囊,最后换上新水囊,装上金属箍,用螺丝刀拧紧螺钉。

(二)日常保养

1. 使用前,应检查各部件有无松动,水囊是否扎紧,有无破损,透镜是否完好,振膜是否凸起、破损。

2. 治疗前,水囊内的气体应充分排除,水囊与人体组织接触面之间须用 B 超耦合剂,使二者之间充分耦合,不能让气体存在于水囊与人体接触面间,否则可能会造成皮肤损伤,严重影响治疗效果。

3. 电磁盘放电冲击时会导致水囊内的水温升高,操作人员应随时检查,如果发现水囊温度超过 52℃(用手触摸烫手),则应将水囊中的水排出,再注入温度适宜的软化水。

4. 每次用完后要及时排水,并清洁水囊表面的耦合剂。

5. 定期对 X 线定位和 B 超定位进行校正,保证 X 线定位偏差<2mm,B 超定位偏差小于 3mm。

6. 保持机械部件润滑,经常地给轨道、齿轮、轴等加油,同时要注意防尘和防脏污,由于灰尘和润滑油混杂后形成污垢,容易引起机械运动阻力增大或卡死。另外,灰尘掉进高压箱,容易引起打火。因此要保持设备的清洁。

7. 保持干燥,注意防潮,特别是南方沿海地区,春夏潮湿时间长,容易引起机器故障增多,特别是高压电路容易引起打火。必要时可考虑配置除湿机。

8. 注意循环水的洁净,最好使用医院制剂蒸馏水,不含杂质。因自来水中的杂质和微细纤维易使气水循环系统的进、排气阀堵塞,而影响水囊的进气和排气。

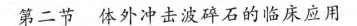

第二节 体外冲击波碎石的临床应用

一、碎石前准备

(一)适应证与禁忌证

1. 适应证

(1)上尿路结石除结石以下尿路有器质性梗阻及全身性出血性疾病者外,均可采用体外冲击波碎石术(ESWL)。

(2)部分下尿路结石也可采用 ESWL。

(3)在实际临床工作中,须考虑患者的全身情况、泌尿系统本身的情况以及结石本身的情况。

2. 禁忌证

(1)妊娠:妊娠是 ESWL 的绝对禁忌证。

(2)不能控制的凝血病(凝血功能障碍):也是绝对禁忌证。患者经治疗,凝血功能正常后才可考虑行 ESWL。正在服用华法林、阿司匹林或非甾体类解热镇痛药的患者,将会增加出血的危险。在 ESWL 前24h须停用以上药物。

(3)心脑疾病:发生的脑血管疾病、心力衰竭及严重心律失常者也不宜行 ESWL。

(4)控制好血压的高血压患者:高血压会增加出血等危险。

(5)结石以下尿路存在器质性梗阻者:因碎石无法排出,结石碎屑会加重梗阻,最好在梗阻解除后再行 ESWL。

(6)泌尿系感染:急性期不宜行 ESWL,以免炎症扩散甚至引起败血症。炎症消除后才可行 ESWL。慢性炎症由于难消除,一般建议在术前、术中和术后使用抗生素。有人认为,凡 ESWL 前都要做尿培养,如有感染,则应先治疗。

(7)肾功能不全:并非 ESWL 的绝对禁忌证,尽管 ESWL 有可能加重肾功能损害。因此必须区别肾功能不全的原因。如肾功能不全是由于结石梗阻所致,则要积极碎石;若肾功能不全是由于肾本身病变所致,则不应贸然碎石,以免进一步加重肾功能损害。

(8)育龄期妇女:其输尿管下段结石不宜行 ESWL。因为冲击波对子宫、卵巢的影响现在还不确定。

(9)特殊结石:巨大结石、全鹿角型结石、肾盏憩室结石、停留时间过长的结石均应慎重考虑行 ESWL。

(10)过于肥胖的患者:其背部皮肤至结石的距离大于反射体边缘至象方焦点的间距,无法进行 ESWL。

(二)术前准备

1. 心理方面　向患者说明 ESWL 的原理、碎石体位、治疗时间以及治疗过程中发出的声音等,并解释 ESWL 中可能出现的疼痛、ESWL 对肾功能的影响等,争取患者的配合。有恐惧心理的患者,尤其是儿童,可在治疗前让患者现场观看他人的治疗情景。

2. 全身情况评估

(1)病史:详细了解患者的心、肺、肝、肾、血液及神经系统等病史,包括精神和癫痫病史,既往有无泌尿系或其他手术史。

(2)体格检查:全面做好体格检查,有助于发现潜在的疾病。

(3)实验室辅助检查:主要是血常规、尿常规、凝血常规、肝肾功能等;若使用华法林、阿司匹林、非甾体消炎药等影响凝血机制药物时,治疗前至少停用 2 周,再检查凝血常规、心电图、胸部 X 线透视或胸片等。必要时行甲状旁腺激素检测和结石成分分析,以便术后采取适当的排石措施和预防结石复发方法。

3. 泌尿系统方面

(1)X 线检查

①腹部平片(KUB):90％以上的尿路结石含有钙盐,在 X 线上均为阳性结石,所以对怀疑有尿路结石的患者,KUB 检查作为第一选择,经济又方便。其优点是可全面了解结石的部位、大小、数目和密度;同时了解有无脊柱和骨盆畸形,有助于定位。

②静脉尿路造影(IVU):IVU 最常用,有助于确定结石的准确位置和大小、了解结石以下有无梗阻、判断是否憩室结石和肾盏颈结石、评估双侧肾脏功能、查找易发结石的解剖学异常等。通过对结石的密度、位置、大小、形态和梗阻情况,以及肾盏颈形态、长度和角度的分析,有助于指导患者 ESWL 术后的排石体位,并预测排石效果。

③逆行插管肾盂造影:当肾功能受损或 IVU 观察不满意,特别是 IVU 对输尿管结石以下不显影时,需要了解结石以下输尿管有无梗阻或结石存在时,可做该检查。但此检查对患者痛苦大,且容易发生逆行性尿路感染,故多选择性使用。

(2)B 型超声检查:泌尿系结石往往是首先通过 B 超检查发现的。B 超可检出阳性和阴性结石,最大优点是无 X 线辐射损伤。结石的检出与操作者经验和技术、结石大小和部位、肠道气体、患者胖瘦等有关。由于受骶髂关节影响,B 超对输尿管中下段结石的检出率较低。B 超发现的肾积水征象并不总是器质性梗阻引起的,有时是生理性积水(妊娠期和多尿期)、肾外型肾盂或梗阻解除后的肾盂形态等,还需要进行 IVU 检查加以鉴别。另外,B 超无法对肾功能做出评估。

(3)CT 检查:CT 诊断泌尿系结石有很高的敏感性和特异性,不受肠道气体影响,能显示 X 线阴性结石。CT 检查能获得人体泌尿系横断面密度分辨力很高的图像,解决了 X 线摄影平面成像组织重叠的问题。多层螺旋 CT 泌尿系成像(CTU)能将横切面图像转换成泌尿科医师熟悉的类似 IVU 图像,清晰地显示结石的部位、大小、数目和形态,判断肾盂输尿管梗阻的部位和程度。研究显示,CT 有助于判断结石成分,对预测 ESWL 碎石效果和排石预后有一定意义。有关 CTU 与 IVU 的比较,不仅要考虑诊断的有效性,还要顾及 X 线辐射量、检查时间和经济成本等方面。

(4)磁共振尿路造影:一般情况下,磁共振成像不用于诊断尿路结石。当患者有急慢性肾衰竭、碘过敏及年老体弱腹部不能承受加压时,不允许做 IVU 检查,可选择磁共振尿路造影(MRU)。该检查可对结石的部位、结石上下尿路的通畅情况做出间接诊断,一般需结合 KUB 达到诊断目的。

(5)肾图检查:主要了解分肾功能,评价碎石效果。

4. 其他准备

(1)肠道准备:治疗前 1d 晚口服缓泻药,治疗当日晨起禁食,目的是减少肠道内积气和粪便,有利于碎石定位。尤其是对低密度结石,输尿管中、下段结石,肠道准备尤其重要。体外冲击波通过肠道气体时可增加自身能量的耗损和加重对肠管的损伤。

(2)应用抗生素:合并尿路感染,或已经诊断为感染性结石,术前需口服抗生素控制尿路感染。

(3)皮肤准备:治疗前 1d 洗澡或对腰腹部皮肤进行清洁,清除皮肤表面的油脂,有利于冲击波进入体内。

二、碎石技术

(一)术前、术中用药与麻醉

碎石机应用初期,由于采用高能量冲击波,大多用硬膜外麻醉或全麻才能完成治疗。随着碎石机的改进,特别是低能量碎石机应用于临床,冲击波进入身体时痛感已大为减轻,治疗上尿路结石时疼痛已非常轻微,现除幼童不合作需用全身麻醉外,均不需麻醉。术前特别紧张的患者可在术前 30min 肌注哌替啶 50mg,效果满意。

(二)治疗时体位

行 ESWL 时选择合理的治疗体位很重要,对碎石效果会产生直接影响。选择体位的基本原则:冲击波进入人体的入路能避开骨骼的阻挡,以及冲击波入路最短。

1. 仰卧 适用于肾及上段输尿管结石的治疗。

2. 俯卧位 适用于输尿管中、下段和膀胱结石的治疗。

3. 半坐位 适用于后尿道结石患者的治疗。

(三)安全界限

医学研究表明,ESWL 并非对人体没有严重损伤,只是在适当的冲击能量和适当的冲击次数下,人体不会造成不可逆的损害。因此安全界限问题很重要,尽管ESWL的安全界限目前还不十分明了,但根据国际国内资料分析、动物试验和长期临床经验,一般认为,性能良好的碎石机,每次治疗的安全累计能量为 100 000～150 000J。以 HBESWL-V 为例,工作电压 9kV 时,单个脉冲能量 16.2J,安全冲击次数应该为 6170～9250 次。但是在临床使用中,每次的冲击波次数要减半才是临床的安全界限。

1. **工作电压与轰击次数** 工作电压与治疗能量成函数关系,所以 1 次治疗的积累能量可用工作电压和轰击次数表示。不同厂家生产的碎石机的工作电压与治疗能量的关系不相同,因此,不同的碎石机都有各自的安全工作电压范围和 1 次治疗的最多允许轰击次数。就 DornierHM-3 型机而言,根据美国食品药品管理局现行的使用规定,限于 2000 冲击次数/(肾·天)。参照此参数与上述最高安全冲击次数,根据临床实践,HBESWL-V 低能量碎石机的工作电压和冲击次数的最高限制宜为:每日每侧肾冲击 2500 次,输尿管每日冲击 3500 次;工作电压:肾结石 3～8kV,输尿管结石 3～9kV。

目前主张低能量碎石,即用较低的工作电压,较多的冲击次数,不仅能降低肾的损伤,而且碎石颗粒细小。事实证明,结石的粉碎为结石分子结构被冲击波能量逐渐破坏的过程,而并非一定要求脉冲能量大于结石的结构强度,而且结石的粉碎程度与能量并不成正比例关系。在临床上,选择最恰当的能量刚好将结石粉碎是最成功的治疗,这需要不断的经验积累。

2. **两次治疗时的最佳安全间隔时限** 对于这个问题目前尚未清楚。但有研究发现,ESWL 后肾小球及肾小管出现短暂损伤,至少需 7d 以上才能恢复。目前一般主张两次治疗间隔时限应＞7d。肾结石间隔时限＞10d,应该更有利于恢复。

(四)治疗要点及碎石技巧

1. 根据结石的部位采用适当体位,使结石定位于反射体第 2 焦点,再根据祛除结石的难易程度(结合结石成分、结石周围是否有腔隙和结石与输尿管间是否有嵌顿、粘连等因素综合考虑而判断),调整工作电压。

2. 工作电压的调高务必平稳,切忌一下子把工作电压调得过高(如冲击 200～300 次便把工作电压调至 6～7kV)。否则,电极因电弧销蚀太快使电极间隙增大太早导致冲击波焦区偏离第 2 理论焦点,从而导致碎石效能降低,甚至不能击碎结石,同时使患者疼痛感剧增。

3. 结石粉碎的征象是肾盂、膀胱结石呈体积变大、形状改变、密度降低、碎石块向四周扩散。肾盂结石粉碎后常常逸入邻近肾盏,如"砂石造影"现象;膀胱结石粉碎后向四周散开,如"砂雾状";输尿管、后尿道和前尿道结石,粉碎后特征是结石碎屑沿输尿管、尿道走向拉长的影像,形同"石街"。

4. 每次治疗不要遗漏大颗碎屑,治疗过程如出现大颗碎屑弹离焦区,立刻跟踪将其击碎。

5. 需要分次治疗的多发结石的治疗顺序,根据结石的多少、大小、部位和肾盂造影情况决定,而且宜根据治疗过程的具体情况随时调整治疗方案。制定方案必须遵循以下原则:本次碎石不影响下次碎石治疗的定位;本次碎石尽量避免石街的出现;选择治疗部位的次序以解除尿路梗阻为原则。

(1)单侧肾内多个结石:从结石大小来讲,小结石先碎,大结石后碎,因为大结石粉碎后的颗粒可能掩盖小结石,使定位发生困难;从部位上来讲,肾盂输尿管结合部的结石先碎;依次碎肾上盏或肾盂上部的结石,再依次碎肾中盏或肾盂中部的结石,最后碎肾下盏和肾盂下部的结石,这样有利于体位引流和碎石排出。

(2)双侧多发结石:结石较小的一侧先碎,结石较大的一侧后碎;症状明显的一侧先碎,症状不明显的一侧后碎。原则上先碎输尿管结石,待梗阻解除后再碎肾结石。但若肾结石较小,肾无积水但同侧输尿管结石较大且离肾盂较近时,宜先碎肾结石,后碎输尿管结石。因为如果先碎输尿管结石,结石碎屑往往逸向肾内,遮盖肾内原有小结石,给下一步定位造成困难,且肾内小结石有可能随已碎颗粒排至输尿管,导致梗阻,影响排石。

总之,治疗上尿路多发结石,选择合理的治疗顺序很重要。决定治疗顺序的具体原则是:先小后大,先易后难,先远后近,先急后慢。更具体即是:先碎小结石,后碎大结石;先碎密度低脆性高的"容易"结石,后碎密度高脆性低的"困难"结石;先碎尿流远端的结石,后碎尿流近端的结石;先碎有梗阻、肾功能差、症状重的"急"结石,后碎无梗阻、肾功能好的"慢"结石。一侧结石排空再治疗另一侧,两侧同时治疗可能会造成双侧梗阻,属于禁忌,不能违反治疗原则。

第三节 各类结石的体外冲击波碎石术治疗

一、肾结石体外冲击波碎石治疗

(一)适应证

1. 单纯性肾结石 直径<2cm肾盂、肾盏结石,ESWL粉碎率高,术后并发症少,除少数(如胱氨酸结石)较难被冲击波粉碎外,大多数能1次治疗成功。一般来说,直径<2cm结石的碎石成功率明显高于结石>2cm者,一般结石粉碎率可达97%~99%。

2. 复杂性肾结石 包括巨大结石、鹿角形结石及多发结石等。

(1)巨大肾结石和鹿角形肾结石:结石直径>2.5cm或鹿角形结石,单纯ES-WL治疗有一定难度,其治疗时间长,并发症发生率高。鹿角形结石除少数由尿酸、胱氨酸成分组成外,大多以磷酸镁铵为主(感染性结石)。长期以来,鹿角形肾结石治疗是泌尿外科的一个重要课题。

（2）多发性结石：多发性结石大多数需多次碎石，少数尚需配合 PCNL 或其他方法，疗程长，费用高，应向患者说明冲击波治疗的方案及难度，使其积极配合治疗。此外，多发性肾结石与机体代谢有关，需进一步查明结石产生的病因和诱因，争取做到标本兼治，避免治疗后肾结石复发。

3. 肾盏结石　ESWL 治疗无症状小肾盏结石，文献讨论较多。20 年前，无梗阻症状的肾盏结石通常行非手术治疗，但随访发现 68％患者合并尿路感染，51％患者出现肾绞痛，40％患者最终需要手术治疗，只有 16％患者自行排出结石。ESWL 治疗 12 个月后的肾盏结石排净率，直径＜5mm 者达 84％，直径＜10mm 者达 90％。约 50％肾盏结石可排入输尿管而成为输尿管结石，因此，早期行 ESWL 治疗的理由是它可以预防结石排入输尿管后造成急性梗阻。

ESWL 治疗肾解剖正常结石的疗效与结石大小有关。肾盏结石治疗方法的选择取决于很多因素，如结石大小、位置、成分以及尿路解剖和患者的总体健康情况。若单纯考虑结石大小，ESWL 治疗直径≤10mm 的结石，不管它位于肾何处，疗效都很好；10～20mm 的结石，特别是肾下极结石排净率有所下降；而 30mm 以上的结石，疗效均不满意；下极直径＞30mm 的结石，应优先选择经皮肾镜取石术（PCNL）治疗。长期观察发现，ESWL 术后 24 个月仍有结石碎片排出，且结石排净率随观察期的延长而上升。结石排净率和残留率在肾盂和上盏、中盏是相似的，而下盏结石则残留率较高，且易复发。为提高 ESWL 治疗下盏结石的疗效，碎石后可采用体位排石法，可有效地防止结石残留在肾下盏。

（二）术前用药

一般情况下无须术前用药，对疼痛敏感者，在 ESWL 前 30min 肌内注射注哌替啶（2mg/kg）加异丙嗪（1mg/kg）可达到术中镇静止痛目的，术前用镇痛药物的方法，大大减少了初期应用麻醉方法的并发症，并有利于 ESWL，治疗后患者可立即下床活动以促进排石。小儿肾结石的 ESWL 治疗应选用全身麻醉。

（三）治疗时体位

碎石机治疗体位分为平卧位和俯卧位两种，髂骨缘以上结石选平卧位治疗，髂骨缘以下结石选俯卧位治疗。小儿肾结石治疗时，在其背部肋缘以上加放铅板以保护肺组织；盆腔异位肾结石和少数马蹄肾下盏结石，须选俯卧体位行 ESWL 治疗。

（四）定位

1. X 线定位　现绝大多数碎石机仅用了单 X 线定位系统，寻找到结石的影像后，将其移至靶心"十"字线的中心，利用三维（X,Y,Z 轴）定位，其方法简便，易于操作定位。

2. B 超定位　肾结石的超声定位就是指显示肾的声像图，从肾声像图中搜寻

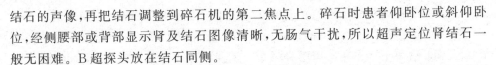

结石的声像,再把结石调整到碎石机的第二焦点上。碎石时患者仰卧位或斜仰卧位,经侧腰部或背部显示肾及结石图像清晰,无肠气干扰,所以超声定位肾结石一般无困难。B超探头放在结石同侧。

(五)治疗

当两个显示器上的结石影像都位于"十"字线的中心时,结石已准确定位,将工作电压调至最低电压,即可以开始治疗(每种碎石机的电压均不同),每轰击200次后透视1次,观察结石的粉碎情况及结石位置情况,如有移动则及时校正,以提高冲击波的碎石成功率。在治疗过程中,工作电压应逐渐提高。结石粉碎过程在荧光屏上表现为结石边缘变毛糙,阴影变大,碎石碎屑逸向肾盏等空隙处,犹如"砂粒造影"可显示肾盏的轮廓。此时应仔细观察各个部分有无较大颗粒,如有应将其移至"十"中心,继续轰击将其彻底粉碎。

(六)工作电压及轰击次数

治疗时的工作电压应随不同厂家的碎石机而定,Donier公司HM3型碎石机工作电压为16~24kV,轰击次数则视结石粉碎为度,若结石不能完全粉碎时,其轰击总数不宜超过2500次,对于小儿肾结石和孤立肾结石,应适当调低工作电压和减少轰击次数,尽量减少其对肾的损害。而湛江海医疗器械有限公司的HB-V型低能量碎石机的工作电压为3~9kV,肾结石治疗轰击次数不超过2500次。新研制的复式脉冲HB-VG型低能量碎石机的工作电压为3~8kV,轰击次数应少于2500次。尤其是下盏结石要降低能量。

(七)治疗间隔时间

两次治疗间隔时间应>1周,孤立肾结石,小儿肾结石应>10d。

(八)辅助治疗

一般肾结石的ESWL治疗,不需辅助治疗。但是,当结石>3cm者,很难一次完全粉碎,复杂肾结石往往需要做一些辅助治疗以缩短疗程、提高疗效。其方法有:①手术与ESWL联合治疗。在肾盂切开取石术后2周,伤口已愈合,在无感染的情况下可行ESWL治疗。②经皮肾镜取石术(PCNL)联合ESWL治疗。一般应先做PCNL,通过肾镜用超声或液电碎石将肾盂内结石尽可能取出,遗留的肾盏结石在PCNL术后1周再行ESWL治疗残余结石。③为防止治疗后碎石块在输尿管内堆积,尤其对巨大胱氨酸结石、尿酸结石,在术前置入DJ内支架管,一方面可预防术后造成石街引起梗阻,也有利于碎石屑逸入输尿管内需再次行ESWL的定位。

二、输尿管结石体外冲击波碎石治疗

(一)适应证

输尿管全长各部位的结石皆是体外冲击波碎石治疗的适应证。按骨盆髂骨将输尿管分为上段、中段、下段。在 ESWL 临床应用的初期,ESWL 只用于治疗上段输尿管结石,中段和下段部位的结石曾被认为是 ESWL 治疗的盲区。1987 年,我国学者郭应禄院士首先提出用俯卧位治疗髂骨缘以下的输尿管结石,冲击波由下腹部避开骨骼达到结石,取得满意效果。随着治疗经验的积累和碎石机的改进,现在输尿管任何部位的结石都可用 ESWL 治疗。ESWL 和各种体内碎石术的发展已使得 95% 以上的输尿管结石免于开放手术,个别结石有定位困难的因素,也有结石不易粉碎或不易排出的原因。

(二)术前准备

术前一般准备同肾结石 ESWL 治疗。但对于结石较小或近日伴肾绞痛发作者,应在治疗前重新拍摄腹部平片,观察结石移动位置。对于结石过小或影像欠清晰者,可在治疗前行输尿管逆行插管,并拍摄腹部平片,以利术中定位(可沿导管影寻找结石)。如为阴性结石者,可在治疗时注入造影剂。

(三)术前用药

成年人一般无须用药,对于疼痛敏感者,术前30min 肌内注射哌替啶50mg,异丙嗪25mg,小儿选用全身麻醉方法。

(四)治疗体位

1. 仰卧位 适用于髂骨缘以上输尿管结石的治疗,冲击波从侧方进入,可避开椎体的阻挡,提高碎石疗效。当输尿管末端结石定位困难时(体胖及小儿患者),可采用仰卧位治疗,冲击波从小骨盆内口进入,直达结石。

2. 俯卧位 适用于髂骨缘以下的输尿管结石,这是碎石治疗中应掌握的基本原则,采用俯卧位治疗髂骨缘以下的输尿管结石,可以避开骨骼对冲击波的阻挡,冲击波直接通过腹部到达结石,以利结石的粉碎。对于输尿管末端结石患者,应加用铅板以保护外生殖器。

(五)定位

1. X 线定位 输尿管结石定位较为简单,当 X,Y,Z 轴位均位于"十"字的中心时,即可开始治疗。当定位发生困难时可插入输尿管导管帮助定位,输尿管结石影像也随呼吸运动而上下移动,上段更明显,应选择呼吸终末定位,下段则移动范围较小。

2. B 超定位 超声定位输尿管结石有一些困难,定位前要充分准备,定位时要认真细致。寻找输尿管结石应先从上段开始,沿积水的输尿管往下追寻。肾盂输尿管连接段为第 1 狭窄处,从侧腰部或背部扫查,一般显示肾门后,再向下移动探头即可显示。输尿管跨越髂动脉为第 2 狭窄处。探测时先将探头置于腹部正中做横切,显示腹主动脉;然后向下移动探头于脐部,见腹主动脉分为左右髂动脉;再转动探头方向,向一侧外下方追踪,即可显示两条平行管道,分别为一侧髂总动脉和髂总静脉。在搏动的髂动脉前方即可显示扩张输尿管的椭圆形断面。再转动探头方向,使其与人体纵轴平行,可显示扩张输尿管的纵切面,并能看见扩张输尿管跨过髂血管的图像。如有结石停留,可出现结石声影。输尿管膀胱开口为第 3 狭窄处,输尿管下段结石的探测要使膀胱中度充盈,在耻骨上缘横切,显示膀胱三角区,再不断调整探头的角度,显示左右输尿管在膀胱壁开口的部位。纵切与皮肤呈 75°角左右,可以看清对侧扩张的输尿管及结石。结石嵌顿时,该处黏膜水肿,呈水泡状隆起。

(六)治疗

当结石位于反射体的第二焦点时可开始进行治疗,如阳性结石近端积水明显者,先轰击结石近端积水处。当轰击数百次后,可见碎石屑向其上方逸散,继续治疗可见结石向下拉长,结石影变淡。每轰击数百次时观察结石移动情况,并及时校正。电压可逐渐提高。对于阴性结石,通过输尿管插管注入造影剂后,可见结石处呈杯口样改变,结石粉碎的标志是结石碎块与造影剂混同,杯口逐渐消失,造影剂通过。

(七)工作电压及轰击次数

由于输尿管较肾组织更能耐受冲击波,且结石被输尿管包紧不易击碎,故治疗时可适当提高工作电压,以加速结石的粉碎过程。Dornier HM3 工作电压为 18～24kV。为争取一次治疗成功,轰击次数可增加至 2700 次,如已轰击至 2700 次但结石仍没有明显变化时,则应暂时停止,改行下一次治疗。而 HB-VG 型低能量复式脉冲碎石机(3～9kV)轰击次数 3500 次。

(八)两次治疗间隔时间

两次治疗间隔时间应>1 周。

(九)辅助治疗

对于骨骼重叠处的输尿管小结石、结石影像淡而不清者、输尿管阴性结石和输尿管下段结石同时伴有盆腔静脉石时,可插入输尿管导管帮助定位。对于输尿管结石,主张采用原位 ESWL 治疗,亦能获得满意治疗效果。

(十)影响因素

影响输尿管结石 ESWL 治疗效果的因素包括结石大小、结石滞留时间等。

1. 结石大小和成分 一般来说,<1cm 输尿管结石碎石效果较好,一水草酸钙结石及胱氨酸结石碎石效果较差。

2. 结石停留时间 由于输尿管是一管道器官,空隙小。若结石停留时间超过 3 个月,将刺激周围管壁产生炎症反应,出现肉芽组织或炎性增生,可使结石被组织包裹而难以粉碎,或粉碎后难以排出。

3. 输尿管积水程度 输尿管积水严重意味着结石停留时间较长,往往超过 6 个月以上,梗阻严重,碎石效果不佳;较大结石可能因周围间隙小而难以粉碎。碎石由近侧有积水处开始,适当的输尿管积水有利于结石的粉碎和排出。

(十一)疗效的判断

多数输尿管结石在治疗过程中可见到结石影变长、变淡等变化,说明结石已粉碎,但也有少数病例当时并无明显变化,此时不要急于以为治疗失败而改用其他方法和再次碎石,因为有一部分输尿管结石,虽然已经粉碎,但仍在原位停留,一段时间后再散开、排出。可靠的做法是先观察1~2周,再复查KUB。若结石影出现改变,说明结石已碎,可继续等待排出;若结石影改变不明显,说明治疗效果差,可考虑再次行冲击波碎石或改用其他方法治疗。

(十二)腔内泌尿技术和 ESWL 的选择

ESWL 和输尿管镜腔内碎石(气压弹道、钬激光)是治疗输尿管结石的两大治疗方法,两者各有优缺点,也有各自不同的适应证和禁忌证,如何选择最佳治疗方法是泌尿外科医师经常遇到的问题。

一般来说,由于 ESWL 是非侵入式,并发症少,可作为输尿管结石的首选治疗方法,但不同结石、不同患者,又有所区别,如结石大小、成分和局部停滞时间等会影响 ESWL 的碎石效果。换言之,那些体积较大($>1.5cm$)、多发、难碎结石,以及停留时间过长(>6 个月)的结石,经输尿管镜治疗可能效果更好,亦可作为一线治疗方法。

结石部位是决定结石治疗方法的另一重要因素,上段输尿管结石因输尿管镜操作困难,而 ESWL 具有非侵入或患者痛苦小,不用麻醉,可在门诊治疗等优点,常为首选治疗方法;另一方面,对直径$>1.5cm$ 的输尿管下段结石,特别是双侧输尿管下段结石,输尿管镜腔内碎石成功率高于 ESWL,1 次可治疗双侧结石,可将输尿管镜腔内治疗列为首选。所以,治疗方法应根据结石大小、数目、梗阻情况、医院实际条件等情况而定。

第四节 体外冲击波碎石并发症及防范处理

一、术中并发症及处理

1. 局部皮肤疼痛 体外冲击波碎石术中可能会出现局部皮肤疼痛,但很轻微,成年人不需止痛药物。除疼痛敏感者,在术前30min应用止痛药物,一般均能达到术中止痛。

2. 血压升高 多见于术前患有高血压病史未能得到控制或精神紧张对疼痛敏感者,当血压高于 $24/14.7kPa(180/110mmHg)$ 时应停止治疗,以防血压过高时,冲击波致肾实质及肾周围出血,对于精神紧张的青年人,可出现治疗开始时,一过性的高血压,一般待数分钟后,血压自行下降至正常,无须特殊处理。

3. 血压下降 血压下降见于年老体弱、心功能较差者,加之术前腹泻多次,未进饮食等原因,特别是应用水槽式碎石机治疗者,易出现血压下降情况。这是由于人体部分进入水中,使得血流动力学受到影响。另外,水温的提高亦会导致周围血管扩张。回心血量相对减少,因而可出现不同程度的血压下降,血压下降明显者,可静脉补液加用升压药,如美芬丁胺 10～20mg 或麻黄碱 10～15mg,待血压平稳后继续治疗,治疗时应强调水温控制在 37℃左右,尤其在夏季水温不宜过高。现在的碎石机已用水囊式代替了水槽式,很少出现血压下降情况。

4. 窦性心动过速及窦性心动过缓 部分年轻人在碎石治疗开始时,可出现窦性心动过速,主要由精神紧张、恐惧所致,但在治疗后数分钟,心率逐渐下降至正常,无须特殊治疗。如持续心动过速未见好转,可静脉注射地西泮 5mg。

窦性心动过缓在心电图可提示,应在术前 30min 肌内注射阿托品 0.5mg,可预防术中心动过缓的发生。如术中心率低于 50/min,应停止 ESWL 治疗。

5. 心绞痛 心绞痛多见于术前有冠心病病史者,往往心电图表现为 ST-T 改变或 T 波倒置等心肌缺血情况,术前根据病情选用扩冠药,如硝酸甘油片、冠心苏合丸等,术中给予吸 O_2 及静脉补液等措施加以预防。术中一旦出现胸闷、冷汗等症状应严密观察心电图变化,应停止 ESWL 治疗,及时给予口含速效救心丸等治疗,同时密切观察心率、血压、呼吸等情况,如伴有血压下降应加用升压药物。对于冠心病患者应做好术前预防性用药,可有效地防止术中心绞痛的发生。部分患有心肌梗死患者,术中应更加严密观察血压、脉搏、心率和呼吸等变化,及时发现问题及时处理,确保术中安全,新近发生心肌梗死者,应严禁行 ESWL 治疗。

6. 心律失常 术中心律失常的出现多见于患有心脏病病史者,术中可出现房性期前收缩、室性期前收缩、房性心动过速或室性心动过速,一旦出现频繁的期前收缩、多源性期前收缩、房性心动过速及室性心动过速时,应立即中断 ESWL 治疗。停止治疗后,期前收缩多能自行消失,如上述症状继续出现,应给予抗心律失常药物治疗,如普罗帕酮、毛花苷 C 等。在碎石的整个治疗过程中,应严密监护患者的心电图、心率及血压的变化,一旦出现问题监视器报警,以便医务人员及时处理。

二、术后并发症及处理

1. 血尿 几乎所有的患者在碎石术后均会出现轻重不同的肉眼血尿,肾结石患者更为明显。肉眼血尿一般在术后 1～2d 自行消失,无须特殊治疗,而镜下血尿则持续到结石排净为止,嘱大量饮水即可。严重血尿不止时,应及时行 B 超或 CT 检查,以确诊有无肾损害。无明显肾实质损害时,可卧床休息,对症处理,待血尿消失,如发现肾实质损伤时,视病情行非手术或其他治疗。

2. 肾绞痛 肾结石碎石术后输尿管绞痛发生率不高,而输尿管结石碎石术后绞痛的发生较肾结石更少,且绞痛发生一般不严重,给予镇痛、解痉药物或针灸均可缓解。绞痛的发生是由于碎石屑排出所致,故术后多饮水可减少绞痛的发生。碎石后口服钙离子拮抗药、α_1 受体阻断药和中药等能有效降低肾绞痛发生率。

3. 发热 ESWL术后出现低热38℃左右时,需用抗生素治疗至体温正常;若体温高于39℃时,多为伴有梗阻的严重尿路感染,甚至有发展至脓肾的可能,多由石街形成所致,应及时行经皮肾造口术,置管引流解除梗阻并用抗生素,发热很快可以控制。

4. 恶心、呕吐、食欲缺乏 ESWL术后有少数患者出现恶心、呕吐和食欲缺乏,其原因为应用止痛药物,一般在短时期内消失。另外,碎石术后,碎石屑在排出过程中亦可出现上述症状,给予对症处理后可好转。

5. 皮肤损伤 皮肤损伤较少见且不严重,表现为皮下有少量散在的小瘀斑,面积约1cm范围,一般1～2d自愈,无须特殊处理,严重时表现为大片皮下瘀斑甚至表皮破损出血,重度皮下出血时,消散时间长,需口服抗生素预防感染及对症处理。

6. 咯血 咯血的发生极罕见,见于肾上盏结石碎石时,特别是小儿肾上盏结石,由于吸气时肺底下移,此时部分冲击波击中肺部所致,可表现为术后痰中带血丝,很少出现咯血,一般在1～2d自愈,无须特殊处理,故在治疗小儿肾结石时应在背部加一泡沫塑料板,加以保护。

7. 消化道出血和消化道穿孔 冲击波可引起结石附近肠系膜充血、出血和肠道黏膜下出血,一般无自觉症状。当肠道积气过多时冲击波对肠管黏膜损伤加重,严重时表现为少量呕血或黑粪,或伴有腹部疼痛,症状多不严重,可嘱半流质饮食2～3d,无需治疗可自愈。消化道穿孔极少发生,一般发生在有慢性消化道炎性疾病(如节段性肠炎)和肠道手术史的患者,这是由于冲击波造成的肠腔内气穴现象和形成的空泡引起肠腔内压力骤增,导致肠管破裂,临床上表现为ESWL后数小时内持续性腹痛、腹胀或不明原因患侧腹痛,腹部CT和B超检查有助于诊断。

8. 石街形成

(1)无症状石街:肾结石在碎石术后,结石碎屑沿输尿管堆积成串,但无发热、绞痛等不适症状,此时应1d,3d,5d定期拍摄KUB观察石街的排空情况,如1周内石街无明显变化,应重复ESWL治疗,由下而上的轰击,如石街中有大块结石,应重点轰击之,以疏通通道,经ESEL治疗后多可获得满意效果。

(2)有症状石街:碎石术后可表现为输尿管绞痛,发热及患侧腰部胀痛等,一旦出现上述症状应立即拍摄KUB,必要时行急诊ESWL治疗。如出现高热应考虑石街梗阻合并感染,必须行经皮肾造口引流尿液解除梗阻,保护肾功能。

对于尚未造成严重梗阻的石街,可用药物治疗帮助排石,如硝苯地平、阿托品、溴丙胺太林、山莨菪碱、黄体酮以及中药等。如石街已达膀胱壁段,可经直肠或阴道按摩以助排石,输尿管口狭窄者可经膀胱镜行输尿管口切开或行输尿管镜取石术。

为预防石街的形成,较大肾结石可在 ESWL 术后,嘱患者向患侧卧位 48～72h,有利于减慢碎石屑的排出速度,可有效减少长段石街的形成,如阴影淡的较大肾结石,可在治疗前置入双内支架管以预防之。

9. 肾血肿　ESWL 后肾血肿的发生率尽管较低。肾血肿是冲击波对肾严重损伤的结果,表现为肾实质血肿、肾包膜下血肿和肾周血肿,单发或多发。肾损伤的严重程度与工作电压和冲击次数直接相关,也与患者年龄有关。凝血功能异常和术前高血压未能良好控制可使肾血肿的发生率大大提高。当 ESWL 术后患者发生持续严重的血尿、患侧严重腰部疼痛和包块时,要怀疑肾血肿,需做肾 CT 或 MRI 检查。ESWL 所致肾损伤一般在影像学上表现为肾水肿和体积增大、肾皮髓质界限消失、肾实质小出血灶、肾包膜下血肿、肾周围血肿等改变。一旦肾血肿诊断成立,须采用非手术治疗,一般疗效满意。严格卧床休息至少 2 周,保持足够的入出液体量,必要时静脉输液,同时给予广谱抗生素预防感染,必要的止血止痛治疗,以防合并严重的肾或肾周感染导致肾切除。肾破裂的出血量一般较大,也有非手术治疗成功的报道。为预防发生肾血肿和肾破裂,术前务必良好控制高血压和纠正凝血功能障碍,术中严格控制工作电压和冲击次数。

10. 肾功能的变化　肾小管和集合管各段均对冲击波敏感,位于或接近焦点的肾小管损伤最为严重,冲击波对肾小球的损伤较轻,因此 ESWL 对肾小管功能影响较大,而对肾小球功能影响较轻。受冲击肾的对氨基马尿酸清除率急剧下降,而肌酐清除率下降幅度不大。肾结石患者 ESWL 术后肾有效血流量和肾小球滤过率呈短暂下降,一般 12 周后可恢复正常。反映肾功能受损的指标尿 α_1 微球蛋白和 β_2 微球蛋白等微量蛋白在 ESWL 治疗后下降明显,约 1 周后逐渐可恢复正常水平。对于双肾功能正常的患者,血肌酐水平在碎石前后一般不会发生改变。对于孤立肾或既往有肾病史的患者,则可能导致肾功能减退,故对这类结石患者要严格限制工作电压、冲击次数和治疗时间间隔。ESWL 治疗后予以钙离子阻断药有助于保护肾功能。

11. 高血压　有人对碎石患者平均随访 1 年,发现 8% 的患者发生高血压,推测可能与冲击波引起的肾实质或肾周血肿纤维化有关。对此也有人认为是由于冲击波后肾内水肿、出血引起肾内压增高,肾有效血浆流量下降,激发了肾素-血管紧张素-醛固酮系统。也有研究发现,ESWL 术后 60 岁以上老年患者的肾阻力指数升高,导致老年性高血压发病率增加。但国内有人报道多数碎石患者的血压在 ESWL 术后短期内升高,但在数周内恢复正常。目前尚不能明确 ESWL 术是否一定会导致高血压,但必须严格控制工作电压和冲击次数,尽量减少冲击波对肾的损伤,避免可能继发的高血压。

第七章

其他微创技术

第一节 泌尿系疾病的介入放射治疗

一、经皮肾及肾上腺活检

(一)适应证与禁忌证

1. 适应证

(1)肾及肾上腺实质性或囊性肿块。

(2)腹部肿块不能排除来自肾或肾上腺。

(3)取活组织作组织培养,研究免疫、化学药物及放射性敏感度。

2. 禁忌证

(1)出血倾向,如血小板低于 $50 \times 10^9/L$ 者、血友病。

(2)心肌梗死。

(3)棘球蚴病。

(4)血管性病变。

(5)严重恶病质。

(6)疑肾上腺嗜铬细胞瘤的患者穿刺应慎重,因为术中可能诱发高血压危象。

(二)介入技术

1. 设备和器械

(1)导向设备:决定于导向的方式,可采用 B 超、CT 或 MRI 引导。

(2)穿刺针:细胞学检查采用 20～22G Chiba 针,组织病理学用 18～20G 切割针,长度 9～15cm,用一般穿刺通道。如需经过血管或肠管,则不能用粗针,而 22G Chiba 针不受限制。

(3)腰穿包 1 个,5ml,30ml 注射器。

(4)玻片、试管及病理组织瓶等。

2. 术前准备

(1)首先详细了解病史和影像学资料。

(2)向患者和家属解释穿刺过程和目的。

(3)查出凝血时间、血常规。肾上腺肿块术前应常规查血儿茶酚胺、血管紧张素及醛固酮浓度。

(4)穿刺前禁食 4~6h。情绪紧张者术前可给予镇静药。

3. 手术步骤 患者侧卧或仰卧，一般采取最短距离垂直进针。采用 CT 导向时，先行 CT 扫描，确定最佳穿刺层面和穿刺点，然后在体表置一金属标记并再次扫描证实，测量穿刺点距病灶的距离以及进针角度，用计号笔在皮肤上标记进针点。皮肤消毒铺巾，局麻后患者屏气下进针，当针插进病灶边缘时应再作 CT 扫描证实，最后将针插入病灶内。抽吸法是将针芯取出，用 20mt 空针管真空状态下来回穿刺，针尖移动 0.1~1cm，呈扇形抽吸，将抽吸的细胞涂片，酒精固定送检。切割针则是当针达病灶边缘时，推进针芯，然后弹射外鞘切取组织，将组织固定后送捡。采用有外套的针，可以 1 次穿刺多次活检。穿刺术后一般需严密观察2~4h。

4. 注意事项

(1)穿刺点的选择十分重要，应尽可能选择皮肤到病变的最短距离，以垂直的方向最佳。

(2)穿刺时患者应屏住呼吸，尽可能令患者定位和穿刺时的呼吸状态相同。

(3)穿刺时应避免损伤邻近的血管、神经和内脏器官，避免并发症。

(三)并发症及处理

一般肾和肾上腺穿刺活检并发症少见。可能的并发症为血尿、肾包膜血肿、尿潴留、血肌酐升高等。为防止穿刺术后出血，特别是多次穿刺后，可预防性使用止血药。一般肾恶性病变穿刺后不会引起肿瘤种植和播散。

二、经皮肾囊肿穿刺术

超声介入的穿刺术具有实时显示、灵敏性高、定位准确、无辐射、无需造影剂、操作简便、费用低等优点，使患者在微创条件下达到或超出手术治疗的效果，减轻了患者的痛苦，避免了因手术带来的危险性，可以重复治疗，患者较易接受，是治疗肾囊肿的常规方法，对年老体弱患者更具有应用价值。

(一)适应证与禁忌证

1. 适应证

(1)单纯性肾囊肿，直径>4cm。

(2)多房性肾囊肿，直径>4cm。

(3)多发性肾囊肿，直径>4cm。

2. 禁忌证

(1)肾功能不良者。

(2)血液病、再生障碍性贫血、血友病/肝病等所致的出凝血机制障碍者。

(3)全身情况不佳或患有严重的慢性疾病者。

(4)穿刺途径无法避开肝、脾、肺等重要器官者。

(5)囊肿壁有增厚、钙化,不能除外结核病变者。

(6)感染性肾囊肿、胶冻样肾囊肿或囊内并发出血者。

(7)肾囊肿诊断不明确,不能排除肾肿瘤者。

(8)不能除外双肾盂合并肾盂积水者。

(9)囊肿位于肾上极,不能与肾上腺囊肿相鉴别者。

(10)囊液鉴定尿氨阳性者。

(11)对硬化剂过敏者。

(二)术前准备

1. 常规检查血常规、血小板和出凝血时间。

2. 肾脏 CT 平扫加增强、静脉肾盂造影。

(三)手术步骤

1. 麻醉与体位

(1)麻醉:采用局部浸润麻醉。

(2)体位:选择侧卧位或平卧位。

2. 手术方法

(1)侧卧位或平卧位,B 型超声初步定位,常规消毒、铺单,消毒超声探头,安放穿刺支架,选择距离囊肿最近、最清晰的部位做穿刺点。侧卧位时穿刺点最好在腋中线或腋前线,尽量避开重要脏器。

(2)用 2%利多卡因 5~10ml 局部浸润麻醉,用 18~22G 穿刺针沿超声引导线由穿刺点进针,针尖最好达到囊肿的中心处。

(3)拔出针芯,用 20ml 注射器开始抽吸囊液,同时调整针尖的位置。

(4)助手做囊肿液的蛋白及尿氨定性,确保尿氨阴性而蛋白阳性。

(5)囊腔内注入 2%利多卡因 5ml,1min 后抽出,开始注入硬化剂,保留 5min 后抽出。

(6)插入针芯,连同针壳一同拔出,纱布包扎穿刺点。

3. 注意事项

(1)一般硬化剂无水乙醇的用量约为囊液抽出量的 1/4。

(2)术中部分患者出现一过性腰痛、心慌、出汗、腹部疼痛等症状。偶可出现镜下血尿,甚至肉眼血尿,一般 1~3d 后消失。嘱患者多饮水,无需特殊处理。

(3)直径<5cm 的囊肿应尽量抽净注入的无水乙醇,直径>5cm 者保留无水乙

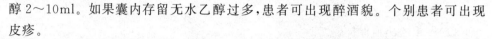

醇 2～10ml。如果囊内存留无水乙醇过多,患者可出现醉酒貌。个别患者可出现皮疹。

(4)注入硬化剂后,囊肿依照以下四期演变:即囊肿吸收前期、囊肿吸收期、囊肿闭合前期和囊肿闭合期。囊肿由原来的大小逐渐吸收缩小直至闭合。一般直径<5cm 的囊肿治疗 1 个月后开始缩小,3 个月后 50% 的囊肿消失,6 个月后 98%～99% 治愈。仅有 1%～2% 的囊肿需 1 年闭合。直径>5cm 的囊肿,由于囊肿的大小不同闭合的时间也不同,最长时间可至 1 年。超过 1 年囊腔仍>5cm 则行第 2 次治疗。

(5)对大的厚壁囊肿应采取重复治疗,可每隔 1～2 个月进行 1 次;将无水乙醇注入量由抽出量的 1/4 增加至 1/3;延长囊内保留硬化剂的时间至 10min,同时应用抗生素。

(四)并发症及处理

经皮肾囊肿穿刺术的并发症发生率很低,常见的有一过性腹痛腹胀(常在注入无水乙醇及治疗完毕拔针时出现)及醉酒感。另外,少数可合并囊内出血及感染、一过性镜下血尿等。

术前应做好宣教工作,消除患者紧张情绪;术中与患者密切配合,减少呼吸活动的影响;术后对于腹痛应排除腹腔脏器损伤后,可给予对症治疗;血尿常可在几天后自行缓解。

三、经皮肾造口术

经皮肾造口术(percutaneous nephrostomy,PCN)是指利用穿刺针经皮穿刺肾集合系统,经扩张后建立一条从皮肤到肾盏通道的手术。PCN 一般多在超声或 X 线监视下进行穿刺,通常用来解除上尿路梗阻,也是经皮肾镜手术的基础,目前已经成为腔内泌尿外科的一项重要操作技术。

(一)适应证与禁忌证

1. 适应证

(1)上尿路梗阻手术前暂时性或永久性转流。

(2)由尿路梗阻引起的氮质血症、电解质紊乱、尿毒症以及尿脓毒症等危及生命的情况,可进行急诊经皮肾造口术。

(3)创伤性尿瘘通过内支架管引流尿液。

(4)肾盂输尿管连接部及输尿管良恶性梗阻所致肾积水。

(5)经皮灌注药物溶石。

(6)经皮肾盂顺行造影。

(7)大结石碎石术前、肾盂输尿管成形术后,以及放射治疗前置入内支架管预防输尿管狭窄。

2. 禁忌证

(1)严重的出血倾向。

(2)肾结核。

(3)肾周脓肿。

(4)肾肿瘤。

(5)严重的高血压及心肌疾患。

(6)异位肾、游走肾、严重脊柱侧弯及过度肥胖为相对禁忌证。

(7)当泌尿系感染伴梗阻性病变时,应先造口引流,炎症控制后方可置入内支架管。

(二)术前准备

1. 术前常规行血常规、尿常规、凝血及肾功能检查,对有尿路感染者应积极给予敏感抗生素治疗。

2. 必要时需要备血。

3. 术前超声、IVP 及肾三维 CT 有助于了解肾及其周围组织解剖结构、肾积水程度、梗阻原因及部位以及选择穿刺造口的位置。

(三)手术步骤

1. 麻醉与体位

(1)麻醉:应根据具体情况采用不同的麻醉方法,通常采用局部麻醉、硬膜外阻滞麻醉或全身麻醉。

(2)体位:临床上多采用俯卧位,患侧抬高 30°～35°,无法耐受者,如过度肥胖或合并肺功能障碍者,可采用侧卧位或斜卧位。

2. 手术方法

(1)行 B 型超声检查,选择穿刺点。穿刺点选择在第 12 肋缘下与腋后线的交点,穿刺角度约 90°,刺入后组肾小盏。穿刺处皮肤用尖刀切开。

(2)沿术前 B 超探测的入径刺入。

(3)经腰背肌群至肾包膜时,穿刺针仍有一定阻力,进入肾盏、肾盂后有突破感,拔除针芯,可见尿液流出,并记录深度。

(4)将金属导丝沿穿刺针进入肾内。理想的方式是将导丝推向肾盂并进入输尿管内。

(5)如金属导丝未进入输尿管内,暂放于肾盂或肾上盏。

(6)将穿刺针退出,留下金属导丝。备用筋膜扩张器一套,逐号扩张。

(7)沿金属导丝,从皮肤到肾内进行扩张,从 6～16F,逐级扩张。

(8)扩张时,可将皮肤切口稍扩大,然后一只手固定导丝,另一只手将扩张器沿导丝向肾内推进,方向与穿刺针方向一致,深度一致。

(9)扩张器入肾后,最好用 C 形臂 X 线机透视下明确位置,并注意金属导丝是否扭曲成角、脱落。

（10）将带有硬鞘的16F扩张器，沿导丝推入肾内，固定好硬鞘。

（11）术者用一手固定好金属导丝，另一手将扩张器退出。此时尿液从硬鞘流出。

（12）将14F硅胶导管前端剪去，沿导丝通过硬鞘推入肾内。

（13）明确导管在肾内位置后，先退出硬鞘，然后再退出导丝，将导管缝合在皮肤上固定，接尿袋。

3. 注意事项

（1）穿刺时穿刺针与肾盂肾盏方向一致，且必须在超声或者X线监视下进针，防止穿刺过深，损伤肾实质。

（2）置入肾盂内的导丝应保证足够长度，防止导丝脱出。

（3）扩张通道时扩张器应与导丝的方向一致，避免导丝脱出肾外和损伤肾实质。

（4）肾造口管尽量放在肾盂内，最好使用气囊造口管，并缝线妥善固定，防止脱落。

（四）并发症及处理

1. 术中并发症及处理

（1）通道建立失败：常见于留置肾内导丝过短、没有沿着导丝的方向进行扩张而导致导丝脱出肾外，可在超声或X线引导下重新穿刺，导丝置入肾内足够长度，沿导丝方向扩张多可成功。如为扩张深度不够，没有进入肾盏，可重新扩张，或在输尿管镜直视下扩张进入肾盏，并调整剥皮鞘位置使造口管留置位置更加确实可靠。

（2）出血：PCN术中出血一般可通过夹闭肾造口管10～30min多可自行止血。如通过闭管、给予止血药物、输血等非手术治疗无效的大出血，应积极采取超选择性肾血管栓塞治疗。

（3）邻近脏器损伤：PCN可能导致胸膜、肺、结肠、十二指肠、肝、脾等肾邻近脏器损伤。术前应仔细阅读IVP及三维CT片，熟悉肾周围的解剖关系，在超声或X线监视下操作一般是可以避免的。如术中发现胸膜损伤，应终止手术，必要时可行胸腔闭式引流。肠管损伤时，如未发现造影剂进入腹腔，可通过禁食、静脉高营养及抗感染治疗，1～2周内逐渐拔除肾造口管等非手术治疗。如发现造影剂进入腹腔，可开放手术处理。

2. 术后并发症及处理

（1）出血：出血是经皮肾造口术后最常见的并发症之一，但是一般1～2d血尿会自行消失。若肉眼血尿较明显，可将造口管夹闭1～2h出血一般可自行停止。极少数患者术后出血是由于肾实质血管损伤或肾动静脉瘘，需要输血、选择性血管

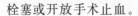

栓塞或开放手术止血。

（2）感染：患者术前、术中应给予抗生素预防感染。对于肾积脓的患者除术前术后给予敏感抗生素治疗以外，应密切观察生命体征，积极补液、纠正离子紊乱，保证引流通畅，防止感染性休克。

（3）导管脱落：PCN术后1周之内，窦道未形成之前，造口管脱落后往往不容易顺原通道重新置入，因此，务必加强造口管的护理，防止脱落。

（4）导管引流不畅：术后发现导管不通畅，可用生理盐水冲洗造口管，必要时可在超声或X线监视下重新调整导管位置。长期肾造口引流者，至少每个月更换1次造口管，防止感染和结石形成。

四、肾上腺肿瘤的血管造影诊断与治疗

肾上腺肿瘤的诊断包括定性及定位诊断。近年来医学影像学的飞速发展，如B超、CT,MRI及核素扫描等成像技术，为肾上腺肿痛的诊断提供了非侵入性且准确性高的诊断手段。大部分肾上腺肿瘤可通过临床症状，血、尿的生化检查，以及上述各影像学检查而获得正确的诊断。但对于微小的腺瘤与肾上腺皮质增生的鉴别诊断、肿瘤血供情况的显示以及介入治疗等方面，仍需应用肾上腺及下腔静脉分段采血激素测定、肾上腺血管造影及供血动脉的栓塞术解决。

（一）适应证与禁忌证

1. 适应证

（1）对疑有肾上腺病变的患者，均可行肾上腺血管造影。功能性者，在B超或CT不能确定有无病变或鉴别增生和腺瘤有困难时，可行肾血管造影和肾上腺静脉采血检查，后者有利于鉴别增生和腺瘤；非功能性者，通过肾上腺动脉造影可确认肿块的性质和部位。

（2）不能手术切除的肾上腺晚期肿瘤，拟行动脉化疗栓塞者。

（3）外科手术前栓塞肾上腺肿瘤，使肿瘤缩小，利于切除和减少术中出血。

2. 禁忌证　严重的心、肝、肾功能不全患者，严重凝血功能障碍患者，全身广泛转移患者，碘过敏患者。

（二）术前准备

1. 患者准备　同一般血管造影和常规动脉内化学治疗栓塞，对于嗜铬细胞瘤患者应注意预防高血压危象和室性心动过速的发生；对于功能性肿瘤患者，还需注意由于内分泌功能改变所致的全身改变，并予以适当纠正；注意患者心、肝、肾功能和出、凝血时间的变化。

2. 导管导丝准备　常规准备5～6F猪尾型导管，便于行腹主动脉造影，以及用于肾上腺动脉造影的4～5F导管，如Cobra,Yashiro,RH等导管。0.889mm（0.035in）的直头和J形导丝。静脉采血样进行内分泌功能测定还需头端带侧孔

的导管。

3. 药物准备

(1)造影剂:如60%的泛影葡胺或非离子型造影剂(碘海醇、碘伏醇等)。

(2)一般药物:生理盐水、肝素、1%利多卡因、地塞米松等。

(3)化学治疗药物:如顺铂60～80mg,丝裂霉素10～16mg,吡柔比星、表柔比星40～70mg,环磷酰胺1000mg,依托泊苷100～200mg,氟尿嘧啶750～1250mg。可2～4种联合应用。

(4)栓塞剂:碘化油(最好为38%超液化碘油),无水酒精,吸收性明胶海绵等。

(三)血管造影检查

1. 造影方法

(1)动脉造影:腹主动脉造影时造影剂总量为50ml,注射速度为18～25ml/s,注射同时摄片,每秒2张,摄3s;然后每秒1张,摄6s,时间共9s,摄片12张。行肾动脉造影了解肾上腺下动脉时,总剂量20ml,4～7ml/s,摄片每秒2张,时间10～12s。膈下动脉造影了解肾上腺上动脉,造影剂总量6～8ml,3～4ml/s,摄片每秒6～8张,时间8～10s。对于儿童患者或采用DSA造影时,造影剂剂量和注射速度应相应降低。

(2)静脉造影:以成年人为例。通常需双侧造影,造影剂量变化比较大,通常3～4ml,一般不超过10ml,2ml/s,摄片6～8张,造影时间4～6s。

2. 造影诊断和鉴别诊断

(1)正常肾上腺血管造影表现

①动脉造影:出于各支肾上腺动脉只供应肾上腺的相应区域,所以任何一支肾上腺动脉造影只能显示肾上腺的一部分,要了解整个肾上腺必须多次造影。通常右侧肾上腺主要由肾上腺上、下动脉供血,而左侧肾上腺主要由肾上腺中、下动脉供血。肾上腺髓质在造影上为一片致密影,内部结构难以区分。

②静脉造影:肾上腺静脉造影不仅能显示静脉系统,而且还可根据肾上腺的分支粗细估计肾上腺的大小,一般不超过17cm^2。左侧肾上腺的中央静脉较长,右侧较短,周围有羽毛状分支;肾上腺静脉可与其他静脉同时显影。

(2)肾上腺肿瘤的血管造影表现

①肾上腺皮质肿瘤

肾上腺皮质腺瘤(Cushing综合征):常见,占84.5%。一般较小,直径1～1.5cm。动脉造影血供丰富者可显示非特异性的新生血管和实质期的染色,且常伴对侧肾上腺萎缩;少血供者表现为致密的肾上腺皮质内边界清楚的无血管区。静脉造影表现为一支或几支腺体内静脉受压推移,无论是引流区还是受压区静脉增粗均不明显(由于肿瘤血供不丰富的缘故)。

肾上腺皮质腺癌:少见,一般肿瘤较大。动脉造影表现为具有丰富血供的较大肿瘤,染色不均;供血动脉增粗、受压移位;可有动静脉瘘、静脉早显。

一般肾上腺癌肿,多有肾上腺动脉供血,肾动脉不供血。而肾癌两者均可供血。

②肾上腺髓质肿瘤

嗜铬细胞瘤:造影表现为肿瘤供血动脉明显增粗,血供丰富,染色明显;中央因肿瘤坏死而表现为低密度区,肿瘤周围有纤细的动脉网,邻近血管有被推移或拉直等占位表现。

视神经母细胞瘤系婴幼儿常见的恶性肿瘤。血管造影的主要表现为腹部的巨大包块,肿瘤富血供,内部有坏死,邻近血管、器官受推压。

(3)肾上腺肿瘤的鉴别诊断

①肾上腺良、恶性肿瘤的鉴别诊断在血管造影上可从病灶大小、形态、肿瘤血管和肿瘤染色几个方面进行鉴别。良性病灶一般不超过 3cm,形态较规则,肿瘤血供较少,染色不明显,肿瘤供血动脉受压移位。恶性病变较大,多在 5cm 以上,形态不规则,血供丰富,染色深,多有肾上腺外供血动脉增粗移位;肾上腺静脉呈串葡萄状,且有受侵。

②与肾上腺肿瘤易混淆的组织结构:肾上腺区病变需与以下结构和病灶鉴别。

左侧肾上腺病灶需与门静脉高压导致的脾静脉结节状纡曲扩张鉴别。

脾结节或副脾。

肾上极肿瘤。

肝右下叶肿瘤突出于肝外。

③功能性或非功能性肿瘤的鉴别诊断:血管造影判断肾上腺肿瘤是否具有功能,主要依据其肿瘤染色及造影剂排空的情况。通常,功能性肿瘤有染色、排空快,而非功能性者无染色、排空慢。

3. 血管造影与其他影像学方法的比较 尽管 CT 及 B 超在肾上腺肿瘤诊断上十分安全可靠,但血管造影在不少情况下仍为解决临床疑问不可缺少的方法。

(1)对于<1cm 的肿瘤,CT,MRI,B 超有时难以提供明确诊断,可行肾上腺静脉造影,了解病灶位置的同时测定静脉血标本,鉴定其性质。

(2)小的功能性肿瘤,如髓样脂肪瘤,其他的影像学检查难以发现,而静脉造影加激素水平测定可以明确并提供治疗方案;如病灶较小且大激素产生,则无需外科治疗。

(3)血管造影可为外科切除提供肾上腺肿瘤所在的位置和血供情况。

(4)可鉴别双侧肿瘤有无功能和良恶性。

(四)手术步骤

1. 操作方法

(1)腹主动脉造影:一方面可显示肾上腺主要动脉的开口部位,以便选择性或超选择性肾上腺动脉造影;另一方面可显示较大或血管较多的肾上腺肿瘤的全貌。在多数情况下,术前根据 CT 或 B 超所提示的病灶部位,行相应的供血动脉造影,如肾上腺上部可行同侧的膈下动脉造影,下部则行同侧肾动脉造影。在肾上腺下动脉造影困难时,可在导管内注入 $3\mu g$ 的肾上腺素,让血管不成比例地收缩,以便造影剂进入肾上腺下动脉。根据临床表现需测定肾上腺静脉血的激素水平来确诊时,则同时行肾上腺静脉造影。

(2)化学栓塞治疗

①动脉内灌注化疗:选择肾上腺肿瘤的供血动脉,将前述的药物(一般 2～4 联)每种稀释成 60～100ml,缓慢注入,整个灌注时间 15～30min。

②栓塞治疗:是治疗关键环节。常先用碘油-化疗药乳剂栓塞末梢,然后用吸收性明胶海绵颗粒做近端栓塞。也可用无水乙醇碘油(乙醇:碘油＝4:1～5:1)混合液栓塞,但应注意防止反流,必要时可采用球囊导管注射。

2. 注意事项 肾上腺为内分泌器官,肾上腺肿瘤多有内分泌功能紊乱或障碍,尤其是功能性肿瘤。无论是在造影或介入治疗时,均可诱发或加速这种改变,在实际工作中应予以高度重视。

(1)手术前后密切监视儿茶酚胺和醛固酮水平的变化,并予以相应处理。如血压不稳定者,术前 1～2 周内应用 α 受体阻滞药。如出现多尿或少尿者,应密切随访电解质改变,并对症处理。

(2)造影或治疗时,需保留静脉输液通道,进行心电监护。嗜铬细胞瘤造影时,可能诱发高血压危象,术前需运用药物预防,如口服酚苄明,每日 1～2mg/kg,3/d;若心动过速者,可适当服用小剂量的 β 受体阻滞药,如普萘洛尔,每次 5～10mg,3～4/d,根据心律调整剂量。在造影过程中,应准备抢救的药品,如酚妥拉明。

3. 术后处理

(1)常规消炎及对症治疗。

(2)每月 B 超检查了解病灶大小的变化,每 2～3 个月 CT 检查随访肾上腺的改变。

(3)功能性肿瘤术后需观察皮质激素和醛固酮水平的变化。

(4)2～3 次治疗后病灶缩小,可考虑外科手术切除或延长治疗间隔时间(根据 CT 随访情况确定)。

(五)并发症及处理

1. 局部疼痛、发热和食欲减退。

2. 一过性肝、肾功能改变,白细胞升高。

3. 一过性儿茶酚胺和醛固酮水平升高所致的相应症状较多见。

上述并发症多在 1～3 周内消失,可给予相应的对症、保肝处理。

4. 持续性呃逆在膈下动脉栓塞后常出现,一般术后 3～5d 自行缓解。症状明显者可肌内注射地西泮、氯丙嗪。

5. 术后发热为栓塞后反应,2～5d 后多消失。

五、放射性粒子近距离置入治疗前列腺癌

(一)适应证与禁忌证

1. 适应证

(1)病灶局限在前列腺内,无远处转移,根据肿瘤的 TNM 分期,T_{1a},T_{1b},T_{1c},$T2a$,T_{2b},T_{2c} 期均适于放射性粒子置入治疗,T_3 期患者若无远处转移,局部侵犯范围不大,也可考虑行粒子置入。

(2)预计寿命≥5 年。

(3)血前列腺特异性抗原(PSA)<50μg/L。

(4)前列腺体积<60ml。

(5)近期未行经尿道前列腺电切术(TURP)。

2. 禁忌证

(1)临床排除标准:一是患者预计生存期<5 年,二是近期行 TURP,有大的或愈合较差的 TURP 缺陷者,三是无法预测的手术风险,四是有远处转移。

(2)相对禁忌证:一是中叶较大,二是既往盆腔曾接受放疗,三是多次盆腔手术史,四是高尿道出口梗阻(AUA),五是严重糖尿病。

(3)主客观条件受限制:一是技术上有困难,二是可能导致剂量分布不均的几种情况。

①既往 TURP 史:因 TURP 术后行放射性粒子置入易出现放射性粒子丢失的危险、放射性粒子空间分布不均和剂量不均衡。增加置入术后的并发症,尤其是尿道狭窄和尿失禁。一般选择在 TURP 术后 3 个月行粒子置入术。

②腺体>60g 和(或)耻骨弓较窄的患者:由于耻骨弓的干扰,使得粒子无法达到整个腺体。如果前列腺的 1/3 或更多被耻骨弓遮挡,可先行激素治疗 3～6 个月或行外放疗,使前列腺腺体减少到 60g 以下。

③病变主要在中叶。

④精囊受累。

(二)术前准备

1. 弄清前列腺癌的诊断　前列腺癌的早期诊断较为困难。前列腺特异性抗原、直肠指检(DRE)、经直肠超声(TRUS)和前列腺穿刺活检,是目前诊断前列腺癌的主要方法。

(1)前列腺特异性抗原(PSA):PSA 是 1 个非常敏感的前列腺特异性标志物。正常人血清 PSA 值为 $0.4～4.0\mu g/L$。美国医学会推荐 50 岁以上男性,有前列腺癌家族史的 40 岁以上男性每年都应进行 PSA 检查。PSA 对前列腺组织有特异

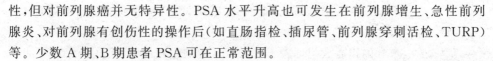

性,但对前列腺癌并无特异性。PSA 水平升高也可发生在前列腺增生、急性前列腺炎、对前列腺有创伤性的操作后(如直肠指检、插尿管、前列腺穿刺活检、TURP)等。少数 A 期、B 期患者 PSA 可在正常范围。

(2)TRUS:TRUS 了解前列腺的形态、前列腺的顶和底、肿瘤的参数、精囊的情况,可诊断出直径 5mm 的肿瘤,是前列腺癌的诊断和分期的主要手段,可指导活检和精确地评估前列腺体积。

(3)其他诊断措施:前列腺穿刺针吸活检是前列腺癌诊断的关键,当针吸活检阳性时,对肿瘤进行分级和分期。进一步检查 MRI,CT,骨扫描和生化检查等。当肿瘤侵犯到包膜外时,血清碱性磷酸酶是有价值的标志物。

2. 治疗方案的选择

(1)临床评估:单纯放射性粒子置入治疗适于肿瘤局限性患者,有包膜外侵的患者更适于放射性粒子置入加外放疗的结合治疗。T_1 和 T_{2a} 期,PSA<$10\mu g/L$ 和 Gleason 评分 2～6 分的患者更适于单纯放射性粒子置入治疗。T_{2b},T_{2c} 期或 PSA >$10\mu g/L$,或 Gleason 评分 7～10 分的患者更适于综合治疗。T_3 期或 N(淋巴结转移)及患者不适于行放射性粒子置入治疗,可行[192]Ir 短暂插置治疗或适形外放疗。可于外放疗后 2～4 周进行放射性粒子置入治疗。范围包括前列腺、前列腺外周组织、精囊和区域淋巴结。每天 180cGy,总剂量 4500cGy。

(2)核素的选择:日前放射性粒子置入治疗常用的核素是[125]I 和[103]Pd,二者均能释放低能量 γ 射线。[125]I 释放低能光子(27keV),每小时剂量率 8～10cGy,半衰期 59.6d。[103]Pd 也释放低能光子(21keV),每小时剂量率 20～24cGy,半衰期 17d。[125]I 主要治疗分化较好到中等分化的肿瘤(Gleason 分级 2～6 级),[103]Pd 治疗分化较差恶化肿瘤(Gleason 分级 6～10 级)。

3. 制定治疗计划

(1)体积测定:使用经直肠 B 超、CT 及 MR 等影像学检查,计算出前列腺的体积。

(2)确定靶体积:体积明确后,把每一层图像中的靶区的轮廓和周围重要器官组织的轮廓勾画出来。可适当扩大一点在前列腺底部和顶部的种植体积,以改善术后剂量分布。

(3)置入体积剂量计算:放射性粒子置入的空间分布原则是根据 Quimby 和 Paterson Parker 提出的原则改进而成。每个粒子间距一般为 1cm。一旦靶区确定,计算机可以计算出粒子在靶区内如何放置,还可三维立体重建前列腺和等效剂量曲线。

4. 禁药及禁食　对药物和饮食均要限制,术前 2 周停用抗凝药物。术前 4h 禁食,取决于麻醉的要求。

5. 实验室检查　包括血常规、生化检查、胸片、心电图检查。

6. 一般术前准备　会阴部备皮,术前 4h 清洁洗肠,排清大便。术前留置 Foley 尿管。

7. 社会心理　因担心放射性粒子置入术后影响生存质量,关注治疗后可能出现的尿失禁和阳痿,前列腺癌患者术前的心理压力较大,做好术前的宣教尤为重要。

(三)手术步骤

1. 麻醉与体位

(1)麻醉:一般选用硬外麻醉或腰麻醉。

(2)体位:患者取仰卧截石位。把阴囊向腹部提升,用胶布固定。

2. 手术方法

(1)置入探头:会阴皮肤消毒后,将消毒的直肠超声探头套以消毒的避孕套,把探头和模板固定在固定架上。把探头水平放入直肠内,使探头到达前列腺水平,同时调整超声图像,直到与术前计划时的图像相吻合为止。有条件的可行术中 B 超实时的计算机治疗计划系(TPS)计划。这样有助于减低因前列腺"避让"引起的剂量分布不均。

(2)插入置入针和置入粒子:根据置入计划,利用模板置入系统插入置入针,通过超声及时监测置入针走行的方向和位置,置入针进到距离膀胱 0.5cm 处。拔出针芯,把置入枪与置入针紧密连接,按计划间隔把粒子推出,置入到前列腺组织内。通过超声或 X 线观察粒子置入的位置。一般习惯从前向后顺序置入粒子。

(3)术后膀胱镜检:置入后常规行膀胱镜检查,观察有无粒子脱落到膀胱内并取出。此粒子可再置入或送交核医学科回收处理。

(4)伤口处理:会阴消毒后压迫止血,伤口包以无菌敷料。

(5)放射线检查术后对房间进行 Geiger 计数仪扫描。注意手术间有无粒子残留。

3. 注意事项

(1)调整探头位置:使前列腺的位置与术前计划一致,固定器可以确定和调整模板和网格的位置。有条件的做术中及时放疗计划。

(2)前列腺固定和固定针的放置:固定针可先插在前列腺两侧叶,以防止置入过程中前列腺的左右移动。插置过程中可引起腺体向侧方轻度的转动,调整针的方向朝前列腺几何中心插入 1~2mm,可弥补这一误差。

(3)针插置技术:针插置开始在最前端,则可避免前面置入的粒子对超声产生的干扰。经过固定架保持垂直直线进针。若针偏离了方向,可通过手指轻度加压,使针朝向适当的方向。

(4)进针深度的确定:确保进针深度位于正确位置,是实现粒子置入质量的保证和关键。根据实时超声图像确定进针的深度。

(5)确保置入粒子的间距:根据治疗计划于适当地间距置入粒子,避免出现放射热点或冷点。推入粒子时避免置入针向前或向后移动。

(6)耻骨弓的影响:耻骨弓可以干扰前面和侧面进针的路径,可通过插入最近的靠中间模板,利用手指引导和(或)倾斜向前或向侧位进针。也可运用成角技术克服骨结构的干扰。

4. 术后处理

(1)疗效评估:主要利用影像学技术,包括骨盆子片、经直肠超声、CT 及 MRI,了解粒子分布的情况。

(2)随访术后第 1 天,进行 X 线检查和 CT 检查。检查每个粒子在前列腺内的精确位置和评估靶区的处方剂量。4 周后随访 1 次,以后每 3 个月随访 1 次,随访 2 年。往后每年随访 1 次,直到 5 年。随访检查包括直肠指检和 PSA。

(3)治愈标准:治疗失败为 PSA 维持 $1.0\mu g/L$ 以上,或连续 3 次检测 PSA 持续升高,即使 $PSA < 1.0\mu g/L$ 也认为生化复发。美国西北医院前列腺近距离单独治疗,7 年无生化复发($PSA < 1.0\mu g/L$)率为 80%,可与根治术后疗效相媲美。

(4)术后护理:①注意观察尿管引流尿液的颜色和是否有血凝块,有无粒子脱落。术后 1d 拔除尿管。②对症处理,冰敷会阴部减轻局部的胀痛。③指导患者饮食,多饮水和进流食;做好放射防护。④口服消炎药物 1 周。⑤避免重体力劳动 2d。

(5)放射防护:粒子置入后射线将持续 18 个月。①在患者粒子置入术后 1 周,应进行尿过滤检查,以防粒子脱落。若发现脱落,可用镊子捡起放入铅罐中,交回核医学科作妥善处理。②术后 2 个月,孕妇和小孩应与患者保持 1m 距离,尽量避免长时间身体接触被照射。③2 周后可恢复性生活,建议几周内使用安全套,防止粒子进入阴道。

(四)并发症及处理

1. 疼痛 会阴部和腹部可出现疼痛,应用冰敷和止痛药物、抗炎药物对症处理。

2. 会阴部血肿 压迫和冰敷止血。

3. 泌尿系统症状

(1)血尿:通常于 24h 消失,必要时冲洗膀胱。

(2)膀胱刺激症状:如排尿困难、尿频、尿急、尿痛,可持续几天到 3 个月。大量饮水,限制应用含咖啡饮料和服用;α受体阻滞药可缓解症状。

(3)尿路梗阻:服用 α 受体阻滞药可缓解症状,必要时可行耻骨上造口术或保守性 TURP。

4. 直肠刺激症状 里急后重、排便疼痛,可伴有黏液血便,多于 3 个月内消失。性功能障碍,一段时间后恢复。80% 的患者保持性生活能力。

5. 尿失禁　非 TURP 患者发病率<1%，TURP 术后患者发病率一般为25%～42%。

6. 放射性粒子种植治疗后的迁徙　可引起肺栓塞，发生机制目前还不十分清楚。

第二节　膀胱结石碎石术

一、机械碎石术

膀胱结石分为原发性和继发性两种。原发性膀胱结石多与营养不良、低蛋白质饮食有关。继发性膀胱结石主要继发于下尿路梗阻、膀胱异物等，与泌尿系统梗阻和反复尿路感染有关。目前绝大多数的膀胱结石都可通过经尿道碎石术解决。

(一)适应证
膀胱结石<2cm，无尿道狭窄的病例。

(二)术前准备
1. 明确结石的大小、数目、位置，是否在膀胱憩室内，膀胱憩室内的结石要特别仔细，常因操作不慎引起膀胱穿孔。还要了解是否有上尿路积水以及肾功能损害。

2. 有合并感染或尿液反流引起肾积水时，应先控制感染，引流尿液。

3. 操作前仔细检查器械和镜子是否配套，在体外试钳夹纱布了解碎石器械的性能，以减少不必要的损伤。

(三)手术步骤
1. 麻醉与体位

(1)麻醉：行尿道黏膜麻醉或硬膜外麻醉。

(2)体位：取截石位。

2. 手术方法

(1)尿道扩张后进镜、用生理盐水作为冲洗液，充盈膀胱，观察结石的大小、位置，了解膀胱内的情况，是否合并其他病变。直视下张开碎石钳咬住结石，上撬碎石镜的前端，使之悬空于膀胱中，以避免碎石时损伤膀胱黏膜。慢慢用力咬碎结石。如果结石较大，可从结石的边缘或一端开始碎石，反复碎石直至结石完全粉碎。如果结石在膀胱憩室内，应小心把结石抓起，在憩室外膀胱内粉碎。

(2)冲洗器抽吸出结石碎片。

(3)留置导尿管 1～2d，嘱患者多饮水，适当抗生素治疗。

3. 注意事项

(1)务必充盈膀胱，碎石钳悬空于膀胱中以避免膀胱损伤。

(2)憩室内结石的处理，当心膀胱穿孔。

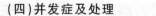

(四)并发症及处理

1. **膀胱出血** 一般较轻。有黏膜损伤的可能时,留置导尿管,严重时冲洗膀胱。

2. **膀胱穿孔** 常因镜子不配套或憩室内结石碎石引起。下腹部有冲洗液引起的包块。腹膜外穿孔,留置导尿管;穿孔至腹腔,小穿孔腹腔液体不多,试行留置导尿管引流,但应特别警惕充分估计冲洗液吸收对体液平衡的影响。较大穿孔手术修补。

二、气压弹道碎石术

(一)适应证

膀胱结石<2cm,无尿道狭窄的病例。

(二)术前准备

1. 明确结石的大小、数目、位置,是否在膀胱憩室内,膀胱憩室内的结石要特别仔细,常因操作不慎引起膀胱穿孔。还要了解是否有上尿路积水以及肾功能损害。

2. 有合并感染或尿液反流引起肾积水时,应先控制感染,引流尿液。

3. 操作前仔细检查器械和镜子是否配套,在体外试钳夹纱布了解碎石器械的性能,以减少不必要的损伤。

(三)手术步骤

1. **麻醉与体位**

(1)麻醉:行尿道黏膜麻醉或硬膜外麻醉。

(2)体位:取截石位。

2. **手术方法**

(1)经尿道留置 8 号导尿管,直视下将输尿管镜置入膀胱。以生理盐水为冲洗液充盈膀胱,观察结石的大小、位置,以及了解膀胱内的情况,是否合并其他病变。经输尿管镜工作通道引入治疗探杆,直接抵住结石或以探杆压住结石将其击碎。反复碎石,直至结石完全粉碎。

(2)冲洗器抽吸出结石碎片。

(3)留置导尿管 1～2d,嘱患者多饮水,适当抗生素治疗。

(四)并发症及处理

膀胱出血和膀胱穿孔罕见。

三、钬激光碎石术

(一)适应证

膀胱结石小于 2cm,无尿道狭窄的病例。

(二)术前准备

1. 明确结石的大小、数目、位置,是否在膀胱憩室内,膀胱憩室内的结石要特别

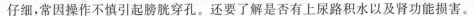

仔细,常因操作不慎引起膀胱穿孔。还要了解是否有上尿路积水以及肾功能损害。

2. 有合并感染或尿液反流引起肾积水时,应先控制感染,引流尿液。

3. 操作前仔细检查器械和镜子是否配套,在体外试钳夹纱布了解碎石器械的性能,以减少不必要的损伤。

(三)手术步骤

1. 麻醉与体位

(1)麻醉:行尿道黏膜麻醉或硬膜外麻醉。

(2)体位:取截石位。

2. 手术方法

(1)尿道扩张后进镜,以生理盐水为冲洗液充盈膀胱,观察结石的大小、位置,以及了解膀胱内的情况,是否合并其他病变。固定光纤于激光手柄上,设置钬激光能量,一般为 15W(焦耳乘以频率)左右,如果操作熟练可设置 40W。将光纤抵住结石,稍加左右摆动、用光纤在结石表面钻孔、成槽、裂开结石。结石变小后,宜调慢频率,更稳妥地击碎结石。反复碎石,直至结石完全粉碎。

(2)冲洗器抽吸出结石碎片。

(3)留置导尿管 1~2d,嘱患者多饮水、适当抗生素治疗。

3. 注意事项

(1)务必保持光纤抵住结石,以免损伤膀胱。

(2)根据结石的大小、硬度、操作者经验,调整钬激光能量和频率。

(四)并发症及处理

膀胱出血和膀胱穿孔罕见。

第三节　尿流改道技术

一、尿流改道技术概述

由于前尿道的梗阻、狭窄等原因,不能进行正常的排尿时需要进行尿流的改道。另外在尿道下裂的治疗过程中,经常会因为新建尿道不适合直接进行排尿,也需要进行尿流的改道。尿流改道术是通过手术或手术器械将导尿管置入膀胱,完成有效尿液流出的手术方法。常用的尿流改道手术有膀胱切开造口术、膀胱穿刺造口术、会阴切开造口术、会阴穿刺造口术等。

(一)尿流改道的概念

1. 尿流改道　是指尿液由膀胱不经过正常尿道,而通过其他途径经导尿管排出体外,如果不进行专门的控制,此时尿液是 24h 持续流出体外的。

2. 尿流改道术　是通过手术或手术器械将导尿管置入膀胱,完成有效尿液流出的手术方法。

(二)尿流改道的适应证

各种原因导致尿液不能经正常尿道排出体外时,需行尿流改道。常见需要进行尿流改道的情况如下。

1. 骨盆骨折致后尿道断裂:尿流改道的目的在于解决尿液潴留,同时保证尿道修复手术的成功。

2. 危重患者、时间长、创伤大及会阴部的手术需要及时了解尿量变化或持续尿液引流。

3. 急性前列腺炎致急性尿液潴留或进行前列腺手术时。

4. 各种原因造成的尿道狭窄致尿液潴留。

5. 各种阴茎、尿道及膀胱的手术。

6. 先天性尿道畸形如尿道下裂、尿道上裂等进行尿道再造手术时需要进行尿流改道。

(三)常用导尿管

1. 导尿管型号　导尿管周径的标准型号与大多数内镜器械一样,都是按照Charriere 法式标准制作的[0.33mm＝1French (F)或者 1Charriere (Charr)]。因此,F3 相当于直径 1mm,F30 相当于直径 10mm。

2. 导尿管类型　①普通单腔导尿管;②气囊双腔导尿管;③冲洗用三腔导尿管;④伞状导尿管;⑤蕈状导尿管。

3. 导尿管材料　橡胶、乳胶、硅胶,目前多数学者认为,硅胶导尿管组织相容性最好。

二、膀胱切开造口术

膀胱切开造口术是传统的尿流改道手术。可以在膀胱内留置蕈状(蘑菇头)导尿管,也可以根据条件和需要留置其他类型的导尿管或尿液引流管。

(一)适应证

1. 适应证　尿流改道的适应证各种原因导致尿液不能经正常尿道排出体外时,需行尿流改道。常见需要进行尿流改道的情况如下。

(1)骨盆骨折致后尿道断裂:尿流改道的目的在于解决尿液潴留,同时保证尿道修复手术的成功。

(2)危重患者、时间长、创伤大及会阴部的手术需要及时了解尿量变化或持续尿液引流。

(3)急性前列腺炎致急性尿液潴留或进行前列腺手术时。

(4)各种原因造成的尿道狭窄致尿液潴留。

(5)各种阴茎、尿道及膀胱的手术。

(6)先天性尿道畸形如尿道下裂、尿道上裂等进行尿道再造手术时需要进行尿流改道。

2. 优点　尿液引流可靠、通畅；可配合治疗，如膀胱或尿道的冲洗；导尿管的留置时间不受限制。

3. 缺点　手术较为复杂，体表留有明显的瘢痕。

(二)手术步骤

1. 在耻骨联合上 2～3cm，沿皮肤纹横行或纵行切开下腹部皮肤。

2. 纵行切开一侧腹直肌前鞘内缘，推开腹直肌，切开后鞘，向上钝性剥离疏松结缔组织，暴露膀胱前壁。

3. 以带针头的注射器小心穿刺，回抽无气体，有尿液，证实为膀胱。

4. 在膀胱前壁缝合 2 根支持线，牵引。

5. 切开膀胱壁，置入蕈状导尿管。

6. 可吸收线缝合膀胱。

7. 导尿管尾端由另一处皮肤切口引出，分层缝合皮肤切口。导尿管末端接尿袋，固定尿袋。

三、膀胱穿刺造口术

膀胱穿刺造口术是用膀胱穿刺造口引导器械在耻骨上穿刺膀胱插入导尿管的尿流改道术。膀胱穿刺造口引导器械包括普通膀胱穿刺造口引导针和穿刺导引器 2 种。由于穿刺造口引导器械的不同，穿刺造口方法略有不同。穿刺造口的导管应避免过于接近耻骨和膀胱颈部，因为较长的导管会刺激膀胱三角区，引起膀胱痉挛。

(一)普通膀胱穿刺造口引导针耻骨上膀胱穿刺造口法

普通膀胱穿刺造口引导针由穿刺针和套管组成，其套管内径通常允许10 或 12 号普通导尿管自由通过。应用膀胱穿刺造口引导针只能在膀胱内留置普通导尿管。

1. 器械准备　膀胱穿刺造口引导针与套管内径相应的等长普通导尿管 2 根（其中 1 根导尿管的侧壁上剪 2 个孔，孔距导尿管的尖端在 2cm 以内）、钢尺。

2. 手术步骤

(1)经尿道内的导尿管向膀胱内注入生理盐水，使膀胱充盈至膀胱底与脐平。

(2)耻骨联合上 3cm 处横行切开皮肤 1cm。

(3)以带针头的注射器经皮肤切口垂直穿刺，抽出尿液，证实为膀胱，并且测量皮肤至膀胱的厚度。

(4)以膀胱穿刺造口引导针经皮肤切口刺入膀胱，拔出穿刺针芯，固定套管，经套管向膀胱内插入尖端剪侧孔的导尿管，拔出套管。

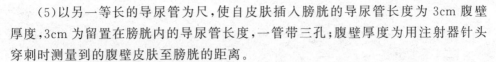

（5）以另一等长的导尿管为尺,使自皮肤插入膀胱的导尿管长度为 3cm 腹壁厚度,3cm 为留置在膀胱内的导尿管长度,一管带三孔;腹壁厚度为用注射器针头穿刺时测量到的腹壁皮肤至膀胱的距离。

（6）在皮肤上缝合固定导尿管。

（二）穿刺造口引导器耻骨上膀胱穿刺造口法

膀胱穿刺造口引导器由带尖端盲管的固定部分和滑动部分组成。应用穿刺造口引导器目的在于把蕈状（蘑菇头）导尿管通过腹壁膀胱穿刺,留置在膀胱内。蕈状（蘑菇头）导尿管是耻骨上腹壁膀胱造口后在膀胱内留置的各型导尿管中的最佳选择,因其引流通畅,便于护理和更换。这种方法同样适用于 Foley 导尿管。

1. 膀胱穿刺造口引导器的使用方法　打开膀胱穿刺造口引导器,将蕈状（蘑菇头）导尿管置于中央管内,利用其弹性将导尿管的蘑菇头挤压在穿刺造口引导器的尖端盲管内,并使穿刺造口引导器的两部分合成完整、光滑的一体。握住穿刺造口引导器,经皮肤切口刺入充盈的膀胱。一手扶住穿刺造口引导器的固定部分,另一手向上提拉其滑动部分,同时向下推进导尿管,则被挤压变形的导尿管的蘑菇头即可因弹性而恢复原状,从滑动部分和固定部分错开的尖端孔内弹出,并且向膀胱内推进。

2. 手术步骤

（1）将蕈状（蘑菇头）导尿管装入膀胱穿刺造口引导器内,使其成为完整、光滑的一体。

（2）经尿道内的导尿管向膀胱内注入生理盐水,使膀胱充盈至膀胱底与脐平。

（3）在耻骨联合上 3cm 横行切开皮肤 1cm。

（4）以带针头的注射器经皮肤切口垂直向下腹部穿刺,抽出尿液,证实为膀胱,并测其深度,即皮肤至膀胱的距离。

（5）以装有蕈状（蘑菇头）导尿管的膀胱穿刺造口引导器经皮肤切口穿刺,控制深度,有落空感时,可知进入膀胱。

（6）依上述的使用方法,向上提拉膀胱穿刺造口引导器滑动部分,同时向下推进导尿管,导尿管的蘑菇头即可从滑动部分和固定部分错开的尖端孔内弹出,并且向膀胱内推进。

（7）拔出穿刺造口引导器固定部分,将导尿管的蘑菇头部分留置在膀胱内。

（8）在皮肤上缝合固定导尿管,覆盖敷料。

四、会阴切开造口术

会阴切开造口术适用于成功把握性较大的各种手术和会阴发育正常的病例。具有瘢痕隐蔽、尿液引流自然的优点。但操作技术有一定的难度,只适用于尾端圆钝无特殊结构的普通软质（橡胶、硅胶）导尿管。导尿管的留置不宜过长。

(一)器械准备

普通导尿管、金属导尿管、液状石蜡。

(二)手术步骤

1. 在普通软质导尿管尾端贯穿两壁缝合 4 号丝线,主、副线等长,一起经金属导尿管尖端孔或侧孔、管腔,自金属导尿管尾端穿出。

2. 把金属导尿管的尖端插入普通橡皮或硅胶导尿管尾端管腔内,经尿道外口把普通导尿管导入膀胱,使金属导尿管的尖端及普通导尿管的尾端恰在会阴处。

3. 金属导尿管的尖端在会阴部向体表翘起,在会阴部切开皮肤、尿道前壁,直达金属导尿管,并使金属导尿管穿出皮肤外。

4. 拉出金属导尿管内的缝合线,自尿道外口拔出金属导尿管,牵拉缝合线即将普通导尿管尾端自尿道－会阴皮肤切口穿出。

5. 调整进入膀胱的导尿管深度,缝合固定。

五、会阴穿刺造口术

应用会阴尿道穿刺造口引导器进行会阴尿道造口,可以在 1min 之内完成手术,准确、可靠,副损伤降到最低限度。可以通过会阴尿道穿刺造口引导器在膀胱内留置普通导尿管和 Foley 导尿管。

手术步骤:

1. 左手握持会阴尿道穿刺造口引导器的环形手柄,经尿道外口将穿刺造口引导器放入尿道至会阴部。下压环形手柄,使会阴尿道穿刺造口引导器的椭圆形裂口环在尿道内顶起尿道前壁及会阴皮肤,右手触摸,感觉明显,用亚甲蓝溶液标记切口。

2. 左手固定不动,右手用尖刀在椭圆形环的正中纵行刺穿皮肤及尿道的前壁,有落空感即止,不可再深,以免伤及尿道的后壁。

3. 用止血钳经皮肤切口,进入尿道触碰椭圆形环的两臂,证实会阴皮肤－尿道瘘口已经造成,左手仍然固定不动,右手持导尿管经皮肤－尿道瘘口及椭圆形环的中央向后尿道和膀胱的方向插入。

4. 以右手示、中指向耻骨联合方向挤压固定进入膀胱的导尿管,左手拉出会阴尿道穿刺造口引导器。

5. 导尿管套囊内注水,调整导尿管在膀胱内的深度,缝合固定。

六、经尿道困难导尿术

(一)金属导尿管导引法

将软质导尿管经畸形尿道插入膀胱非常困难,但经过耐心、轻柔的操作,有可能将金属导尿管经尿道外口插入膀胱,而一旦将金属导尿管经尿道外口插入膀胱,则可万无一失地把软质(橡胶、硅胶等)导尿管插入膀胱。实现这一过程,必须做好

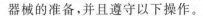

器械的准备,并且遵守以下操作。

1. 物品与器械准备

(1)特制不同型号的金属导尿管:导尿管的尖端正中有 1 个小孔,边缘带侧孔,边缘光滑直径<3mm,导引丝可以在金属导尿管内自由滑动。尖端带孔的金属导尿管因其使用要求,需有特殊的工艺加工,切不可取用现成的金属导尿管自行打孔使用,否则有可能在手术中发生不可解决的麻烦。

(2)特制软质导尿管:导尿管的管腔开口于尖端正中,也可以带侧孔,孔周光滑圆钝。材料可以是普通橡胶、硅胶导尿管,最好是带气囊的导尿管,用现有的软质导尿管剪去其尖端也可,导引丝可以在软质导尿管内自由滑动。

(3)导引丝:两头钝圆,带厘米刻度,直径<2mm,材料为塑料丝或硬膜外麻醉用导管,经过加工的零号钢丝也可以。

(4)钢尺:本操作必须随时掌握各器械进入尿道和膀胱的精确深度。

(5)液状石蜡。

2. 手术步骤

(1)患者取仰卧位,常规消毒,铺无菌巾。

(2)取相应型号的金属导尿管,经尿道外口、尿道插入膀胱。

(3)通过金属导尿管的管腔将导引丝引入膀胱。

(4)拔出金属导尿管,保留导引丝不动。

(5)导引丝的体外端通过软质导尿管的尖端开口、导尿管的管腔,出导尿管的尾端开口。固定导引丝的体外端,在导引丝的引导下,旋转推进软质导尿管,经尿道外口、尿道,进入膀胱。

(6)拔出导引丝,在膀胱内留置软质导尿管。

(7)确定导尿管在膀胱内的深度,采取确切的固定措施或是向导尿管的囊内注水后适当拔出导尿管。

3. 注意事项

(1)本操作过程中不应遇到较大的阻力。

(2)进入膀胱的唯一指征是有尿液溢出,没有其他任何侥幸的主观判定。

(二)模糊-随机导尿法

根据模糊集合观念和随机概率,把数枚无损伤导引丝经尿道外口同时插入尿道,一枚一枚地反复试探,总会有一枚导引丝会经过畸形的尿道插入膀胱,在该导引丝的导引下,就可以把合适的尖端带孔的软质导尿管插入膀胱,从而对伴有尿道畸形的患者完成经尿道外口插入软质导尿管的留置导尿。

1. 物品与器械准备

(1)液状石蜡。

(2)导引丝:两头钝圆,带厘米刻度,直径<2mm,材料为塑料丝或硬膜外麻醉

用导管。

(3)软质导尿管:导尿管的管腔开口于尖端正中,也可以带侧孔,孔周光滑圆钝。材料可以是普通橡胶、硅胶导尿管,最好是带气囊的导尿管,用现有的软质导尿管剪去其尖端即可,软质导尿管可以在导引丝外自由滑动。

(4)钢尺:本操作必须随时掌握各器械进入尿道和膀胱的深度。

2.手术步骤

(1)患者取仰卧位,常规消毒,铺无菌巾。

(2)取10枚左右带有金属丝芯的硬膜外麻醉用导管或其他塑料丝(或多或少依据尿道外口容纳程度而定)同时插入尿道外口。

(3)一枚一枚轮流将导引丝插入尿道,遇阻则停,保留原位,不予拔除,占据无效空间,无效空间占满后,总有一枚导引丝经畸形尿道的有效通道进入膀胱。

(4)保留进入膀胱的导引丝,拔除其他导引丝。

(5)把导引丝的体外端插入软质导尿管的尖端开口,通过导尿管的管腔出导尿管的尾端开口,固定导引丝的体外端,在导引丝的引导下旋转推进软质导尿管,经尿道外口、尿道进入膀胱。

(6)拔出导引丝,在膀胱内留置软质导尿管。

(7)确定导尿管在膀胱内的深度,采取确切的固定措施或是向导尿管的囊内注水后适当拔出导尿管。

第四节　其他泌尿外科微创诊疗技术

一、尿道扩张术

尿道扩张术是治疗尿道外伤、手术后瘢痕狭窄的一种方法。通过探子的扩张,使局部瘢痕软化,以达到狭窄部敞开的目的。尿道探子有各种不同类型,以其直径的大小分为若干号。按法制标准:直径1/3mm为1号。每增加1号,其直径就增加1/3mm。24号探子的直径为8mm,一般成年人尿道的管腔可通过24号,女性可通过28号。

(一)适应证与禁忌证

1.确诊尿道狭窄,行尿道扩张以维持尿道通畅。

2.查尿道有无狭窄,或确定狭窄的程度和部位。

3.查尿道内有无结石。

如果泌尿生殖系统有急性炎症,禁忌行尿道扩张。

(二)手术步骤

1.插入　术者左手掌心朝上,在中指与环指之间夹持阴茎冠状沟部,并斜向

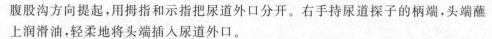

腹股沟方向提起,用拇指和示指把尿道外口分开。右手持尿道探子的柄端,头端蘸上润滑油,轻柔地将头端插入尿道外口。

2. 平推　沿尿道背侧壁正常的走行轻轻插入,借助探子本身的重量和弯曲缓慢推进。随着探子的逐渐深入,同时向正中移动阴茎,使探杆与身体纵轴平行。

3. 直立　为使探子的前端通过尿道球、膜部,应逐渐将其送至和体轴成垂直的位置。探子位于此处因括约肌或瘢痕的影响,推进时受阻力。

4. 平放　将探子与阴茎一起下拉至两腿之间,探子就顺着后尿道向膀胱内推进。探子进入膀胱后,探杆能左右转动。

以上 4 个步骤是整个过程的联合动作,探子通过瘢痕后,留置 5~10min,然后退出探子,其方法与放入相反。

(三)术后处理

1. 每次扩张后给予抗生素 3d,适当休息,多饮水,观察有无尿道出血。如出血较严重,后有发热、尿外渗,应急诊观察治疗。

2. 如扩张后有发热、疼痛、严重出血等,则在 2~4 周内暂停扩张。下次扩张前应仔细检查,证实急性炎症已经消退,才能再扩张。

3. 扩张的间隔时间至少 5~7d,以使尿道狭窄段黏膜经扩张后所产生的水肿与充血逐渐消退。经多次扩张后,尿道逐渐增宽,扩张间隔时间也可延长,如果通过 F24 号,则可按 1 个月、2 个月、3 个月、6 个月等间隔,定期扩张。

(四)注意事项

1. 尿道扩张操作应轻巧、谨慎,当尿道扩张探子到达尿道膜部,感到阻力,此时嘱患者张口呼吸勿紧张,放松尿道括约肌,缓慢通过膜部进入膀胱。

2. 首次尿道扩张应结合尿线粗细、尿道造影所见来估计探子的号数。应先从大号开始,依次减小,直到合适的号数为止。应尽量少用 16 号以下的探子。

3. 尿道扩张器的头端,沿尿道前壁而行容易滑入膀胱,如遇阻力,可反复试插,但不应使用暴力强行通过,以另一手指按压会阴,可协助通过膜部。

4. 第 1 次扩进后,每次探子只宜增大 2~3 号码,否则容易造成尿道损伤出血。

5. 当尿道探子受阻实在无法进入,可换成丝状探子引路,此时尤其需要耐心,往往需多次试探才能成功。

二、后尿道悬吊术

(一)女性尿失禁后尿道悬吊术

1. 术前准备

(1)尿动力学检查了解膀胱逼尿肌功能,及残余尿情况。

(2)患有绝经后老年性阴道炎,使用抗生素和雌激素治疗。

(3)术前 1d 阴道无痛碘仿清洗消毒。

（4）术前 1d 天晚上灌肠。

2. 手术步骤

（1）体位：截石位，经尿道留置 F18 Foley 双腔尿管，排空尿液。

（2）手术方法

①切口：在后尿道的阴道壁用组织钳夹住尿道两旁的阴道壁，距离尿道外口 1.0cm 纵行切开阴道前壁，切口长 1.5～2.0cm。阴道黏膜下向外尿道两侧钝性分离直至碰到耻骨下缘。耻骨上缘中线外侧分别做一长 0.5cm 的小切口，左右切口平行间距 4.0～6.0cm。

②吊带置入：拔出导尿管，牵开器置入尿管内固定，经此尿管经尿道插入膀胱。首先将牵开器远端摆向右大腿内侧，将固定于推进器的穿刺针尖置入阴道切口并向右上偏移，左手示指置入阴道以引导穿刺针尖抵于耻骨内缘，右手将穿刺针向耻骨上缘右侧切口方向推进，直到穿出右侧切口，推进时左手示指始终引导使穿刺针贴近耻骨内侧。取下推进器更换到另一支穿刺针，理顺吊带，使其不扭转，同样方法将另一穿刺针穿出左侧切口。

③膀胱镜检查：退出导尿管，膀胱镜仔细观察膀胱，确定穿刺针没有损伤膀胱后，将 2 支穿刺针向上提出腹部切口外，膀胱内灌注 250ml 生理盐水，退出膀胱镜。

④吊带松紧调整：尿道与吊带之间置一薄组织剪，牵拉带塑料鞘的吊带远端调节吊带，退出薄组织剪，观察吊带刚好贴近尿道而没有压迫尿道为止。嘱患者咳嗽或用力向下屏气，观察尿道口无溢尿或溢出 1～2 滴为松紧适宜。再于尿道与吊带之间置薄组织剪，剪开并拉出塑料鞘，紧贴腹壁皮肤表面剪断多余吊带即可。

⑤关闭切口：可吸收线缝合阴道切口和腹壁小切口。

（3）注意事项

①吊带置入穿刺时出现膀胱损伤，穿刺吊带置入后，及时膀胱镜检查。

②吊带置入穿刺过程中，穿刺针太靠外侧面或下肢过度弯曲，损伤邻近血管或神经，出现耻骨后血肿。术后常规 B 超或 CT 检查。

3. 术中并发症及处理

（1）膀胱损伤多为穿刺针损伤，发生率 0～25%。用置入牵开器的导尿管控制膀胱颈方向，穿刺针尽量贴近耻骨后上行。若发现膀胱损伤，可重新穿刺。术后留置导尿管 5～7d。

（2）耻骨后血肿穿刺损伤邻近血管。术后应常规 B 超或 CT 排除耻骨后血肿。若为静脉损伤，血肿＜4～5cm，可首选非手术治疗，如血肿＞6cm，应考虑局部麻醉下引流，若血肿进展性加重，可考虑手术探查。

4. 术后并发症及处理

（1）排尿困难：与术后吊带移位有关。术后 2 次 B 超残余尿 100ml 以上者需要留置导尿管，保留尿管 24～72h。术后 5～10d 不能排尿，可局部麻醉下打开切口，将吊带网片下拉。如属吊带张力过紧,可于术后 3～4 周,待吊带与周围组织粘连后,从中线剪断吊带。

(2)吊带排斥:主要发生使用尼龙、涤纶、Teflon 及 Core-Tex 等吊带材料。目前多用聚丙烯吊带材料未见排斥。若出现排斥,患者不适明显,可手术拆除吊带。

(3)切口感染:术中术后应用抗生素。

(4)阴道出血:如果阴道出血持续存在,直接按压 5～10min,如果持续大出血,应进一步检查。

(5)吊带外露:缝合不当,早期性交、感染、阴道萎缩或损伤均可造成吊带网片突出,使用抗生素抗炎对症,部分患者需要剪除外露吊带。

(二)男性尿失禁后尿道悬吊术

1. 术前准备 如患者有会阴部皮炎,要留置 2 周导尿管以引流尿液,等患者会阴部皮炎痊愈后再做手术。手术前短期服用抗生素并确认尿液细菌培养结果阴性。排除尿道广泛纤维化、低顺应性的小容量膀胱及药物治疗无效的膀胱逼尿肌过度活动等患者,尿流动力学明确患者的膀胱是否具有收缩能力,膀胱逼尿肌功能降低是放置无张力吊带的相对禁忌证,因为吊带可以增加长期间断导尿的困难。

盆腔外放射治疗的患者固定吊带后发生尿道侵蚀或者感染的风险增加 12.5%,发生其他并发症的风险增加 25%,但患者固定吊带治疗后的满意度与未接受放射治疗的患者相同。

术前常规行膀胱尿道镜检查明确或排除吻合口及尿道狭窄,有尿道手术史或者尿道狭窄的患者,因为局部血液供应破坏可能增加术后发生尿道侵蚀的风险。如果合并存在的吻合口或尿道狭窄长度<1cm,可以在固定吊带手术过程中用冷刀切开狭窄段;如果狭窄段或者膀胱颈部缩窄范围广或者反复发作,建议先处理尿道狭窄,术后 3 个月行膀胱尿道镜检查,明确没有复发后再考虑放置吊带。

以前顺行或逆行球部尿道黏膜下胶原蛋白注射治疗不会明显影响固定吊带手术的效果,因为吊带放置在胶原注射位置的远端。

对于以前安置过人工尿道括约肌的患者,吊带手术的治疗效果不如一开始就接受吊带悬吊手术治疗的患者。疗效不好可能与尿道萎缩或者尿道闭合能力差有关,使得变形的后尿道很难与无张力吊带匹配。

对于以前做过经闭孔无张力吊带后尿道悬吊术的患者,如果又出现压力性尿失禁并加重时,可以选择耻骨降支无张力吊带后尿道悬吊术并取得良好治疗效果。

2. 手术步骤

(1)麻醉与体位

①麻醉:全身麻醉或者硬膜外麻醉。

②体位:患者截石位。

(2)手术方法

①放置 F14 导尿管以便能够辨认和触摸尿道。以耻骨联合为标志确定切口位置,沿会阴部正中线做 3～4cm 长的切口。

②用剪刀向侧面游离并显露两侧的耻骨降支,显露耻骨降支前内侧面以便固定骨钛螺丝钉。游离会阴部组织时注意保护尿道球海绵体肌。因为吊带从尿道球海绵体肌的腹侧对尿道形成一个悬吊和挤压作用,因此,在分离球部尿道周围时不能损伤球海绵体肌,球海绵体肌既可以对尿道提供血液,又可以避免吊带对尿道的直接侵蚀。

③用电动螺丝刀在每一侧的耻骨降支前内侧面固定带有聚丙烯缝合线的 3 个骨钛螺丝钉。注意在耻骨降支近端固定骨钛螺丝钉时尽可能高且要位于耻骨联合平面的下方,骨钛螺丝钉之间的间距保持在 1cm(也可以在每一侧的耻骨降支前内侧面各固定两个骨钛螺丝钉)。

④握紧电动螺丝刀将骨钛螺丝钉垂直稳固压在耻骨降支前内侧面。启动电动螺丝刀锚定骨钛螺丝钉直至马达声音改变声调,表明骨钛螺丝钉已经完全牢固至耻骨降支。这一步重要的是明确骨钛螺丝钉是否牢固,可以在固定骨钛螺丝钉后用力牵拉缝合线,看看骨钛螺丝钉是否松动或者拔出,如出现松动或者拔出后要更换骨钛螺丝钉重新锚定。

⑤所有骨钛螺丝钉锚定后,用可吸收线将 4cm×7cm 网状吊带与底垫固定后,修剪吊带以确保能够与耻骨及球部尿道匹配。在每一侧借助 18 号针头将预留在骨钛螺丝钉上的缝合线通过网状吊带,利用缝合线先将网状吊带牢牢固定在一侧耻骨降支上。

⑥用直角钳将网状吊带绕过尿道并接近于另一侧锚定位置。采用咳嗽实验或者逆行灌注压力实验(RPP)调节网状吊带的张力。用马克笔在网状吊带上做标记以便于缝合线准确穿越吊带和固定。

咳嗽试验仅限于患者在清醒状态下,用室温生理盐水经尿道灌注膀胱后,嘱患者用力咳嗽以便确定适当的网状吊带张力。

逆行漏尿点压力测定:排空膀胱后,患者仰卧位。从尿道口留置 F12～14 三腔 Foley 导尿管,导尿管气囊大约位于距尿道外口 2cm。将 1ml 生理盐水慢慢注入气囊内,使气囊完全堵塞尿道同时没有不舒服的感觉。通过三腔管接口连接并固定好测压管后,三腔管另一接口持续向膀胱内灌注室温生理盐水。嘱患者保持放松心态,避免任何的会阴或者会阴部尿道肌肉的收缩动作。以耻骨联合上缘的水平面为标记零点,记录当尿道外口有尿液流出时测压管的水压(cmH_2O)就是保持尿道括约肌关闭的临界尿道压力。

⑦将另外一侧的缝合线在标记处穿过网状吊带,从最前方的骨钛螺丝钉开始,在网状吊带下方仔细打结。固定网状吊带后最重要的是保持吊带适当张力,张力大了不仅会改变尿道角度和方向导致尿潴留,而且增加长期间断导尿的困难,同时

过大的张力长期存在可能损伤会阴部神经引起疼痛和导致尿道侵蚀;张力太小又可能起不到对尿道挤压和悬吊的作用,导致手术效果不理想。因此,选择合适的吊带张力是手术成功的关键。尽管也有医师根据经验确定网状吊带张力大小,但目前仍认为咳嗽试验和逆行漏尿点压力测定(水压$60cmH_2O$)是评判网状吊带张力的合理方法。

⑧观察尿道球海绵体肌的血运没有变化后,关闭切口。术后$1\sim2d$拔出导尿管。

(3)注意事项

①为辨别尿道及其周围组织的关系,在分离球部尿道前留置导尿管既能够明确尿道的走向,又能够避免损伤尿道及其球部海绵体肌,是一个减少并发症的简单方法。

②特殊情况如盆腔外放射治疗后前列腺窝区域及尿道会出现纤维化,这既会增加分离球部尿道及周围组织的难度,又对准确固定网状吊带提出更高要求,同时外放射治疗后造成供应血管闭锁可能会增加吊带对尿道侵蚀的风险。因此,在分离时要尽量钝性分离球部尿道周围组织,避免使用电凝,尽量保留尿道周围组织的血运。尽管盆腔外照射治疗不是固定吊带手术的禁忌证,但文献资料显示,盆腔外放射治疗与吊带固定后的疗效降低存在相关性。

③已经存在的阴茎假体对耻骨降支无张力吊带后尿道悬吊手术有一定影响。以前安置的阴茎假体可能会影响耻骨降支的充分显露,可充盈的阴茎假体毗邻或位于耻骨降支的前方,骨钛螺丝钉钉入耻骨降支时,可能会刺穿阴茎假体位于阴囊内的"水泵"。因此,已安置阴茎假体的患者是耻骨降支无张力吊带后尿道悬吊手术的相对禁忌证。在同时进行阴茎假体和耻骨降支无张力吊带后尿道悬吊手术时,建议在显露会阴中线后先在耻骨降支锚定吊带,然后再采用阴茎阴囊切口置入阴茎假体。放置阴茎假体后(适用于三件套),通过置入骨钛螺丝钉的缝合线以适当张力固定吊带于合适位置。在这种情况下,阴茎假体置入手术和耻骨降支无张力吊带后尿道悬吊手术相互影响较小,手术成功率一般不会降低。

3. 术中并发症及处理

(1)组织损伤和出血:在游离尿道球海绵体肌腹侧时可能出现尿道或者组织损伤。为避免损伤,可以用小针状拉钩充分显露会阴部切口,仔细辨认尿道球海绵体肌后,钝性游离尿道球海绵体肌及腹侧周围组织,尽量避免使用电凝。为检测不易辨认的尿道损伤,可以在手术前从尿道内灌注稀释的亚甲蓝或者靛蓝。如果出现小的尿道损伤,用可吸收线缝合后继续在括约肌的远端固定吊带或者终止手术。如果在这种情况下固定吊带,术后要留置导尿管$2\sim3$周。如果发生明显的尿道损伤(不能够通过简单缝合修补),应采用多层缝合修补尿道,终止手术并留置导尿管2周,$4\sim6$个月后经膀胱尿道镜和尿道造影证实尿道愈合良好后,才能考虑固定吊带。

除尿道损伤外,在游离尿道时也可能发生阴茎海绵体损伤并导致明显出血,此时充分显露阴茎海绵体明确出血点位置并用可吸收线缝合止血。阴茎损伤但尿道没有损伤时不是手术的相对禁忌证。

(2)直肠、膀胱或者尿道穿孔:因为手术部位表浅,一般不会出现向直肠或者膀胱穿孔以及较大出血的情况。但也可能因为吊带放置错误和张力过大导致尿道侵蚀,进而出现排尿困难和血尿等。假如出现上述情况要尽快取出吊带,同时患者要留置导尿管 2~4 周,6 个月后可以考虑重新放置吊带。为避免出现上述并发症,建议固定吊带手术后要常规行尿道镜检查,已明确吊带位置和对球部尿道的影响。

4. 术后并发症及处理

(1)术后早期并发症及处理

①阴囊水肿与感染:术后早期并发症通常与膀胱排尿和局部组织反应有关。为防止会阴部组织水肿导致术后尿潴留,可以留置 F12~14 导尿管过夜。阴囊水肿或者会阴部疼痛可以通过冰敷和抬高阴囊解决。术后早期感染是一个严重并发症,表现为吊带周围明显的硬结,局部皮肤充血或化脓、腹股沟疼痛、伴或不伴有低热。当明确感染与尿道损伤有关后,单纯应用抗生素治疗是不充分的。进行尿道造影和术中尿道镜检查证实存在尿道损伤后,应该在征得患者同意后尽早取出吊带。

②尿潴留:术前尿流动力学中要明确患者的膀胱是否具有收缩能力,因逼尿肌功能降低的患者固定吊带后能够增加长期间断导尿的困难,故这类患者是固定吊带手术的相对禁忌证,更适合于人工尿道括约肌手术。尿潴留可以通过清洁间断导尿或者耻骨上留置引流管治疗,一般 2~7d 即可恢复正常。

③疼痛:持续性的阴囊或者会阴疼痛通常发生于从会阴部到耻骨上区域的盲目缝合结扎损伤阴部神经所致。耻骨降支固定吊带导致阴囊或者会阴疼痛相对少见,可能是由于缺乏诱发阴部神经分支致敏的张力。一些沿着耻骨降支中间表面行走的小阴部神经可能在游离组织或者置入骨钛螺丝钉时损伤,因此,在分离两侧耻骨降支表面时要钝性分离耻骨降支中间的脂肪组织及避免电凝,对耻骨降支内侧面游离时注意保护骨膜,避免广泛剥离骨膜。主诉疼痛(没有感染的证据)的患者可以用麻醉药或非甾体类抗炎药物非手术治疗。

④逼尿肌过度活动:对于术前存在膀胱逼尿肌过度活动且 M 受体阻滞药能够有效治疗的患者,采用固定吊带手术后要密切随访,根据情况酌情服用 M 受体阻滞药,大多能够有效缓解逼尿肌过度活动。

(2)术后远期并发症及处理

①感染和侵蚀:会阴部感染最常见的细菌是金黄色葡萄球菌和链球菌。感染或侵蚀的常见原因是长期留置导尿管或不适当的尿道内镜操作。导尿管留置时间

最长不能超过48h,因为留置时间长与压迫性坏死、侵蚀及感染有关。如果部分患者需要延长留置尿管时间,可以在超声引导下于耻骨上下腹部区域穿刺留置引流管。

感染或侵蚀可能与会阴疼痛、缝合区域红肿或者反复尿失禁有关。可能有发热或者白细胞升高。如果一些患者出现上述症状时要高度怀疑存在感染。可以通过肉眼检查突出部位或者膀胱尿道镜明确诊断侵蚀部位。当明确诊断为感染或侵蚀时,立即应用广谱抗生素控制感染,并及时把吊带取出并做细菌培养。对感染部位进行冲洗和清创,必要时放置引流。围术期连续应用广谱抗生素。对于尿道侵蚀的患者,膀胱内留置导尿管引流尿液2~4周,至少6个月后才能考虑重新固定吊带。

②尿失禁复发:部分患者在固定网状吊带术后早期可能有间断或少量尿漏,但大多为一过性的。当患者出现持续性尿失禁(尿垫每天超过2块)时,必须明确是否由于膀胱行为改变导致膀胱逼尿肌不稳定收缩、尿道萎缩或者吊带固定不当或移位所致张力降低。尿流动力学检查能够排除不稳定膀胱或低顺应性膀胱,如明确不稳定膀胱可以口服M受体阻滞药非手术治疗。盆腔拍片可以了解骨钛螺丝钉是否松动以及吊带位置有否变化。如果发现骨钛螺丝钉松动后,建议手术取出并重新放置骨钛螺丝钉以便调整吊带位置;如果骨钛螺丝钉没有移位或松动,可以推荐其他治疗选择包括加强盆底肌训练、球部尿道黏膜下注射胶原蛋白、重复放置网状吊带或者人工尿道括约肌。

③阴囊或者会阴疼痛:发生率16%~72%。对于耻骨降支无张力吊带,持续性的阴囊或者会阴疼痛相对少见。可能是由于缺乏诱发会阴部神经分支敏感的张力,阴囊或者会阴疼痛通常是由于从会阴部到耻骨联合上区域的盲目缝合结扎损伤阴部神经所致。一些沿着耻骨降支中间表面行走的小阴部神经可能在分离骨膜或者置入骨钛螺丝钉时损伤引起疼痛。另外吊带对尿道及会阴部神经血管结构的过度挤压也是造成疼痛的原因之一,因此,吊带的张力不能过高,使逆行漏尿点压力维持在$5.9kPa(60cmH_2O)$较为理想。根据主诉疼痛但没有感染的证据可以用麻醉药或非甾体类抗炎药物非手术治疗,大多数患者的阴囊或者会阴疼痛在术后3个月后消失。如果经过8~12周的药物非手术治疗,阴囊或者会阴疼痛仍然存在且没有减轻,这时要适时考虑去掉患者的网状吊带。网状吊带取出是一件困难的事情,通常仅推荐适用于存在骨髓感染的患者。

④尿道萎缩:耻骨降支无张力吊带是从球部尿道腹侧面挤压悬吊尿道的,并没有对尿道形成环形挤压,因而对尿道两侧的血供影响不大。另外吊带的底垫可以起一定的挤压缓冲作用。而且吊带的张力选择以逆行漏尿点压力维持在$5.9kPa$ $(60cmH_2O)$作为最高压力标准,而人工尿道括约肌的压力标准要在6~6.9kPa $(61~70cmH_2O)$,这几点结合在一起可以有效预防尿道萎缩。目前国内外尚未见

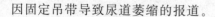

因固定吊带导致尿道萎缩的报道。

三、膀胱异物取出术

经尿道放入膀胱内的各种异物大都可经尿道取出,但锐利异物已刺入膀胱壁或尿道周围组织、异物时间较长已形成异物结石或异物盘绕缠结者则很难取出,需切开取出。

取异物时应先用内腔镜观察清楚,确定异物的种类、形状,然后确定钳夹方法,尽可能夹异物一头,使其长轴与尿道方向一致,慢慢拉出,切忌钳夹异物中部用暴力牵拉。

取出异物后应使用抗生素 2～3d,必要时可留置导尿管数日。

下面介绍大力碎石钳碎石取石术。

(一)适应证与禁忌证

1. 适应证 ＜2cm 的膀胱结石而无下尿路梗阻者;下路梗阻病变可用腔内手术去除者,也可进行膀胱腔内碎石。

2. 禁忌证 ①合并尿路急性感染者;②尿道狭窄、膀胱尿道镜无法插入膀胱者。

(二)器械准备

大士碎石钳及与之相配的窥镜、Ellik 冲洗器等。

(三)手术步骤

1. 体位取截石位。

2. 通过膀胱尿道镜观察结石的数目、大小、位置及有无其他合并疾病。

3. 在膀胱充盈的情况下将碎石钳靠近结石,张开碎石钳从边缘开始将结石咬住,逐步碎石,直至每块碎石＜0.5cm。用 Ellik 冲洗器将结石碎粒冲吸出体外。

(四)并发症及处理

膀胱黏膜损伤:多发生在经验不足,在浑浊的膀胱灌注液中操作,视野不清,碎石钳钳夹结石时同时夹着膀胱黏膜引起。小的膀胱黏膜损伤,无须特殊处理。大的膀胱黏膜损伤,出血严重者要电凝止血。如能在充盈膀胱下(膀胱黏膜皱褶消失),随时更换膀胱内灌注液,整个操作在直视下进行,可预防膀胱黏膜损伤。膀胱穿孔是严重并发症,如为腹膜外穿孔只需保留导尿,引流尿液;如腹膜内穿孔需行开放手术。

四、机器人辅助前列腺癌根治术

机器人辅助根治性前列腺切除术(RARP)是前列腺癌微创手术治疗的最新进展。由于机器人手术系统具有的内手腕和高清三维视觉系统,使其可以在狭小、深在的盆腔内灵活、精细的操作,所以在过去的 7 年里,RARP 已成为机器人外科手

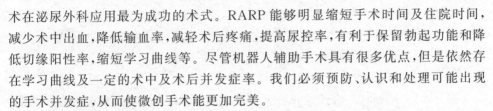

术在泌尿外科应用最为成功的术式。RARP 能够明显缩短手术时间及住院时间，减少术中出血，降低输血率，减轻术后疼痛，提高尿控率，有利于保留勃起功能和降低切缘阳性率，缩短学习曲线等。尽管机器人辅助手术具有很多优点，但是依然存在学习曲线及一定的术中及术后并发症率。我们必须预防、认识和处理可能出现的手术并发症，从而使微创手术能更加完美。

机器人辅助根治性前列腺切除术（RARP）手术适应证与开放手术相同，一般无绝对禁忌证。其相对禁忌证包括腹部手术史、放疗或内分泌治疗史、经尿道或耻骨上前列腺手术史、过度肥胖（BMI>40）和前列腺体积过大（>100ml）。

（一）术前准备

1. 患者准备

（1）推荐在前列腺穿刺活检术后 6～8 周进行手术，接受经尿道前列腺切除术（TURP）的患者应待术后 12 周再行手术治疗。

（2）术前 2 周停止服用阿司匹林和抗血小板制剂。

（3）术前 3d 予无渣半流质饮食，术前 1d 行肠道准备（术前晚清洁灌肠）。

（4）术前 30min～2h 常规预防性应用广谱抗生素静脉滴注。

（5）如为经腹腔途径手术，术前留置鼻胃管。

（6）预防深静脉血栓形成的处理。

2. 机器人设备及器械准备

（1）术前 1d 根据手术需要，准备所需要的机器人手术系统及器械、常规腹腔镜手术物品，准备截石位用物及肩托 1 套。

（2）机器人设备摆放：手术机械臂移动平台放置在手术床尾端，影像处理平台放置在手术床右下角消毒区域以外，医生操控台放置在消毒区域以外，以主刀医生能够直接观察到手术每个环节为宜，便于与助手和麻醉医生等进行交流。

（3）确认机器人手术系统正确连接后开机，设定三维立体成像（3D），并通过校正器校正镜头，完成调节镜头黑白平衡。

（二）手术步骤

1. 经腹腔 RARP 手术步骤

（1）体位与放置穿刺套管：气管插管全身麻醉后，推荐采取改良截石位。取头低足高位倾斜 25°，双腿外展支起呈截石位，留置 16F 尿管。于脐上 1cm 处做一长约 12mm 纵形皮肤切口为镜头孔，以耻骨联合为中心，以其至镜头孔的距离为半径，做一弧线，于距镜头孔右、左侧各 8cm 及左侧 16cm 的弧线上分别做 8mm 皮肤切口，为达芬奇 S 系统第 1,2,3 臂机械臂孔，于第 1 臂孔外下 8cm 置入 10mm 套管为第一辅助孔，于第 2,3 臂孔间头侧 5cm 处置入 5mm 套管为第 2 辅助孔。以 Hasson 法将 12mm 镜头孔穿刺套管置入腹腔，注入 CO_2 气，保持气腹压 1.9kPa（14mmHg），置入镜头，直视下将各穿刺套管置入上述各位点。

(2)取头低足高位倾斜 25°,将机械臂手术系统(patient cart)移入位,四臂与上述相应 Trocar 连接,并分别置入镜头、单极弯剪(①号臂)、双极钳(②号臂)、无创环钳(③号臂)、吸引器及辅助器械。

手术方式采用经腹腔前入路顺行切除方法。

①分离耻骨后间隙,切开盆底筋膜:认清膀胱轮廓后,两侧以输精管为界,用单极弯剪和双极钳倒 U 型打开腹膜,进入并扩大膀胱前间隙和耻骨后间隙,去除前列腺及膀胱颈表面的脂肪组织,电凝离断阴茎背浅静脉。游离前列腺前面及侧面,在靠近盆侧壁切开盆内筋膜,向盆壁侧推开肛提肌,沿前列腺两侧向前列腺尖部分离,离断前列腺耻骨韧带;向后分离至精囊脚,显露前列腺两侧面、前面、前列腺尖部及尿道与阴茎背深静脉血管联合体。

②缝扎阴茎背深静脉复合体(DVC):更换第 1 与 2 臂器械为持针器,用 2-0 可吸收线缝扎 DVC。

③离断膀胱颈:将镜头换成 30°镜,更换第 1 与 2 臂器械为单极弯剪及双极钳,用达芬奇 S 第 3 机械臂环形钳牵引膀胱顶,放出膀胱内尿液,牵拉气囊尿管确定膀胱颈部,用单极弯剪和双极钳横断膀胱颈。分离出输精管,用单极弯剪电凝离断,完全游离双侧精囊。打开 Denonvillia 筋膜,沿其深浅两层间游离至前列腺尖部。

④保留神经血管束:采用筋膜外法,剪开肛提肌筋膜,游离出神经血管束,用 Hem-o-lok 夹闭精囊蒂,冷剪断。如不保留神经血管束,则用 Ligasure 离断精囊蒂。

⑤离断尿道:用电剪刀横断背深静脉复合体,冷剪刀切断尿道,完整切下前列腺及精囊。

⑥膀胱尿道吻合:更换第 1 与 2 臂器械为持针器,用 3-0 可吸收线双针连续缝合膀胱颈部和尿道,膀胱内留置 F18 双腔气囊尿管,注水检查有无吻合口漏。

将前列腺及精囊置入标本袋内。检查术区无活动性出血,清点纱布器械无误,于术区置一乳胶引流管,自第①号臂孔引出。松开机械臂与穿刺套管的连接,移走机械臂手术系统。扩大镜头孔切口后将标本袋及其内容物取出,缝合各切口,术毕。

2. 经腹膜外 RARP 手术步骤　患者体位及机器人安置与经腹腔途径相同。首先在脐下缘纵行切开 2cm 皮肤切口,于腹直肌后鞘下通过气囊扩展腹膜外间隙,建立手术操作空间。两侧穿刺套管放置的位置要高于经腹腔途径时所放置的位置,以避免耻骨妨碍体内的器械操作。手术步骤与经腹腔途径相似,仅个别步骤顺序不同。

首先去除前列腺前面的脂肪组织,显露耻骨后腔隙及耻骨前列腺韧带,切开盆内筋膜。缝扎阴茎背深静脉复合体。确认并切开膀胱颈,分离精囊并切断输精管,于前列腺的后正中切开 Denonvillia 筋膜,暴露前列腺后面。游离神经血管束,切

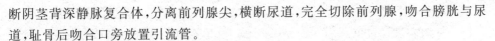

断阴茎背深静脉复合体,分离前列腺尖,横断尿道,完全切除前列腺,吻合膀胱与尿道,耻骨后吻合口旁放置引流管。

3. 注意事项

(1)手术团队及协调配合:建立机器人手术团队,相关人员应相对固定,必须掌握机器人手术设备的正确使用及应急情况处理,熟悉手术操作步骤,减少术中更换器械时间,避免机械臂碰撞、报警等事件的发生,以期形成精准、严密、协调的手术过程。

(2)确保设备正常运转:因机器人设备庞大,连接线路复杂,且系统精确度高,需保证各线路连接正确无误。严格控制手术间人员的频繁走动,避免碰撞机器人。严禁踩踏线路,推荐应用专用罩包裹,放置足踏架加以保护,术中定时进行检查,确保各个环节工作正常。

(3)严格执行无菌操作:因机器人手术设备中机械臂系统占用空间较大,特别是在安装机器人无菌机械臂罩时,需避免碰及他处被污染。术中密切注意周围环境,随时注意手术进展,根据显示器出现的英文提示,准确无误地进行机械手臂的更换。

(4)严密观察患者各项生命体征:机器人手术时间相对较长,气腹压力建议维持在1.9kPa(14mmHg),并严密观察患者生命体征。术中根据麻醉需要,行PiC-CO监测及鼻咽腔温度的测定。

(5)套管穿刺致血管损伤:套管穿刺所致血管损伤发生率很低(0.03%～0.2%),其中83%为第一套管穿刺时所发生,且主动脉及髂动脉损伤最为常见。为预防此类并发症的发生,推荐套管穿刺过程应在患者平卧,尚未调整头低足高位时进行,因头低足高位时使骶骨岬旋转,主动脉分叉上移接近脐部从而增加了血管损伤的机会。

套管穿刺也可致腹壁下动静脉损伤出血,建议可降低手术室照明,以利通过腔镜光源透视显现腹壁下动静脉走行,从而避免穿刺直接损伤。

(三)术中并发症及处理

1. 术中出血　术中血管损伤常发生于经腹壁穿刺置入套管的过程中,可能致腹壁下动静脉的损伤出血,有时出血较多或严重影响手术视野观察。根据经验,单纯穿刺口电凝止血效果欠佳,建议于穿刺处行荷包缝合以利止血。

如套管穿刺过程损伤主动脉或髂动脉造成严重血管损伤,导致出血较多时,应及时中转开放手术修复损伤动脉并止血;或致非进行性扩张的腹膜后血肿时,应终止手术,采取保守疗法,待择期再次行手术治疗。

2. 直肠损伤　如果怀疑直肠损伤,必须采用直肠指检以及盆腔内注水、直肠内放入Foley导尿管充气,充气的直肠溢出气泡的部位为损伤处,同时仔细检查周围组织。一旦确认直肠损伤部位,应先清除创口边缘的污染组织,覆盖大网膜或直肠周围脂肪分两层缝合破损处(以 3-0 可吸收缝线分别缝合黏膜层及浆肌层),并于修补处用大量针对革兰阴性菌和厌氧菌的抗生素溶液冲洗,保持术后引流通畅。手术结束时,需适当扩张肛门括约肌。如果及时发现并修补了直肠损伤处,一般不需做近段结肠造口。术后适当延迟进食及导尿管拔除时间,保持尿液的通畅引流。特别注意在后续手术中,做膀胱尿道吻合时线结置于尿道内,以避免吻合口漏或尿道直肠瘘的发生。

3. **输尿管损伤** 如术中致输尿管部分损伤或离断,处理时需在患侧输尿管内留置 D-J 管,并于损伤处修补缝合;或将断离的输尿管近端与对侧输尿管作端侧吻合,并内置 D-J 管。

4. **膀胱损伤** 如膀胱损伤致膀胱穿孔,则应行仔细的修补缝合,并适当延长留置尿管时间,保持尿管引流通畅。

(四)术后并发症及处理

1. **膀胱尿道吻合口狭窄** 前列腺癌根治术后膀胱尿道吻合口狭窄的发生率为 $0.5\%\sim32\%$,RARP 术后发生率为 $0.6\%\sim3\%$。患者可能出现尿痛、尿急和尿不尽感,行尿流率、膀胱镜检查和排泄性膀胱尿道造影有助于膀胱尿道吻合口狭窄的诊断。导致膀胱尿道吻合口狭窄可能的病因和机制存在不同观点,一般认为是由于膀胱颈部重建时缝合过紧或尿道与膀胱颈吻合时黏膜对合不良所致,也可能与患者既往有经尿道前列腺电切史,术中术后失血过多,术后尿管留置时间长短,微循环疾病(冠心病、糖尿病、高血压等)、瘢痕体质或长期吸烟等有关。

机器人辅助根治性前列腺切除术中利用其术野放大、三维立体显示及灵活、精准的手术操作优势,可以提供更为细致的前列腺尖部解剖,保留清晰的尿道残端,精细的分离使吻合膀胱黏膜与后尿道黏膜对合的更为整齐光滑,有利于吻合口早期愈合,从而避免膀胱尿道吻合口狭窄的发生。同时需术中仔细止血并于耻骨后间隙留置引流,减少术后出血蓄积形成血肿压迫吻合口组织致缺血和感染,使吻合口延迟愈合,继发吻合口狭窄。术中适当增加膀胱颈口重建大小也可以减少手术后吻合口狭窄发生的概率。由于术后发生吻合口瘘时过早拔除尿管可能导致膀胱尿道吻合口狭窄,故推荐术中采用 20F 双腔气囊导尿管,术后留置导尿 $10\sim14d$,选择性于拔除尿管前行逆行尿道造影,明确有无明显尿瘘后隔日拔管。

前列腺癌根治术后膀胱尿道吻合口狭窄平均出现于术后 3 个月时,经确诊后治疗方案应根据吻合口狭窄的严重程度和患者生活质量进行分级选择。首选的一线治疗为经尿道冷刀狭窄切开术和尿道内气囊扩张术。二线治疗中钬激光显示了良好的效果。而对于多次行挛缩切开或吻合口狭长且致密的患者,如反复出现尿道闭塞,则建议放置尿道腔内支架。对于严重吻合口狭窄合并相关压力性尿失禁患者,尿道支架与人工尿道括约肌置入术的分级治疗策略能够保证患者改善生活质量,可以作为最终的治疗方案。如何更好地保持尿控功能是膀胱尿道吻合口狭窄治疗的最大挑战。

2. 尿失禁　尿失禁是前列腺癌根治术术后最常见的并发症之一,严重影响患者的术后生活质量及心理健康。各研究者对于控尿有不同的定义,传统的控尿良好定义为每日使用 0~1 块尿垫。前列腺癌开放手术与腹腔镜手术术后 3 个月控尿有效率分别为 54%~71% 和 51%~94%,术后 6 个月分别为 73%~96% 和 39%~87%。机器人前列腺癌根治术后控尿恢复较快,3 个月、6 个月控尿有效率分别为 89% 和 95%,术后 12 个月时仅有 <1% 的患者发生完全性尿失禁。

机器人辅助前列腺癌根治性手术后尿失禁的发生机制主要为括约肌功能不全(膜部尿道外括约肌和膀胱颈处尿道内括约肌受损,导致功能尿道长度的缩短和尿道闭合压的下降),其次是逼尿肌功能不稳定和顺应性下降,也可能与盆底神经损伤、悬吊固定机制改变、膀胱颈部切除及患者高龄盆底肌肉弹性降低有关。

影响术后控尿恢复有多种因素,经过对术前患者的选择、手术方法和技巧的改进和术后科学、积极的功能锻炼可以预防或减少机器人辅助前列腺癌根治术后尿失禁的发生率。

(1)术前患者选择:术前患者选择如患者手术时年龄、体重、病史中最高 PSA 水平、术前 PSA 水平、术前前列腺体积、是否应用新辅助内分泌治疗、术中术后是否输血、术后病理 T 及 N 分期、Gleason 评分、切缘情况、是否接受辅助内分泌治疗、术前术后尿道膜部长度、术后有无吻合口狭窄和尿漏、患者是否伴有糖尿病、既往有无接受过经尿道前列腺电切术以及术者累计手术量等。

(2)手术方法和技巧:通过应用机器人手术技术对盆腔解剖的进一步理解,极大的提高和改进了前列腺癌根治性手术的方法与技巧。RARP 术中需建立良好的手术视野,正确辨认耻骨前列腺韧带、尿道外括约肌、前列腺筋膜和神经血管束等解剖结构,忌盲目钳夹、电凝或缝扎,并通过以下几个关键技巧提高术后早期控尿并降低完全性尿失禁的发生率。

①解剖性分离前列腺尖部:以精细的操作保护膜部尿道外括约肌,防止损伤盆底肌肉和尿控神经,充分游离后尿道减低膀胱尿道吻合口张力,前列腺尖部切除时尽量增加功能尿道长度,并仔细止血,从而降低尿失禁和膀胱颈口狭窄的发生率。

②阴茎背静脉复合体的处理:采用 DVC 缝扎结合耻骨后悬吊技术,以 3-0 可吸收缝线将 DVC 缝扎,并缝合固定于耻骨联合骨膜上,从而保持尿道外括约肌群横纹肌的完整性及耻骨尿道韧带悬吊固定对膜部尿道的稳定性,同时控制出血,保持视野清晰,有助于早期尿控的恢复。

③保留或重建功能尿道:术后获得较好控尿能力至少需要保持 28mm 的功能尿道长度。手术方法包括膀胱颈保留、膀胱颈折叠、前列腺尖部尿道保留、膀胱肌管重建功能尿道等。但在应用保留或重建功能尿道技术时特别注意需保证肿瘤完整切除,减少保留尿道组织残存肿瘤可能,同时需使功能尿道留有良好的血供和功

能。推荐在距离括约肌 0.5cm 处剪开尿道，可以最大限度地保护尿道外括约肌。但是不建议超过 1cm，因其会显著增加前列腺尖部切缘阳性率，影响手术的效果。如前列腺肿瘤接近尖部，容易损伤括约肌，可尝试于膀胱尿道吻合时行横纹括约肌重建（Rocco 法），以期获得更好的控尿功能。

④膀胱颈口重建并进行无张力吻合：适当保留膀胱颈环状肌纤维，缝合缩小膀胱颈口，膀胱黏膜外翻缝合，膀胱黏膜与尿道黏膜的对位吻合等能够明显改善术后控尿的恢复。

⑤保留尿道周围支持组织：分为耻骨前列腺韧带保留技术和保留肛提肌筋膜技术。应用耻骨前列腺韧带保留技术，可部分离断耻骨前列腺韧带，并在离断尿道时应用冷剪刀，避免热效应对尿道括约肌及尿道周围组织的损伤，有利于增加尿道和横纹括约肌的稳定，增加尿道前方的支持力，显著提高术后早期控尿恢复，但对远期控尿恢复无影响。保留肛提肌筋膜可以保护肛提肌和肛门括约肌及其神经分布。

⑥盆底控尿神经的保护：男性外生殖器神经支配为来自于盆神经和髂腹下神经的自主神经支配尿道黏膜和平滑肌，而来自于阴部内神经的体神经支配尿道外括约肌的横纹肌，这些神经在肛提肌与尿道括约肌连接处的 5 点钟与 7 点钟位进入尿道外括约肌。如术中损伤该神经血管束，则会导致术后尿控率的显著下降。

（3）术后功能锻炼：术后功能锻炼主要指盆底肌锻炼，是前列腺癌根治术后预防和治疗尿失禁的标准措施。根治术后 1～2 个月盆底肌锻炼有助患者早期尿控恢复，但对于长期尿控的影响并不显著。推荐患者术后 1 周起就开始行提肛锻炼，以期能达到最佳的尿控恢复。

针对机器人辅助前列腺癌根治术后尿失禁的程度评价，单纯通过患者尿垫使用情况的主观调查缺乏客观检测方法，推荐应用的客观检测方法包括尿动力学检查，尿垫试验和严格的问卷调查。

如患者 RARP 术后确诊发生重度尿失禁（日常活动中有漏尿情况，每天需要使用尿垫，但卧位、坐位漏尿减轻或消失并有排尿活动）或完全性尿失禁（任何体位均有漏尿，无正常排尿活动，膀胱无残余尿），则需尽早行规范治疗。机器人辅助前列腺癌根治术后尿失禁的治疗方案主要有以下三类。

①无创性治疗：RARP 术后尿失禁常常为暂时性的，随着时间推移，绝大多数患者可以基本恢复尿控。所以，国际上普遍将无创性治疗作为前列腺癌根治术后3～12 个月早期尿失禁的标准预防和治疗方式。包括盆底肌锻炼、生物反馈治疗、电刺激治疗和行为治疗等。

术后科学、适时、适度的盆底肌综合康复锻炼，即盆底肌锻炼联合膀胱行为训练治疗，是一种简单易行和有效的治疗尿失禁的基本方法，有效率 50%～80%，可作为 RARP 术后轻、中度尿失禁初次治疗的首选方法。盆底肌锻炼是指患者有意识地进行以肛提肌为主的盆底肌肉自主收缩(即 Kegel 耻骨尾骨肌锻炼法,包括下蹲、站起;收缩肛门 5s 左右,然后放松 5s 左右,重复 2~30min,3/d,连续锻炼 10~12 周),可使功能受损的尿道括约肌恢复其张力,使膀胱恢复到正常生理位置,保持排尿的控制力,防止尿急,逐渐延长排尿间隔,防止和减轻尿失禁。而膀胱行为训练治疗是指患者对自身排尿行为的修正(或改变),通过训练逐渐延长排尿间隔,提高膀胱的顺应性。盆底肌锻炼与膀胱行为训练治疗两者结合具有协同作用。治疗期间应给予患者良好的心理照顾,积极鼓励支持患者,有计划、有步骤地定期指导随访患者,提高患者的依从性。

生物反馈电刺激技术是一种无创性治疗技术,通过应用生物反馈治疗仪放置在肛门内的电极传递不同强度的电流,刺激盆底肌肉和神经,使盆底肌肉强度和弹性增强,同时反射性地抑制膀胱兴奋,使 RARP 术后尿失禁得到部分或完全控制。该技术治疗的同时可利用直观视觉信号使患者了解自己进行盆底肌肉锻炼的效果,从而进行正确有效的锻炼,易被患者接受,且具有操作简单、见效快、治愈率高、患者痛苦小、安全等优点。

电针灸阴部神经疗法(即被动盆底肌锻炼)是由中医针灸长针深刺技术、西医神经电刺激疗法和盆底肌锻炼的优点结合发展而来,通过对骶部 4 个特定穴位采用特殊针刺方法并加以电刺激,直接兴奋阴部神经诱发盆底肌节律性收缩,从而增强盆底肌肉力量,改善控尿能力。

②药物治疗:药物治疗主要是针对 RARP 术后轻度尿失禁患者。可以选择性应用外周 α_1 肾上腺素能受体的高选择性激动药(如盐酸米多君、度洛西汀等),其能选择性兴奋膀胱颈和后尿道的 α_1 受体,使平滑肌收缩和尿道闭合压升高,防止尿液渗漏,改善尿失禁症状。该类制剂作用于贮尿期,而非排空期,故不增加梗阻性排尿困难的发生,但有尿路梗阻或狭窄病史的患者应慎用。

中医药治疗疗效肯定,无明显不良反应,如缩泉丸、桑螵蛸散或应用穴位按压及针灸配合艾灸治疗等。

③手术治疗:对于 RARP 术后严重尿失禁,经非手术治疗效果差的患者可能需要外科治疗。但由于部分患者术后尿控的自发改善可延迟至术后 12 个月,故选择外科手术治疗需在 RARP 术后 12 个月才能进行。干预措施包括尿道黏膜下注射治疗、干细胞治疗、球部尿道海绵体悬吊治疗和人工尿道括约肌置入术等。

经尿道黏膜下注射疗法是将药物或化学制剂注入尿道周围,虽然简便、微创,但疗效不可靠,特别是远期疗效较差,容易复发。干细胞治疗为通过干细胞分离并分化为平滑肌细胞,及骨髓基质干细胞分化为肌源细胞,将自体肌源细胞注射于后尿道或膀胱颈内口黏膜下,使尿道腔变窄、拉长或缩小,以提高尿道阻力,延长功能性尿道长度,特别针对括约肌功能障碍等引起的尿失禁效果好,治疗后 3 个月尿控改善的有效率为 61%,4 个月时为 76%,部分患者可以完全控尿。

　　球部尿道海绵体悬吊术(即男性吊带)是一种简单且经济的方法,疗效可靠。该术式根据尿流动力学及女性压力性尿失禁的治疗原理,利用非冰冻的人体阔筋膜(结缔组织)或合成材料等作为悬吊带材料,将男性球海绵体悬吊,以增加尿道压力至 $5.9kPa(60cmH_2O)$ 和盆底支持力,达到治疗尿失禁的目的。此术式的最佳适应证为 RARP 术后轻度至中度的尿失禁患者(每日需 1~2 块尿垫),而对每日尿垫需 6 个以上的严重尿失禁患者疗效不佳,且既往有放疗史、括约肌功能缺陷、膀胱颈挛缩等情况会影响悬吊术手术效果。目前最新的是 Advance 吊带系统。

　　人工尿道括约肌置入术适用于 RARP 术后严重尿失禁的患者(每天超过 4 块尿垫),以及尿道括约肌完全损伤不能恢复,或行球部尿道海绵体悬吊术疗效欠佳的患者。其通过手术将三部分机械组件置入下腹部、尿道周围及阴囊内,排尿时挤压阴囊内泵控制开关完成。该术式尿控效果可靠,有效率高,但设备价格昂贵,术后并发症较多,且有一定的机械故障率。

　　3. 勃起功能障碍　　机器人辅助前列腺癌根治术后是否发生勃起功能障碍取决于多种因素,如患者年龄、术前性功能状况、肿瘤侵袭范围、术中保留性神经的类型和程度(即阴茎海绵体神经损伤程度)、药物应用、术后患者心理状态和手术医生的经验等。

　　(1)RARP 术后勃起功能障碍的预防:RARP 术后的性功能状况涉及患者的生活质量。针对不同患者如何选择个体化的最佳手术方法和术中有目的保护神经血管束的操作是避免术后发生勃起功能障碍的关键,而手术后及时、有效地应用药物治疗是预防术后发生勃起功能障碍的保证。

　　① 最佳手术方法的选择:RARP 术中应根据患者肿瘤侵袭范围、术前 PSA 水平及 Gleason 评分、术前患者勃起功能及性生活质量和其他相关危险因素来确定是否行保留神经的机器人辅助前列腺癌根治性切除术(nerve-sparing RARP),并根据肿瘤根治原则,选择性切除一侧或双侧的神经血管束。对于术前有性功能者(不论年龄)和年龄较轻者应首先考虑在手术中尽可能地保留神经血管束,以维持原有的性功能状况。应当注重肿瘤根治的彻底性,如前列腺肿瘤局限于一侧,已累及前列腺包膜或者有迹象侵犯同侧精囊,即使年龄许可也不需要保留双侧神经血管束,保留单侧神经血管束将足够维持和恢复患者术后性功能。

　　对于最佳手术方法的选择中,术前对患者有无勃起功能障碍及性生活质量的评估(如 IIEF 调查表)非常重要,因为超过一半的患者术前可能就存在勃起功能障碍。同时还需了解患者术后可能增加勃起功能障碍风险相关的危险因素,如是否患有糖尿病、高血压病、心脏病、脂类代谢异常(如低水平高密度脂蛋白),及吸烟史、PDE-5 抑制药和抑郁药物使用史等。此外,手术医生的经验和技巧,对前列腺及其周围组织区域解剖知识的掌握和手术机器人操作的熟练程度等方面也将影响手术方法的选择。

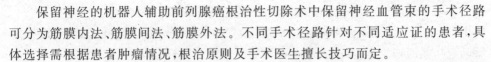

保留神经的机器人辅助前列腺癌根治性切除术中保留神经血管束的手术径路可分为筋膜内法、筋膜间法、筋膜外法。不同手术径路针对不同适应证的患者，具体选择需根据患者肿瘤情况，根治原则及手术医生擅长技巧而定。

②术中有目的保护神经血管束的手术技巧：施行保留神经的 RARP 术的目的是在有效根除前列腺肿瘤的前提下，完整地保留与勃起功能相关的解剖结构，因此，需要利用各种手术技巧在术中有目的的采取保护神经血管束的措施。

一是术者应于术中利用机器人完成精确和细致的解剖，选择正确的手术径路及适合的保留神经血管束的类型和程度，可有效保护术后勃起功能，并达到肿瘤根治的疗效。

二是术中行前列腺周围靠近神经血管束走行区的分离操作，应避免使用能量设备（如电凝电切刀、超声刀等）造成神经血管束的热损伤，建议应用冷剪刀锐性分离或 Hem-o-lok 钳夹处理。

三是术中于前列腺侧面游离时，应将前列腺推向对侧，避免过度牵拉神经血管束造成损伤。前列腺尖部背侧的离断应在前列腺尖部和尿道残端中间离断，不能太靠近前列腺尖部，因此处的神经血管束受前列腺尖支血管的牵拉，与前列腺尿道连接部紧邻并向内成角，易于误损伤。

四是术中分离精囊外侧面时应仔细，建议贴近精囊以 Weck 钳夹小动脉分支，从而保护覆盖于精囊尖的盆神经丛。

五是术中行膀胱尿道吻合时，远端尿道残端缝线时避免缝扎尿道外横纹括约肌，以免伤及穿过横纹括约肌的神经血管束。

六是术中应尽量保留神经血管束，避免完全切断，或至少保留一侧神经血管束，这对术后勃起功能障碍的预防是很重要的。

七是为了达到有效并满意的肿瘤根治原则必须行双侧神经血管束切除的患者，而其年龄及术前意愿需要在术后恢复阴茎勃起功能时，术者可选择应用自体腓肠神经移植技术，即在前列腺切除以后，膀胱尿道相接缝合之前，取自体腓肠神经移植在海绵体神经分开两端之间行双侧吻合。该方法既有效地根除了肿瘤，又将被迫切断的阴茎海绵体神经两端通过自体神经移植而相连，为术后勃起功能的恢复创造了条件。

八是术后留置耻骨后引流，应保持引流通畅，如有盆腔血肿，可因神经束周围血块自发性吸收而引起纤维化，从而延长勃起神经恢复功能的时间。

九是如果精囊远端受肿瘤浸润可能性很小（术前 PSA $<10.0\mu g/L$，Gleason 评分≤ 4 分），术中可选择行精囊部分切除或保留，该方法有利于预防术后勃起功能障碍的发生。

十是术中应用电刺激确定血管神经束位置并予以保留，术后立即电刺激可以精确预测勃起功能的恢复情况。

③术后预防性应用药物治疗：RARP术后患者在等待勃起功能恢复的较长时间内，阴茎海绵体可能会因缺乏经常性勃起而致海绵体缺氧、坏死，从而不利于术后勃起功能的恢复。因此，如患者可早期应用血管活性药物（PDES抑制药等），则有助于海绵体的血供和维持海绵体平滑肌的正常功能，有利于术后勃起功能的早期恢复。目前PDES抑制药（西地那非、他达那非、伐地那非）是治疗保留神经的RARP术后患者的首选口服治疗药物。建议术后及早应用，夜晚口服促进晨间勃起，可以明显提高术后阴茎勃起率，是协助早期恢复阴茎勃起功能的关键。

（2）机器人辅助前列腺癌根治术后勃起功能障碍的治疗对于RARP术后确诊勃起功能障碍的患者，可以及早应用PDES抑制药以改善患者性功能状态。对口服药物无效或有禁忌证的患者可选择阴茎海绵体注射、尿道内给药、真空收缩装置和阴茎假体置入等治疗。

4. 其他并发症　随着新技术的应用，前列腺癌根治术的手术死亡率已明显降低。术中或术后可能出现肠瘘、尿道直肠瘘、输尿管损伤、膀胱损伤、闭孔神经损伤、淋巴囊肿、血管损伤、吻合口瘘、腹腔感染、沿切口种植转移、转行开腹手术、空气栓塞、高碳酸血症、继发出血和穿刺处切口疝等并发症，其与患者情况、术式选择及术者经验有关。随着对局部解剖的进一步认识及手术技巧的提高，这些并发症发生率都已明显降低，并且有些并发症于术中及时发现后，经积极处理并不对患者造成明显影响。

参 考 文 献

[1] 裴琼,李晓强,李双利,等.泌尿外科疾病诊断标准.北京:科学技术文献出版社,2009.

[2] 陈书奎,杨登科.泌尿外科疾病常识及康复指导.北京:人民军医出版社,2011.

[3] 王晓民,李际桐,陈照彦,等.男性泌尿及生殖系统肿瘤的外科治疗.北京:科学技术出版社,2010.

[4] 刘修恒.泌尿外科疾病并发症鉴别诊断与治疗.北京:科学技术文献出版社,2009.

[5] 翟瑜,苏力,脱红芳.外科微创学.北京:科学技术文献出版社,2010.

[6] 胡志向,徐建,韩希文.实用微创手术麻醉技术.青岛:中国海洋大学出版社,2010.

[7] 陈湘龙,肖序仁.泌尿外科:关注泌尿生殖健康保健.北京:中国科学技术出版社,2015.

[8] 沈周俊.现代肾上腺外科诊疗学.上海:上海交通大学出版社,2015.

[9] 刘强.精编临床泌尿外科新进展.西安:西安交通大学出版社,2014.

[10] 陈峰,王英磊,万银绪,等.泌尿外科诊疗学.西安:世界图书出版公司,2012.

[11] 李汉忠.泌尿外科诊疗常规.北京:中国医药科技出版社,2012.

[12] 叶章群.泌尿外科疾病诊疗指南.北京:科学出版社,2013.

[13] 郭应禄.泌尿外科手术并发症:诊断、预防与处理.翻译版.北京:科学出版社,2011.

[14] 贺大林.泌尿外科手册.北京:科学出版社,2008.

[15] 戴宇平.泌尿外科疾病临床诊断流程与治疗策略.北京:科学技术文献出版社,2010.

[16] 高振利.泌尿系结石的微创治疗.北京:人民卫生出版社,2011.

[17] 朱有华.泌尿外科诊疗手册.北京:人民卫生出版社,2013.

[18] 巢志复.泌尿生殖疾病诊治实用手册.北京:人民军医出版社,2011.